脊柱畸形
手术并发症管理与预防

Spinal Deformity

A Case-Based Approach
to Managing and Avoiding
Complications

脊柱畸形
手术并发症管理与预防

Spinal Deformity
A Case-Based Approach
to Managing and Avoiding
Complications

原　著　Praveen V. Mummaneni • Paul Park
　　　　Charles H. Crawford Ⅲ • Adam S. Kanter
　　　　Steven D. Glassman

主　审　李　明　石志才　何大为

主　译　白玉树　魏显招　周潇逸

北京大学医学出版社

JIZHU JIXING SHOUSHU BINGFAZHENG GUANLI YU YUFANG

图书在版编目（CIP）数据

脊柱畸形手术并发症管理与预防 ／（美）普拉文・V. 穆马内尼（Praveen V. Mummaneni）等原著 ；白玉树，魏显招，周潇逸主译. -- 北京 ： 北京大学医学出版社，2025. 1. -- ISBN 978-7-5659-3264-9

Ⅰ．R682.3

中国国家版本馆CIP数据核字第2024ES7391号

北京市版权局著作权合同登记号： 图字：01-2019-1782

First published in English under the title

Spinal Deformity: A Case-Based Approach to Managing and Avoiding Complications

edited by Praveen V. Mummaneni, Paul Park, Charles H. Crawford Ⅲ, Adam S. Kanter and Steven D. Glassman

Copyright © Praveen V. Mummaneni, Paul Park, Charles H. Crawford Ⅲ, Adam S. Kanter and Steven D. Glassman, 2018

This edition has been translated and published under licence from Springer Nature Switzerland AG.

Simplified Chinese translation Copyright © 2025 by Peking University Medical Press.

All Rights Reserved.

脊柱畸形手术并发症管理与预防

主　　译：白玉树　魏显招　周潇逸
出版发行：北京大学医学出版社
地　　址：（100191）北京市海淀区学院路38 号　北京大学医学部院内
电　　话：发行部 010-82802230 ；图书邮购 010-82802495
网　　址：http ://www.pumpress.com.cn
E－mail：booksale@bjmu.edu.cn
印　　刷：北京信彩瑞禾印刷厂
经　　销：新华书店
责任编辑：李　娜　　责任校对：靳新强　　责任印制：李　啸
开　　本：889 mm×1194 mm　1/16　印张：15.75　字数：490 千字
版　　次：2025年1月第1版　2025年1月第1次印刷
书　　号：ISBN 978-7-5659-3264-9
定　　价：118.00 元
版权所有，违者必究
（凡属质量问题请与本社发行部联系退换）

译校者名单

主　　审　李　明　石志才　何大为

主　　译　白玉树　魏显招　周潇逸

副 主 译　易红蕾　程亚军　刘计鲁　宫　峰

主译助理　刘　阳　白锦毅　李小龙　王文涛
　　　　　杨明园　陈　锴　邵　杰　李雄飞

译 校 者（按姓名汉语拼音排序）

白广建　白锦毅　白玉树　陈　虎

陈　晶　陈　凯　陈　锴　陈绍丰

陈　智　陈自强　程亚军　邓子翔

冯勇斌　宫　峰　谷晓川　何大为

侯藏龙　蒋继乐　焦　坤　李　博

李　明　李小龙　李晓宇　李雄飞

栗景峰　练沛荣　林秋水　林　童

刘　晨　刘计鲁　刘金涛　刘汪辉

刘　璇　刘　阳　鲁扬虎　罗贝尔

骆　凯　毛宁方　苗　巍　祁　敏

尚寒飞　邵　杰　邵正海　石志才

孙海涛　陶　冶　涂　兵　王　飞

王庆功　王善合　王　添　王文涛

魏显招　吴建新　杨长伟　杨　芳

杨　桓　杨明园　易红蕾　易小翔

袁　航　袁佳滨　翟　骁　张敦良

张国友　张慧杰　张秋林　周潇逸

译者前言

　　脊柱畸形的诊治是脊柱外科领域的难点和热点，脊柱畸形手术并发症是脊柱外科医生最严峻的挑战之一，其预防和处理是脊柱畸形手术最为关键的部分。本书由国际脊柱畸形领域的一线专家编写，内容全面，资料翔实，图文并茂，涵盖了从上颈椎到腰骶椎的各类脊柱畸形病种，以手术并发症的案例为导引，系统阐述了各类脊柱畸形手术并发症的发生机制、临床表现、处理原则和预后转归，可以为脊柱外科医生提供良好的参考。

　　本书的审译者来自海军军医大学第一附属医院（上海长海医院）活跃于临床科研一线的脊柱畸形诊疗团队，具有扎实的脊柱畸形诊治理论知识和丰富的临床经验。他们的敬业、热情和奉献为本书的出版增添了光彩。希望本书能为国内脊柱外科同道们提供处理脊柱畸形手术并发症的基础理论和前沿技术，进一步提升我国脊柱畸形的诊治水平。

　　医学专著的翻译是一项艰苦的再创造工作。尽管审译者字雕句镂，精益求精，但难免挂一漏万，百密一疏，不当和错谬之处还请同道批评指正。

译者

2024 年 9 月 5 日

原著者名单

Andres J. Aguirre, MD　Department of Neurological Surgery, University of California, San Francisco, San Francisco, CA, USA

Nduka M. Amankulor, MD　Department of Neurological Surgery, University of Pittsburgh Medical Center, Pittsburgh, PA, USA

Christopher P. Ames, MD　Department of Neurological Surgery, University of California, San Francisco, USA

Neel Anand, MD　Department of Surgery, Cedars-Sinai Spine Center, Los Angeles, CA, USA

Tyler Atkins, MD　Department of Neurosurgery, Carolinas Medical Center, Charlotte, NC, USA

Hongda Bao, MD　PhD Hospital for Special Surgery, Weil-Cornell School of Medicine, New York, NY, USA

S. Samuel Bederman, MD, PhD, FRCSC　Restore Orthopedics and Spine Center, Orange, CA, USA

Sigurd H. Berven, MD　Department of Orthopaedic Surgery, University of California – San Francisco (UCSF), San Francisco, CA, USA

Kathy M. Blanke, RN　Department of Orthopedics, The Spine Hospital, New York Presbyterian, New York, NY, USA

Avery L. Buchholz, MD, MPH　Department of Neurological Surgery, University of Virginia, Charlottesville, VA, USA

Andrew K. Chan, MD　Department of Neurological Surgery, University of California, San Francisco, San Francisco, CA, USA

Jason J. Chang, MD　Department of Neurological Surgery, Oregon Health & Science University, Portland, OR, USA

Peng-Yuan Chang, MD　Neuroregeneration Center, Department of Neurosurgery, Neurological Institute, Taipei Veterans General Hospital, Taipei, Taiwan
Departments of Neurosurgery & Rehabilitation Medicine, University of Miami Miller School of Medicine, Lois Pope Life Center, Miami, FL, USA

Kenneth M.C. Cheung, MD, FRCS, FHKAM(Orth)　Department of Orthopaedics & Traumatology, The University of Hong Kong, Hong Kong, SAR, China

Dean Chou, MD　Department of Neurological Surgery, University of California, San Francisco, San Francisco, CA, USA

Jason E. Cohen, BS　Albert Einstein College of Medicine, Bronx, NY, USA

Ryan B. Cohen, BS　Boston University School of Medicine, Boston, MA, USA

Domagoj Coric, MD　Department of Neurosurgery, Carolinas Medical Center/Carolina Neurosurgery and Spine Association, Charlotte, NC, USA

Charles H. Crawford III, MD　University of Louisville, Norton Leatherman Spine Center, Louisville, KY, USA

Rafael De la Garza Ramos, MD Department of Neurosurgery, Johns Hopkins University School of Medicine, Baltimore, MD, USA

Sanjay Dhall, MD Department of Neurological Surgery, University of California, San Francisco, San Francisco, CA, USA

Martin C. Eichler, MD Department of Orthopaedics and Traumatology, Kantonsspital St. Gallen, St. Gallen, Switzerland

Gurpreet S. Gandhoke, MD, MCH Department of Neurological Surgery, University of Pittsburgh Medical Center, Pittsburgh, PA, USA

Steven D. Glassman, MD Department of Orthopedic Surgery, University of Louisville, Norton Leatherman Spine Center, Louisville, KY, USA

C. Rory Goodwin, MD, PhD Department of Neurosurgery, Johns Hopkins University School of Medicine, Baltimore, MD, USA
Department of Neurosurgery, Duke University Medical Center, Durham, NC, USA

Randall B. Graham, MD Northwestern University Feinberg School of Medicine, Department of Neurological Surgery, Chicago, IL, USA

Jeffrey L. Gum, MD Norton Leatherman Spine Center, Louisville, KY, USA

Yazeed M. Gussous, MD Department of Orthopaedic Surgery, Ohio State University, Columbus, OH, USA

Dan Harwell, MD Department of Neurosurgery, University of Michigan, Ann Arbor, MI, USA

Sohaib Hashmi, MD Department of Orthopaedic Surgery, Northwestern University Feinberg School of Medicine, Chicago, IL, USA

Robert F. Heary, MD Department of Neurological Surgery, University Hospital, Rutgers University, Newark, NJ, USA

Daniel J. Hoh, MD Department of Neurological Surgery, University of Florida, Gainesville, FL, USA

Pooria Hosseini, MD San Diego Spine Foundation, San Diego, CA, USA

Elizabeth W. Hubbard, MD Department of Orthopaedic Surgery, University of Kentucky and Shriner's Hospital for Children Lexington, Lexington, KY, USA

Sravisht Iyer, MD Hospital for Special Surgery, Weil-Cornell School of Medicine, New York, NY, USA

Salazar Jones, MD Department of Neurosurgery, University of Maryland, Baltimore, MD, USA

Jacob R. Joseph, MD Department of Neurosurgery, University of Michigan, Ann Arbor, MI, USA

Adam S. Kanter, MD Chief, Division of Spine Surgery, Associate Professor of Neurological Surgery, University of Pittsburgh Medical Center, Pittsburgh, PA, USA

Michael P. Kelly, MD, MCSI Washington University, School of Medicine, Department of Orthopedic Surgery, Saint Louis, MO, USA

Tyler R. Koski, MD Northwestern University Feinberg School of Medicine, Department of Neurological Surgery, Chicago, IL, USA

Thomas Kosztowski, MD Department of Neurosurgery, Johns Hopkins University School of Medicine, Baltimore, MD, USA

Abhishek Kumar, MD, FRCSC Department of Orthopedic Surgery, Louisiana State University, New Orleans, LA, USA

Michael LaBagnara, MD　Department of Neurosurgery, University of Virginia, Charlottesville, VA, USA

Frank La Marca, MD　Department of Neurosurgery, University of Michigan, Ann Arbor, MI, USA

Young M. Lee, MD　Department of Neurological Surgery, University of California, San Francisco, San Francisco, CA, USA

Lawrence G. Lenke, MD　Department of Orthopedics, The Spine Hospital, New York Presbyterian/Allen, New York, NY, USA

Dante Leven, DO, PT　Orthopedic Surgery, Mount Sinai Hospital, New York, NY, USA

Chewei Liu, MD　Department of Orthopedics, Cathay General Hospital, Taipei, Taiwan

Travis Loidolt, DO　Bone and Joint Hospital at St. Anthony, Oklahoma City, OK, USA

Baron Lonner, MD　Orthopedic Surgery, Mount Sinai Medical Center, New York, NY, USA

Kin Cheung Mak, MBBS, FRCS, FHKAM (Orth)　Department of Orthopaedics and Traumatology, The University of Hong Kong, Hong Kong, SAR, China

Joseph P. Maslak, MD　Department of Orthopaedic Surgery, Northwestern University Feinberg School of Medicine, Chicago, IL, USA

Ryan Mayer, MD　Department of Orthopaedic Surgery, University of Kentucky, Lexington, KY, USA

Yusef I. Mosley, MD　Department of Neurological Surgery, University of South Florida, Tampa, FL, USA

Praveen V. Mummaneni, MD　Joan O'Reilly Endowed Professor in Spinal Surgery, Vice Chairman, Department of Neurosurgery, University of California, San Francisco, CA, USA

Gregory M. Mundis Jr., MD　Scripps Clinic Torrey Pines, La Jolla, CA, USA

William C. Newman, MD　Department of Neurological Surgery, University of Pittsburgh Medical Center, Pittsburgh, PA, USA

Junichi Ohya, MD　Department of Neurological Surgery, University of California, San Francisco, San Francisco, CA, USA

David O. Okonkwo, MD, PhD　Department of Neurological Surgery, UPMC Presbyterian, Pittsburgh, PA, USA

M. Omar Iqbal, MD　Department of Neurological Surgery, Rutgers University, Newark, NJ, USA

Joseph Osorio, MD, PhD　Department of Neurological Surgery, University of California, San Francisco, San Francisco, CA, USA

Priscilla S. Pang, MD, MS　Department of Neurological Surgery, Oregon Health & Science University, Portland, OR, USA

Paul Park, MD　Professor, Director of Spinal Surgery, Department of Neurosurgery, University of Michigan, Ann Arbor, MI, USA

Themistocles S. Protopsaltis, MD　Department of Orthopedic Surgery, NYU Langone Medical Center, New York, NY, USA

John C. Quinn, MD　Department of Neurological Surgery, University of Virginia, Charlottesville, VA, USA

Subaraman Ramchandran, MBBS, MS (Orth)　Department of Orthopedic Surgery, NYU Langone Medical Center's Hospital for Joint Diseases, New York, NY, USA

Yuan Ren, PhD Orthopedic Surgery, Mount Sinai Medical Center, New York, NY, USA

K. Daniel Riew, MD Department of Orthopedic Surgery, The Spine Hospital, New York-Presbyterian/The Allen Hospital, New York, NY, USA

Peter S. Rose, MD Orthopedic Surgery, Mayo Clinic, Rochester, MN, USA

Charles Sansur, MD Department of Neurosurgery, University of Maryland, Baltimore, MD, USA

Frank J. Schwab, MD Hospital for Special Surgery, Weil-Cornell School of Medicine, New York, NY, USA

Daniel M. Sciubba, MD Department of Neurosurgery, Johns Hopkins University School of Medicine, Baltimore, MD, USA
The Johns Hopkins Hospital, Baltimore, MD, USA

Christopher I. Shaffrey, MD Department of Neurological Surgery, University of Virginia, Charlottesville, VA, USA

Justin S. Smith, MD, PhD Department of Neurological Surgery, University of Virginia, Charlottesville, VA, USA

Daniel J. Sucato, MD Texas Scottish Rite Hospital, Department of Orthopaedic Surgery, University of Texas at Southwestern Medical Center, Dallas, TX, USA

Durga R. Sure, MBBS Department of Neurosurgery, University of Virginia, Charlottesville, VA, USA
Department of Neurosurgery, Essentia Health Duluth, Duluth, MN, USA

Lee Tan, MD The Spine Hospital, Columbia University Medical Center, New York, NY, USA

Kourosh Tavanaiepour, DO Division of Spine Surgery, Department of Neurological Surgery, UPMC Presbyterian, Pittsburgh, PA, USA

Khoi D. Than, MD Department of Neurological Surgery, Oregon Health & Science University, Portland, OR, USA

Alexander A. Theologis, MD Department of Orthopaedic Surgery, University of California – San Francisco (UCSF), San Francisco, CA, USA

Vincent Traynellis, MD Department of Neurosurgery, Rush University Medical Center, Chicago, IL, USA

Juan S. Uribe, MD Department of Neurological Surgery, University of South Florida, Tampa, FL, USA

Frank Valone III, MD Spine Institute, California Pacific Orthopaedics, San Francisco, CA, USA

Sasha Vaziri, MD Department of Neurological Surgery, University of Florida, Gainesville, FL, USA

Michael S. Virk, MD, PhD Department of Neurological Surgery, University of California, San Francisco, San Francisco, CA, USA

Todd Vogel, MD Department of Neurological Surgery, University of California, San Francisco, San Francisco, CA, USA

Michael Y. Wang, MD FACS Departments of Neurosurgery & Rehabilitation Medicine, University of Miami Miller School of Medicine, Miami, FL, USA

目　录

第1章 脊柱畸形手术并发症的历史回顾

过去 25 年，脊柱畸形的外科治疗取得显著的进展。外科医生对脊柱畸形有了更全面的三维认识，针对畸形多维矫正的手术策略和工具与理念的进展相同步。这些新的和更激进的手术技术遇到了意料之中和意料之外的挑战。我们已经在一些特殊的病例中遇到一系列新的并发症。在接下来的章节中，作者采用基于病例的方法进行叙述，旨在探讨现代脊柱畸形手术相关并发症的预防和治疗。

25 年前，脊柱畸形手术的成功在一定程度上受限于单纯关注冠状面、缺乏现代神经监测技术以及不愿对老年患者施行重大手术。65 岁以上的患者通常被认为年龄太大，不适合进行任何融合手术，更不用说复杂的畸形矫正手术了。现在，对老年患者手术的观点已经发生了巨大的变化，促使成人脊柱畸形手术量迅速增多[2]。造成这一变化的原因是界定老年人生活质量期望的社会标准得到重新平衡。健康相关的生活质量（health-related quality of life，HRQOL）作为对医疗和外科干预的最终评价途径，得到更多的重视，促进新的观点转化为医疗决策。在某种程度上，这一改变至少暂时改变了外科手术决策的动态过程，不再把并发症的发生作为手术技术是否可接受的主要考虑因素。

随着患者寻求更积极的外科治疗，外科医生似乎减少了风险趋避，脊柱畸形手术并发症也发生了变化。这一趋势体现在三柱截骨术在过去 5 ~ 10 年间显著增加[6]。激进的截骨术具有矫正复杂和僵硬畸形的能力，虽然可以避免潜在的矢状面失平衡或矫正不足的并发症，但也会带来失血过多或神经损伤的风险，而这些风险在常规的畸形矫正手术中并不常见。

在 Harrington 内固定器械发明之前，脊柱畸形手术需要长时间的石膏固定和卧床休息，虽然有效但限于儿童患者。随后，内固定技术的改进使得手术更为积极，且治疗的目标人群也包括了成人脊柱畸形患者。前路手术由于可以提供更好的畸形矫正和更高的融合率，也变得更加普遍。

20 世纪 80 年代末，作者接受住院医师培训时，对畸形手术并发症的关注点聚焦于通过节段固定获取更大的矫正，尤其是包括体感诱发电位（somatosensory evoked potentials，SSEPs）和唤醒试验的初级神经监测能力。节段固定相对于 Harrington 棒固定可提供更好的矫形控制，可以三维矫形控制的截骨术是次优选择，并且具有相当大的风险。胸椎椎弓根螺钉彼时刚开始被引入，椎弓根螺钉的误置是否会导致灾难性神经损伤的高发引发了巨大争议。

后路钩棒内固定由于其矫正效果不够强和对旋转畸形的控制力有限，所以前路手术通常是必需的[3-4]。前路手术的关注点是多节段血管结扎造成神经损伤的风险。我们在 Norton Leatherman 脊柱中心的一项初步研究中，对 447 名接受前路矫形手术的脊柱畸形患者的并发症进行了回顾分析[8]。该研究显示，神经肌肉型脊柱畸形的并发症发生率相当高，但与其他大手术操作相关的风险可以接受，并且无神经损伤病例。

20 世纪 90 年代，另一经常引起争议的领域是联合前路和后路畸形矫正手术的时机。多项研究分析了一期手术和分期手术的相对风险[1, 12-13]。尽管没有达成明确的共识，然而，随着后路手术主导地位的增加似乎消除了这个问题，讨论逐渐平息。有趣的是，这个问题可能再次出现，因为分期的三柱截骨术已经成为单纯后路矫正策略中的一种普遍选择。

随着时间的推移，肺功能受损的特殊表现已经发生变化，但肺功能受损一直是脊柱畸形患者关注的问题。在儿童脊柱畸形得到常规治疗之前，大的弯曲角度会导致显著的肺功能损害，尤其是少儿型和先天性畸形患者，现在已很少看到这种情况。随后，非节段性矫正策略通常包括辅助性胸廓成形术。胸廓成形术改善了美容效果，但代价是肺功能降低。对肺功能的不良影响也导致外科医生放弃了前路胸椎内固定的理念[7, 10]。在节段椎弓根螺钉内固定时代，胸廓成形术和前路胸椎内固定都很少见。

最近，对胸廓成形术或前路胸椎内固定相关医源性肺损伤的讨论，已经超越了单纯地如何去避免它。过去 10 年，我们的一个主要成就是对早发性脊柱侧凸（early-onset scoliosis, EOS）和其他胸壁畸形的高危患者施行提前主动的肺功能管理[5, 11]。尽管新的和更积极的 EOS 治疗策略取得了巨大成功，但这些技术也带来了一系列新的并发症。

在某种程度上，新发的和意料之外的并发症可能是进步的代价，而且只有时间才能确定这些并发症的真正影响。胸椎椎弓根螺钉发明后，许多医生预测螺钉会导致神经系统并发症的流行，但实际上只观察到了偶发的问题，这种流行从未真正发生。同样的，微创方法治疗脊柱畸形可能有其独特的并发症，并且可能无法达到影像学和临床目标，这些问题正受到关注。虽然早期研究还不支持这些关注点[14]，但使用微创技术的外科医生应该了解目前微创技术的局限性，熟悉选择合适患者的规则，并了解这些技术的并发症范围[9]。

避免并发症是一项重要的理想目标；然而，处理并发症的愿望和能力是脊柱畸形手术的固有部分。在接下来的章节中，一些杰出的脊柱畸形外科医生将分享他们对常见并发症和少见并发症的经验和认识。这是每位将成长为现代脊柱畸形医生的重要准备。

（Steven D. Glassman 著　程亚军 译　魏显招 审校）

参考文献

1. Acaroglu ER, Schwab FJ, Farcy JP. Simultaneous anterior and posterior approaches for correction of late deformity due to thoracolumbar fractures. Eur Spine J. 1996;5(1):56–62.
2. Bess S, Line B, Fu KM, McCarthy I, Lafage V, Schwab F, Shaffrey C, Ames C, Akbarnia B, Jo HK, Kelly M, Burton D, Hart R, Klineberg E, Kebaish K, Hostin R, Mundis G, Mummaneni P, Smith JS. International Spine Study Group: the health impact of symptomatic adult spinal deformity: comparison of deformity types to United States population norms and chronic diseases. Spine. 2016;41(3):224–33.
3. Bradford DS, Ahmed KB, Moe JH, Winter RB, Lonstein JE. The surgical management of patients with Scheuermann's disease. A review of twenty-four cases managed by combined anterior and posterior spine fusion. J Bone Joint Surg. 1980;62-A:705–12.
4. Byrd JA, Scoles PV, Winter RB, Bradford DS, Lonstein JE, Moe JH. Adult idiopathic scoliosis treated by anterior and posterior spinal fusion. J Bone Joint Surg. 1987;69-A:843–50.
5. Farley FA, Li Y, Jong N, Powell CC, Speers MS, Childers DM, Caird MS. Congenital scoliosis SRS-22 outcomes in children treated with observation, surgery and VEPTR. Spine. 2014;39(22):1868–74.
6. Kim YJ, Bridwell KH, Lenke LG, Cheh G, Baldus C. Results of lumbar pedicle subtraction osteotomies for fixed sagittal imbalance. A minimum 5 year follow-up study. Spine. 2007;32(20):2189–97.
7. Lenke LG, Newton PO, Marks MC, Blanke KM, Sides B, Kim YJ, Bridwell KH. Prospective pulmonary function comparison of open versus endoscopic anterior fusion combined with posterior fusion in adolescent idiopathic scoliosis. Spine. 1976;29(18):2055–60.
8. McDonnell MF, Glassman SD, Dimar JR, Puno RM, Johnson JR. Perioperative complications of anterior procedures on the spine. J Bone Joint Surg. 1996;78-A(6):839–47.
9. Mummaneni PV, Shaffrey CI, Lenke LG, Park P, Wang MY, La Marca F, Smith JS, Mundis GM Jr, Okonkwo DO, Moal B, Fessler RG, Anand N, Uribe JS, Kanter AS, Akbarnia B, Fu KM. Minimally invasive surgery section of the International Spine Study Group. The minimally invasive spinal deformity surgery algorithm: a reproducible rational framework for decision making in minimally invasive spinal deformity surgery. Neurosurg Focus. 2014;36(5):E6. doi:10.3171/2014.3.FOCUS1413.
10. Newton PO, Perry A, Bastrom TP, Lenke LG, Betz RR, Clements D, D'Andrea L. Predictors of change in postoperative pulmonary function in adolescent idiopathic scoliosis: a prospective study of 254 patients. Spine. 1976;32(17):1875–82.
11. Phillips JH, Knapp DR, Herrera-Soto J. Mortality and morbidity in early-onset scoliosis surgery. Spine. 2013;38(4):324–7.
12. Shufflebarger HL, Grimm JO, Bui V, Thomson JD. Anterior and posterior spinal fusion. Staged versus same-day surgery. Spine. 1991;16:930–3.
13. Spivak JM, Neuwirth MG, Giordano CP, Bloom N. The perioperative course of combined anterior and posterior spinal fusion. Spine. 1994;19:520–3.
14. Uribe JS, Deukmedjian AR, Mummaneni PV, Fu KM, Mundis GM Jr, Okonkwo DO, Kanter AS, Eastlack R, Wang MY, Anand N, Fessler RG, La Marca F, Park P, Lafage V, Deviren V, Bess S, Shaffrey CI, International Spine Study Group. Complications in adult spinal deformity surgery: an analysis of minimally invasive, hybrid, and open surgical techniques. Neurosurg Focus. 2014;36(5):E15.

第一篇
颈椎

第2章 枕颈部手术并发症

引言

枕颈交界区是颅底向脊柱过渡的关键连接部位。这一过渡位置由多个独立的解剖结构组成，主要包括颅底与枕髁（C0）、寰椎（C1）和枢椎（C2）。颈段C3至C7构成下颈椎。了解它们的解剖结构对手术的计划和实施非常重要。脊柱各节段由厚厚的韧带束连接在一起，韧带束提供一定的活动性，同时限制过度运动。这些骨性结构为椎管内的脊髓提供保护。炎症、感染、肿瘤侵袭、先天性疾病和创伤可导致骨性结构破坏。韧带对维持骨结构的正常解剖位置至关重要，但韧带可被炎症、感染、先天性和创伤性因素破坏，从而导致颈椎不稳定。此外，椎动脉在穿过寰枕膜形成基底动脉前，同样需穿过骨性结构。充分理解枕颈交界区解剖关系，可为医生在手术时提供指导和避免手术并发症。

枕髁位于枕骨大孔腹外侧，为肾形结构[1]。它们与寰椎的上关节面相连。这可使头部前伸后展和轻微左右摇摆[2]。寰枕关节无旋转运动。寰椎的下关节面为凹形，寰椎前弓的拱形结构是侧块之间的桥梁。这一桥梁形成了枢椎齿突的背侧关节面。寰椎后弓有一个粗糙的后结节，相当于棘突，但并未向后明显突出。后弓在中线处是圆的，但当它与侧块相连接时，侧弓变平。外侧后弓上表面形成一条沟槽，称为动脉沟，双侧椎动脉在此向上走行[2]。

枢椎是一个独特的骨性结构。齿突是从枢椎体部向顶部突出的齿状结构，与寰椎形成滑膜关节。这是枕颈交界区旋转运动的主要关节。此外，寰椎与枢椎在齿突外侧和枢椎体顶部相连。枢椎下关节突与C3上关节面形成关节，类似于下颈椎侧块关节。

韧带的作用是限制这些骨性结构之间的过度运动，同时允许枕颈交界区的屈曲、伸展、侧弯和旋转[3]。3根韧带跨越齿突和颅底之间的分界线。十字韧带是枕颈交界区最强壮和最重要的韧带。它有4条纤维与齿突背面相接。上纵束附着颅骨；下纵束附着枢椎椎体背侧；横韧带附着在C1侧块骨性结节上。齿突尖韧带从齿突顶端延伸到基底部。翼状韧带结构对称，跨越齿突尖到双侧枕髁的内侧边缘。这些韧带限制对侧过度旋转和侧弯。前纵韧带对这些韧带提供了额外的支持，它从寰枢椎复合体延伸到底穴（枕骨大孔缘中点）。后纵韧带作为覆盖膜，它从齿突的背侧表面延伸到枕骨大孔的腹侧表面。

了解枕颈区域的血管解剖很重要，可降低术中损伤的风险。其主要血管包括椎动脉和颈内动脉。如果螺钉位置不理想，椎动脉在手术过程中有受伤风险。60%～75%患者的优势椎动脉为左侧[4-5]，10%存在右侧椎动脉发育不全，5%存在左侧椎动脉发育不全。椎动脉可分为4段。V1段指的是椎动脉从锁骨下动脉发出的起始部到进入的第一个椎体横突孔处，近90%患者的椎动脉进入的是C6[7]。V2段穿过颈椎横突孔，直到穿过C3横突孔。V3段指的是从C3横突孔至寰枕膜之间。本段椎动脉出C3横突孔后，在C2上关节突处大角度走行向外，以45°斜向离开C2横突孔后，进入C1横突孔，沿着C1后弓的椎动脉沟水平移行，随后进入距中线约15 mm的寰枕膜[8]。V4是动脉的颅内部分，直到它形成基底动脉。V2段有2.7%的椎动脉弯曲或异常，V3段有5.4%的椎动脉异常[9-10]。当在C1置入侧块螺钉时，也要避免损伤颈内动脉。颈内动脉在C1侧块外侧沿着脊柱的腹侧方向走行，因此必须注意避免C1侧块螺钉偏腹外侧。

枕骨融合的适应证可分为两大类：脊柱不稳定和脊髓压迫引起的脊髓病变。一般来说，脊柱不稳定的测量参数是以文献和病例报道中明确枕颈脱位的影像学方法为参考的。这些指标包括颅底点-轴向间距（basion-axial interval, BAI）、颅底点-齿突间距（basion-dental interval, BDI）、Power比（Power's ratio）和寰枕间距（atlanto-occipital interval）（表2.1）[11]。BAI是测量颅底点到C2椎体后侧直线的垂直距离。这种测量方法最适合检测前后脱位。成人X线片上正常值小于12 mm。颅底点-齿突间距是平片上从颅底点到齿突尖最近点的距离。这是检测寰枕脱位的最佳方法。同样，成人间隙小于12 mm。寰枕间距

表 2.1　寰枕脱位的放射学参数

颅底点 - 轴向间距（BAI）	枕骨大孔前缘中点至枢椎体后骨皮质连线的垂直距离，这是测量前后部脱位的最佳方法	成年人＜12 mm
颅底点 - 齿突间距（BDI）	枕骨大孔前缘中点至齿突尖的距离，这是测量寰枕脱位的最佳方法	成年人＜12 mm
寰枕间距	枕骨髁和寰椎关节面之间的距离	成年人＜2 mm 儿童＜5 mm
Power 比（不能用于枕骨大孔骨折或寰椎骨折）	颅底点 - 寰椎后弓间距与枕骨后点 - 寰椎前弓间距的比值	成年人＜1 儿童＜0.9

是髁突与 C1 上关节面的距离。在平片上，成人的测量值应该小于 2 mm，儿童患者的测量值应该小于 5 mm。Power 比不能用于枕骨大孔骨折或寰椎骨折[12]。比率的计算方法是将颅底点 - 寰椎后弓间距除以枕骨后点 - 寰椎前弓间距。成人应小于 1，儿童应小于 0.9。如今，MRI 能检查韧带是否受损。短时反转恢复序列（STIR）在诊断横韧带损伤时最有价值[13]。

　　骨折可能导致枕颈融合，主要包括枕髁骨折，可分为Ⅰ型、Ⅱ型和Ⅲ型。Ⅲ型骨折包括枕髁从颅底撕裂。这些通常采用外固定治疗，但枕颈融合已用于伴有颈椎骨折或严重韧带损伤的病例。C1 骨折通常发生在轴向应力作用下。C1 骨折的治疗取决于十字韧带中横韧带的完整性。传统的评估方法是使用颈椎张口位 X 线片，如果 C1 侧块悬于 C2 上大于 7 mm，则认为十字韧带断裂[14]。另外，如果成人寰齿间隙大于 3 mm，儿童寰齿间隙大于 4 mm，则十字韧带可能断裂[4, 12, 15]。MRI 已取代平片成为评估不稳定型韧带损伤更为敏感的手段。值得注意的是，C1 和 C2 骨折的多种组合可能需考虑进行枕颈融合。

　　颈椎不稳可发生在一些特定患者群体。在美国，大约 1% 的高加索成年人群受到类风湿关节炎的影响，其特点是滑膜关节的破坏，可导致 C1 在 C2 上的轴向半脱位[16]。可以考虑枕颈融合或 C1-C2 融合。此外，除关节不稳定外，还可能有炎症性血管病变压迫脊髓导致脊髓损伤症状。轴向半脱位还可导致颅底凹陷。对此进行筛查的影像学研究有很多，包括 Clark 分区、McRae 线、Chamberlain 线、McGregor 线、Redlund-Johnell 线、Ranawat 线、Fischgold-Metzger 线和 Wackenheim 线[17-23]（表 2.2）。Riew 等评估了这些筛选测量的敏感性和特异性[24]。Wackenheim 线和 Clark 分区最敏感（假阴性最少），分别为 88% 和 83%。Redlund-Johnell 线是特异性最好的测量方法（假阳性最少），为 76%。Fischgold-Metzger 线的阴性预测值为 100%。Riew 等建议将这些测量方法结合起来筛查颅底凹陷，包括 Clark 分区、Redlund-Johnell 线和 Ranawat 线。

　　有许多先天性疾病与寰枕不稳定或颅颈交界处脊髓受压有关。其中最常见的是唐氏综合征，约 20% 的患者发生寰枢椎半脱位[25]。黏多糖症（Morquio 和 Lesch-Nyhan 综合征）的寰枢椎半脱位发生率高达 50%。Morquio 综合征尤其表现为游离齿突和韧带松弛。其他疾病包括 Klippel-Feil 综合征、软骨发育不全、成骨不全、Goldenhar 综合征和 Conradi 综合征。

表 2.2　退行性脊柱疾病中颅底凹陷症的放射学标准

Clark 分区	将枢椎椎体分成三个相等的部分	如果从寰椎前弓进入中间区域则怀疑存在颅底凹陷
McRae 线	枕骨大孔前后的连线	枢椎齿突尖部超过此线
Chamberlain 线	硬腭后缘到枕骨大孔后上缘的连线	枢椎齿突尖部超过此线 6 mm
McGregor 线	硬腭后缘到枕骨最低点的连线	男性患者枢椎齿突尖部超过此线 8 mm。女性患者枢椎齿突尖部超过此线 9.6 mm
Redlund-Johnell 线	第一条线为 McGregor 线；第二条线为 C2 下终板中点到 McGregor 线的距离	如果男性小于 34 mm，女性小于 29 mm，则视为颅底凹陷
Ranawat 线	枢椎椎弓根中点与寰椎前后弓连线的距离	男性小于 15 mm，女性小于 13 mm
Fischgold-Metzger 线	前后位片上两侧二腹肌沟连线	如果枢椎齿突在此线以下＞10 mm，则正常；反之则异常
Wackenheim 线	枕骨斜坡后下缘的延长线	枢椎齿突尖部与此线相交

脊髓压迫引起的上颈椎脊髓病可由多种疾病引起。如上所述的伴有血管翳形成的类风湿关节炎可导致脊髓压迫和上颈椎不稳。虽然这可以行 C1-C2 融合固定减压术，也可能因解剖特殊改行枕颈融合固定减压。感染、肿瘤和退变也可导致脊髓受压，需要减压和融合。

病例报告

患者为48岁男性，有唐氏综合征病史，5年前行枕颈到 C6 融合手术治疗脊髓病，动态 X 线检查提示韧带松弛。手术时无并发症发生。术后有脓性分泌物从伤口上方渗出，并有植入物暴露。家属诉在过去1年里，他因手术伤口肿胀、长期未愈合而接受多次治疗。手部功能也逐渐丧失，不能使用餐具进食。无法参加单独的运动测试，但在测试中可抗重力。霍夫曼征和踝阵挛阳性。除切口上方外，其余愈合很好，可见枕部钢板，并有脓液渗出。

影像学检查包括颈椎 MRI 和 CT 检查。矢状位 MRI T2 像（图2.1）显示 C1 严重狭窄伴脊髓变性。矢状位 MRI T1 增强未见脊髓硬膜外脓肿（图2.2）。CT 显示内固定侵蚀皮肤（图2.3），螺钉移位进入 C2/C3 椎间孔（图2.4），螺钉移位进入 C4 两侧横突孔（图2.5），假关节植入物对侧块螺钉在 CT 矢状多层重建（图2.6）。然而，矢状位 CT 重建显示枕颈交界区中线附近实性融合（图2.7）。在与传染病和神经血管病专家会诊后，决定最好的方案是取出内固定。

患者进手术室，取俯卧位，头部固定在 Mayfield

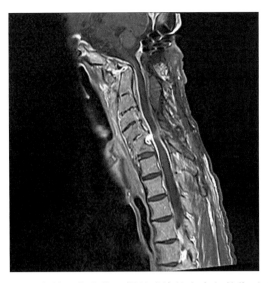

图 2.2 一名植入物和伤口慢性感染的患者矢状位对比 T1 MRI 显示没有导致脊髓压迫的严重脊髓硬膜外脓肿

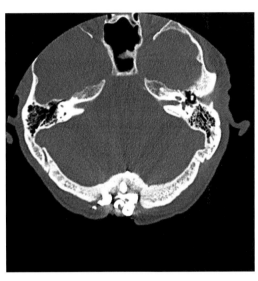

图 2.3 轴位 CT 显示颈椎钢板侵蚀皮肤的位置

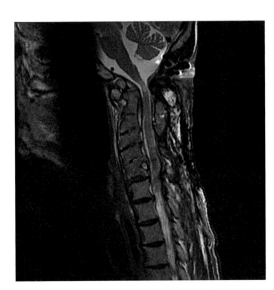

图 2.1 T2 矢状位 MRI 显示 C1 椎管狭窄引起的髓鞘病变

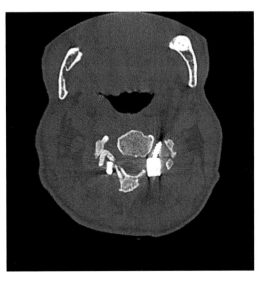

图 2.4 轴位 CT 显示 C2/C3 处的螺钉已经移位进入神经孔

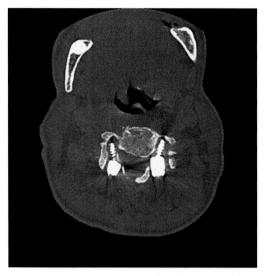

图 2.5 轴位 CT 显示 C4 侧块螺钉置入双侧横突孔

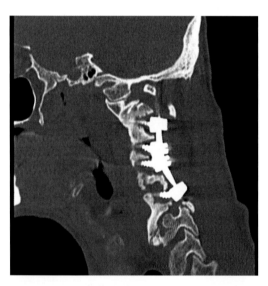

图 2.6 CT 矢状位图像显示假关节，骨质增生

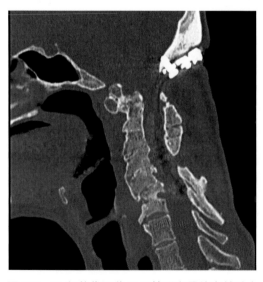

图 2.7 CT 矢状位图像显示枕颈交界处实性融合

头架上。行原颈后手术切口，颈胸交界处解剖结构正常。然后向头侧暴露，显露内固定螺钉。无明显并发症。术前，我们联系了脑血管外科医生，并在取出内固定螺钉前确保他可以随时待命，以防止螺钉移位损伤椎动脉。值得注意的是，多次 Valsalva 动作均未出现脑脊液渗漏。C1 后弓用 Kerrison 法从硬脑膜中解剖分离出来。随后，伤口行整形手术缝合，表皮行垂直褥式缝合。术后脓性分泌物送多重培养，培养结果为耐甲氧西林金黄色葡萄球菌。使用抗生素（万古霉素）治疗 6 周。患者手部功能在术后几天里恢复，他开始用餐具吃饭。

避免并发症

在枕颈交界区手术的关键之一是对解剖学的深入了解。特别是，血管损伤可能导致致命的后果。在 C2 侧块和 C1 后弓周围的解剖需要非常小心。钝性剥离时可采用双极烧灼或者明胶海绵等方法止血。当暴露寰椎后环时，外侧解剖应限制在距中线外侧 15 mm[27]。此外，由于椎动脉通常沿 C1 后环的上侧走行，所以沿 C1 后环的下侧暴露是最安全的。C2 神经根周围的硬膜外静脉丛经常会大量出血，最好使用明胶海绵等压迫止血。

置入内固定螺钉可能损伤椎动脉。避免并发症的关键之一是术前影像学检测，以评估椎动脉解剖走行，了解其可能与正常解剖结构的变异之处。对于正常解剖结构，使用解剖标志有助于安全置入螺钉。在置入 C1 侧块螺钉时，椎动脉和颈动脉都有损伤危险。可以通过解剖学上的标记点来避免椎动脉损伤，即侧块的中点与后弓的交点。然后螺钉向中线方向夹角 10°～15°，以避开椎动脉走行路线。颈动脉位于 C1 侧块前缘的外侧边缘。为了避免前弓直接穿孔，或者螺钉刚好放置到前弓损伤颈动脉。典型的螺钉长度为 30～36 mm，这使得螺钉头部背对 C1 弓，以便将连接杆与 C1 螺钉连接。C2 处椎动脉走行常变异。根据术前影像学制订内固定置入方案对螺钉的选择至关重要。C2 椎弓根螺钉可通过使用一个略高于侧块中心内侧的起始点放置。外倾 10°～25°，头倾 15°[28]。典型螺钉长度为 22～26 mm。在 C2 椎体内的高位椎动脉禁止放置过长的螺钉。备选件包括短的 C2 标准螺钉或椎板螺钉[29]。为了避免椎动脉损伤[8]，我们更倾向于采用 Magerl 技术将侧块螺钉置入椎体。起始点距侧块中点 1 mm，内侧 1 mm，尾侧 1 mm，方向外侧 30°左右，头侧 30°左右。

如果椎动脉损伤，预防进一步损伤的关键有如下三个步骤。一是控制活动性出血；二是预防急性神经缺血损伤；第三是预防术后并发症，如血栓或假性动脉瘤。对活动性出血的初步控制可以通过初级修复、搭桥手术或牺牲血脑屏障来实现。止血应采用血栓浸透的明胶海绵压迫止血。应避免使用注射凝血酶颗粒组合，因为这可能会进入血管引起栓塞并导致卒中。对于初级修复，暴露于受伤节段上下的椎动脉可能需要打开上下水平的横孔。然后受损血管可直接用 7-0 或 8-0 Prolene 线缝合修复。如果不选择直接修复，则可以牺牲或绕过该血管。如果回流良好，应牺牲血管。血管内腔成形术是用于椎动脉出血后止血和假性动脉瘤形成的有效手术方式[31]。如果椎动脉受损，对侧内固定时必须格外小心，因为双侧椎动脉损伤可能会致命[32]。术后应进行常规血管造影或 CT 血管造影，以确定损伤程度，并考虑使用抗血小板药物预防进一步血栓和卒中。

在上述病例中，手术后枕骨板刺激皮肤，导致慢性和复发性手术部位感染。在手术中，枕骨板被放置在颅骨的上方和后部，比放置在枕外隆突更加突出。枕骨板应放置于枕外隆突下方约 1 cm 处。颅底中线为枕板固定提供了最厚的骨层。双皮质应尝试螺钉固定。通过 2 mm 增量钻孔和球探阻力消失的判断是否穿透内皮质的头骨。在颅骨钻孔时可能发生脑脊液渗漏。可填充凝血酶浸泡的明胶海绵，然后置入螺钉。应该注意头骨在远离中线处很快变薄。契合患者的解剖，有助于避免术后螺钉拔出。枕板和 C1 或 C2 螺钉拔出可形成假关节[33]，枕颈融合形成假关节的风险较高[34]。我们通常在术后对患者行颈围辅助支撑 12 周。12 周后定期对患者进行颈椎动力位 X 线片随访，观察假关节形成的迹象。

要点总结

- 枕颈交界区是颅底向脊柱过渡的关键部位。
- 使用多种影像学方法有助于对寰枢不稳或脊髓压迫做出合理诊断。
- 深入了解骨、血管和韧带的解剖结构对植入物安全放置至关重要。
- 了解常见的并发症，避免并发症发生的手术技术和并发症的治疗至关重要。

（Todd Vogel, Dean Chou 著

程亚军 译　易红蕾 审校）

参考文献

1. Martin MD, Bruner HJ, Maiman DJ. Anatomic and biomechanical considerations of the craniovertebral junction. Neurosurgery. 2010;66(3 Suppl):2–6.
2. Moore KL, Dalley AF, Agur AMR. Clinically oriented anatomy. 7th ed. Philadelphia: Wolters Kluwer/Lippincott Williams & Wilkins Health; 2014. xxviii, 1134 p. p.
3. Tubbs RS, Hallock JD, Radcliff V, Naftel RP, Mortazavi M, Shoja MM, et al. Ligaments of the craniocervical junction. J Neurosurg Spine. 2011;14(6):697–709.
4. Greenberg MS, Greenberg MS. Handbook of neurosurgery. 7th ed. Tampa: Greenberg Graphics; 2010. xiv, 1337 p. p.
5. Osborn AG. Introduction to cerebral angiography. Hagerstown: Harper & Row; 1980. xi, 436 p. p.
6. Eskander MS, Drew JM, Aubin ME, Marvin J, Franklin PD, Eck JC, et al. Vertebral artery anatomy: a review of two hundred fifty magnetic resonance imaging scans. Spine (Phila Pa 1976). 2010;35(23):2035–40.
7. Argenson CF, Francke JP, Sylla S, Dintimille H, Papasian S, DiMarino V. The vertebral arteries (segments V1 and V2). Anat Clin. 1980;2:29–41.
8. Mohamed E, Ihab Z, Moaz A, Ayman N, Haitham AE. Lateral mass fixation in subaxial cervical spine: anatomic review. Global Spine J. 2012;2(1):39–46.
9. Curylo LJ, Mason HC, Bohlman HH, Yoo JU. Tortuous course of the vertebral artery and anterior cervical decompression: a cadaveric and clinical case study. Spine (Phila Pa 1976). 2000;25(22):2860–4.
10. Hong JT, Lee SW, Son BC, Sung JH, Yang SH, Kim IS, et al. Analysis of anatomical variations of bone and vascular structures around the posterior atlantal arch using three-dimensional computed tomography angiography. J Neurosurg Spine. 2008;8(3):230–6.
11. Harris JH Jr, Carson GC, Wagner LK. Radiologic diagnosis of traumatic occipitovertebral dissociation: 1. Normal occipitovertebral relationships on lateral radiographs of supine subjects. AJR Am J Roentgenol. 1994;162(4):881–6.
12. Powers B, Miller MD, Kramer RS, Martinez S, Gehweiler JA Jr. Traumatic anterior atlanto-occipital dislocation. Neurosurgery. 1979;4(1):12–7.
13. Hogan GJ, Mirvis SE, Shanmuganathan K, Scalea TM. Exclusion of unstable cervical spine injury in obtunded patients with blunt trauma: is MR imaging needed when multi-detector row CT findings are normal? Radiology. 2005;237(1):106–13.
14. Spence KF Jr, Decker S, Sell KW. Bursting atlantal fracture associated with rupture of the transverse ligament. J Bone Joint Surg Am. 1970;52(3):543–9.
15. Hinck VC, Hopkins CE. Measurement of the atlanto-dental interval in the adult. Am J Roentgenol Radium Therapy, Nucl Med. 1960;84:945–51.
16. Oda T, Fujiwara K, Yonenobu K, Azuma B, Ochi T. Natural course of cervical spine lesions in rheumatoid arthritis. Spine (Phila Pa 1976). 1995;20(10):1128–35.
17. McRae DL, Barnum AS. Occipitalization of the atlas. Am J Roentgenol Radium Ther Nucl Med. 1953;70(1):23–46.
18. Chamberlain WE. Basilar impression (Platybasia): a bizarre developmental anomaly of the occipital bone and upper cervical spine with striking and misleading neurologic manifestations. Yale J Biol Med. 1939;11(5):487–96.
19. McGreger M. The significance of certain measurements of the skull in the diagnosis of basilar impression. Br J Radiol. 1948;21(244):171–81.

20. Redlund-Johnell I, Pettersson H. Radiographic measurements of the cranio-vertebral region. Designed for evaluation of abnormalities in rheumatoid arthritis. Acta Radiol Diagn. 1984;25(1):23–8.

21. Ranawat CS, O'Leary P, Pellicci P, Tsairis P, Marchisello P, Dorr L. Cervical spine fusion in rheumatoid arthritis. J Bone Joint Surg Am. 1979;61(7):1003–10.

22. Fischgold HM, J. Etude radiotomographique de l'impression basilaire. Rev Rhum Ed Fr. 1952;19:261–4.

23. Wackenheim A. Roentgen diagnosis of the craniovertebral region. Berlin: Springer; 1974. xxii, 601 p. p.

24. Riew KD, Hilibrand AS, Palumbo MA, Sethi N, Bohlman HH. Diagnosing basilar invagination in the rheumatoid patient. The reliability of radiographic criteria. J Bone Joint Surg Am. 2001;83-A(2):194–200.

25. VanGilder JC, Menezes AH, Dolan KD. The craniovertebral junction and its abnormalities. New York: Futura Pub. Co.; 1987. vii, 255 p. p.

26. Klimo P Jr, Rao G, Brockmeyer D. Congenital anomalies of the cervical spine. Neurosurg Clin N Am. 2007;18(3):463–78.

27. Cacciola F, Phalke U, Goel A. Vertebral artery in relationship to C1-C2 vertebrae: an anatomical study. Neurol India. 2004;52(2):178–84.

28. Mummaneni PV, Lu DC, Dhall SS, Mummaneni VP, Chou D. C1 lateral mass fixation: a comparison of constructs. Neurosurgery. 2010;66(3 Suppl):153–60.

29. Jea A, Sheth RN, Vanni S, Green BA, Levi AD. Modification of Wright's technique for placement of bilateral crossing C2 translaminar screws: technical note. Spine J. 2008;8(4):656–60.

30. Schroeder GD, Hsu WK. Vertebral artery injuries in cervical spine surgery. Surg Neurol Int. 2013;4(Suppl 5):S362–7.

31. Choi JW, Lee JK, Moon KS, Kim YS, Kwak HJ, Joo SP, et al. Endovascular embolization of iatrogenic vertebral artery injury during anterior cervical spine surgery: report of two cases and review of the literature. Spine (Phila Pa 1976). 2006;31(23):E891–4.

32. Gluf WM, Schmidt MH, Apfelbaum RI. Atlantoaxial transarticular screw fixation: a review of surgical indications, fusion rate, complications, and lessons learned in 191 adult patients. J Neurosurg Spine. 2005;2(2):155–63.

33. Sutterlin CE 3rd, Bianchi JR, Kunz DN, Zdeblick TA, Johnson WM, Rapoff AJ. Biomechanical evaluation of occipitocervical fixation devices. J Spinal Disord. 2001;14(3):185–92.

34. Vender JR, Rekito AJ, Harrison SJ, McDonnell DE. The evolution of posterior cervical and occipitocervical fusion and instrumentation. Neurosurg Focus. 2004;16(1):E9.

第3章 经口齿突切除术和C1-C2后路融合手术并发症

引言

寰枢椎半脱位（atlantoaxial subluxation，AAS）是指寰椎（C1）和枢椎（C2）之间的稳定性丧失，可能是由一系列因素造成[1]。病因可分为五类：先天性（发育不全、马方综合征或唐氏综合征、齿突发育不全）、外伤性（骨折和（或）韧带断裂）、炎症性（类风湿关节炎）、感染性（骨髓炎或咽后脓肿）和肿瘤性（转移和原发病灶）疾病[2]。

相关解剖

C1-C2关节的主要运动是轴向旋转。C1环的独特之处在于它没有椎体或棘突。C1是最宽的颈椎，主要由前弓和后弓组成。在前弓上有一个前结节，它是前纵韧带和颈长肌的附着部位。在后弓上外侧面，椎动脉位于一个名为动脉沟的槽中。在大约15%的个体中，这个沟是有顶的，称为弓状孔。在C1上表面有一个与枕髁相连的凹关节面。

C2椎体由椎体、齿突、椎弓根、椎间关节间部、椎板和一个大而分叉的棘突。其有多个关节面。其独特之处在于C2齿突突出，与C1和枕部有多个韧带连接。齿突的血液供应有两个来源。尖部由舌下动脉（前循环）分支为其供血，基底部则由椎动脉分支（后循环）供血。

椎动脉（VA）在颈椎上升时，出C2横突孔，进入C1横孔（V3垂直部分）前做45°转向内侧。然后VA向内侧旋转，并沿着C1动脉沟（水平部分V3）走行，然后向前旋转并穿透寰枕膜。

有许多韧带维持寰枢椎复合体的稳定。交叉韧带由上、下、横三部分组成。横断部分，也被称为寰椎横韧带（TAL），通过将齿突附着在C1的前环以防止寰枢椎半脱位，来维持寰枢椎复合体的稳定性。如果TAL受损，成对的翼状韧带（枕侧翼状韧带和寰枢椎翼状韧带）为防止半脱位。齿突尖韧带连接着齿突的顶端和基底，在防止半脱位方面没有显著作用[3]。盖膜、副寰枢韧带和寰齿韧带可能提供

次要的寰枢椎复合体稳定。

典型表现

症状/体征

临床表现随AAS的类型和病因而异。有旋转性AAS的患者很少有神经系统症状，但会出现头痛、颈部疼痛、斜颈、活动范围缩小和典型的知更鸟征（脑袋向一侧侧倾20°，脸朝对侧旋转20°，脖子屈曲）[4]。患有上呼吸道感染（upper respiratory tract infection，URI）的AAS患儿，URI引起的炎症可能导致TAL或小关节囊损伤，从而导致AAS，这种情况称为Grisel综合征[5]。

前侧AAS的患者可能出现神经系统缺陷（33%）。

那些由于肿瘤或炎症而导致的前侧AAS或AAS的患者，可能会出现压迫或肿瘤侵蚀/血管翳引起的局部或者牵扯性疼痛（分别为67%和27%），以及包括反射亢进（67%）、痉挛（27%）、虚弱（27%）和感觉障碍（20%）的颈脊髓症状[7]。压迫C2神经根可引起局部疼痛，并导致颈上部或枕下疼痛。牵涉性疼痛可发生在乳突、枕部、颞部或额部。

在AAS中，如果VA被压迫[8]，患者还可能出现姿势性头晕、发音困难或伴有椎基底动脉供血不足的复视。

影像学

AAS常使用颈椎平片诊断。在AP平片上，旋转半脱位表现为C2的正位投影和C1的斜位投影[9]。前半脱位的侧块在AP上表现为一个更大、更中位的侧块。C2的棘突可能向一个方向倾斜并向对侧旋转。动态影像学上的AAS可能特别明显，颈部屈曲时AAS的幅度增加。

两个测量参数提供了关于寰枢关节稳定性的信息：寰齿前间距（anterior atlantodental interval，

ADI）和寰齿后间距（posterior atlantodental interval, PADI）。ADI 即 C1 前弓的后侧面和齿突的前侧的距离，如果 >3 mm（或者在儿童 >4 mm，风湿性人群 >6 mm），表明 TAL 的完整性与神经损伤的风险或临床显著症状无明显相关性。由于 TAL 中断，ADI 可能与前 AAS 一起升高。PADI 即齿突后部与 C1 后弓前部之间的距离（脊髓的可用空间），可用于预测手术后神经系统的恢复。术前 PADI＜1 cm 的患者术后未见明显神经功能恢复[10]。

进一步检查可以明确 TAL 的完整性。在开口的齿状面 X 线片上，Spence 法则提示，如果 C2 上两个 C1 侧块的突出超过 7 mm，则 TAL 可能被破坏[11]。

CT 检查对充分描述骨折类型和位置非常有用。可能显示寰椎旋转或半脱位。磁共振是评价 TAL 活动能力、半脱位的影响、关节翳的程度和上颈椎脊髓受压程度的金标准。MRI 发现 TAL 内存在高信号，TAL 丧失连续性，或插入 C1 的 TAL 部位有血液，可能提示 TAL 中断。动态磁共振成像可在头部弯曲的情况下完成，以充分了解 C1-C2 半脱位的程度。

对于在 CT 或 MRI 上怀疑有横突孔异常的患者，可以通过 CT 或 MR 血管造影和（或）数字减影血管造影进一步评估椎动脉。

分类

AAS 有三种类型：旋转脱位型、前脱位型和后脱位型。1968 年，Greenberg 首次将 AAS 归类为可复位和不可复位[12]。通过 Fielding 和 Hawkins 的分类方案，旋转性半脱位可通过 TAL、小关节囊损伤和前移位的量进一步分类[4]（表 3.1）。

近期，Wang 提出了一个的分类方案，根据这一类型提供治疗建议（表 3.2）[1]。

病理类型（表 3.3）

表 3.1　Fielding 和 Hawkins 对旋转性寰枢关节脱位的分类

类型	描述		AD (mm)	说明
	TAL	小关节损伤		
I	完好无损	双侧	≤3	无损伤
II	损伤	单侧	3.1～5	完整的关节
III	损伤	双侧	>5	罕见，非常不稳定
IV	齿突发育不全伴有后方移位		罕见	非常不稳定

From Greenberg[5], Table 28-18, with kind of permission from Thieme Medical Publishers, Inc. TAL，寰椎横韧带；AD，C1-C2 前移位距离。

表 3.2　王式寰枢椎脱位分类方法

类型	描述术	诊断	治疗
I	不稳定性	可在动态 X 线中复位	单纯后路融合
II	可复位	可在全身麻醉下通过骨牵引复位	单纯后路融合
III	难复位	全身麻醉下的骨牵引无法复位	经口减压＋后路融合
IV	骨性脱位	通过重建计算机断层扫描可观察到骨骼异常的脱位	经口减压（±后路融合）

表 3.3　病理类型

先天性（发育不良、马方综合征或唐氏综合征、齿突发育不良）
先天性齿突发育不良，又称 Morquio 综合征，或者齿突骨折，尽管平片显示 ADI 正常，但仍可能导致寰枢椎前脱位
外伤［骨折和（或）韧带断裂］
炎症（类风湿关节炎）
炎症状态可能会减弱韧带的附着点
感染
骨髓炎或咽后脓肿可能导致骨质或韧带破坏
肿瘤性（转移性和原发性病变）

治疗方案

治疗方案取决于半脱位的类型和病理。旋转半脱位，如果在开始几个月治疗，通常单独牵引治疗可缓解。如果半脱位已经出现 >1 个月，则牵引成功率减少。如果 AAS 的牵引成功率减少，那么外科医生可以进行后路融合[4]。不能复位的旋转 AAS 或复位和固定失败的旋转 AAS 应采用分阶段牵引和手术固定。采用分阶段的前路经口齿突切除术和寰枢关节截骨术来释放 C1-C2 复合体，可能需要随后行颅骨牵引，然后进行第二阶段的 C1-C2 后路融合[13]。如果有其他的病理表现，这个固定可能需要延长。

在 Grisel 综合征的特殊病例中，在牵引和固定 6～8 周之前[14]，应针对病原体类型使用相应抗生素。根据 Fielding 和 Hawkins 的分类，Ⅰ型需要软性颈托固定，Ⅱ型需要 Philadelphia 颈托或 SOMI 固定，Ⅲ型或Ⅳ型需要 Halo 固定。需要手术复位和内固定的是那些牵引和固定失败患者。

前路半脱位治疗取决于 TAL 的完整性和 TAL 损伤的类型。在罕见的 1 型 TAL 损伤中，TAL 本身的撕裂造成解剖学上的破坏。在这种情况下，TAL 不太可能愈合，这类损伤需要手术来稳定[15]。在更常见的 2 型损伤中，TAL 在其与 C1 的连接点上出现生理上的破坏（例如，可能发生 C1 侧块骨折）。TAL 行 Halo 架复位和固定，约有 74% 的愈合机会，应在手术稳定前尝试。因此，在前 AAS 中，2 型 TAL 损伤应采用牵引复位和固定。所有 1 型、2 型、3 个月固定后仍不稳定的损伤以及无法复位的损伤均考虑手术融合。如果 C1 椎弓完整或单侧环状或 C1 前椎弓骨折，仅行 C1-C2 后路融合通常就足够。然而，C1 环或后弓的多处骨折可能需要枕颈融合。

手术方案

目前常用的寰枢椎复合体的固定方法包括后路钳夹、后路钢丝缠绕技术、C1-C2 经关节螺钉固定、后路 C1 侧块螺钉加 C2 峡部或椎弓根螺钉固定、枕颈固定和前 C1 侧块到 C2 固定[16-19]。

目前 C1-C2 复合体减压的方法包括后路椎板切除术和前路经口手术[20-21]。

这些技术中的任何一种都可能导致一些并发症，我们将探讨一个案例来说明发生并发症的风险。

相关病史和体格检查结果

患者为 67 岁男性，从外院转诊至我院就诊。他是由对甲氧西林敏感的金黄色葡萄球菌引起的细菌性感染，在到达之前开始经验性使用抗生素治疗。尿液检测出阿片类药物、安非他命和可卡因。患者在几个月的时间里，颈部逐渐向右屈曲和旋转。他的脖子僵硬，不能向左转动，也不能伸展脖子。患者最近跌倒，失去知觉，随后出现颈部疼痛，左臂和左腿较右臂和右腿无力。检查时，患者的头部旋转并向右侧面屈曲，右脸颊贴右肩（图 3.1c）。他的左臂力量检查如下：三角肌肌力为 0 级，肱二头肌和肱三头肌肌力 3 级，握力 4 级。他的右臂：三角肌 4- 级，其他部分是 4 级。他的左腿：髂腰肌肌力为 3 级，其余部分为 4- 级。他的右腿肌力为 4+级。感觉未见明显异常。双侧巴宾斯基征阳性，但无其他病理反射。首次 CT 扫描显示 C1-C2 半脱位伴 2 型齿突骨折，对颈脊髓造成明显压迫（图 3.1c）。CT 血管造影显示右侧椎动脉 C2 骨折处闭塞（V3段），因此他开始服用阿司匹林（图 3.1f）。MRI 进一步证实右侧小脑下外侧有栓塞性梗死。患者佩戴

Halo 架治疗，同时在重症监护病房（ICU）针对菌血症和椎动脉夹层行相关治疗。手术治疗推迟 1 周，直到患者根据神经内科和 ICU 小组的要求，针对他最近的中风，进行医学上的优化。在此期间，尽管进行 Halo 架固定，患者左臂和左腿仍无力。他无法用左手握住，他的左腿近端肌力是 2/5 级，远端是 3/5 级。

影像学表现

颈椎的 CT 平扫和随后的 CT 血管造影（图 3.1）显示，2 型齿突骨折伴类风湿相关的寰枢椎半脱位（图 3.1c）。在整个齿突 C2 椎体和 C1 右侧可见肿块，提示伴有 C2 骨髓炎（图 3.1d, e）。齿突骨折线向后延伸至右横孔。C3/4、C4/5、C7/T1 多水平退行性改变。CT 血管造影显示右侧椎动脉在 C2 骨折部位（V3段）闭塞，因此患者开始服用阿司匹林（图 3.1f）。V4 近段可见侧支循环，PICA 可能由侧支充盈。

MRI 进一步证实 C2 脊髓受压严重（图 3.1g, h）。水肿从髓质顶部一直延伸到脊髓 C3 水平底部，前后纵韧带、交叉韧带、TAL、根尖韧带和齿状韧带均被破坏，黄韧带的起源也受到损伤。右侧枕髁 - C1 关节内积液提示关节囊损伤或感染。颈部肌肉组织广泛存在椎前肿胀和水肿。

脑部 MRI 提示右下外侧小脑的栓塞性梗死。

手术实施

患者先行 Halo 架骨牵引，然后固定以恢复枕后部——C1-C2 位置。在放置钉时，患者发生两次颅骨骨折（图 3.2）。这些骨折未引出颅内出血。后来，由于骨质疏松性颅骨骨折，他放弃牵引治疗。

手术计划分两阶段来稳定枕颈 -C1-C2 连接，然后给脊髓减压。由于患者颈椎上、中段狭窄、滑脱、骨质疏松，1 期手术行枕颈 -C6 后路脊柱融合术。患者处于俯卧位，后将 Halo 架与 Mayfield 头架连接。左侧 C1 侧块螺钉和 C2 峡部螺钉，但右侧由于骨折和骨侵蚀不可能放置。行 C2 椎板切除术及部分 C1 下椎板切除术（图 3.3a, b）。

患者在 1 期手术后，去除颅骨牵引，返回 ICU 治疗。患者在这段时间内状态稳定，第三天被带回手术室进行气管切开和经口齿突切除术。通过口腔插入内窥镜（0° 和 30°）观察。从鼻咽部往下 3 cm 作中线切口，黏膜和长肌用烧灼法分割。鉴别 C1

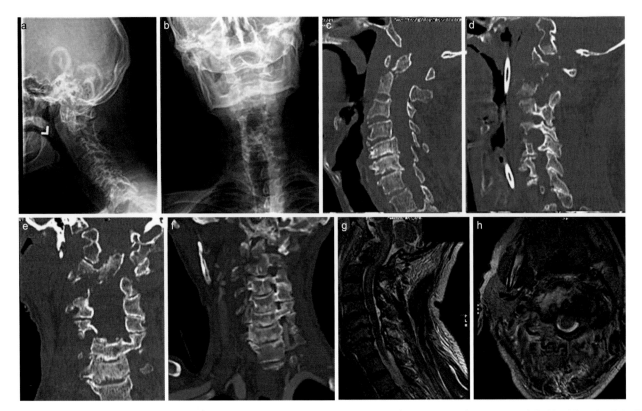

图 3.1 一名 67 岁的男子枢椎病理性骨折导致寰枢椎脱位（AAS）。（a）侧位和（b）正位 X 片显示寰枢椎脱位。（c）矢状 CT 图像显示病理损伤 ADI 增加，PDI 减少齿突后移。（d）横断面 CT 图像显示右侧外侧肿块。（e）冠状 CT 图像枢椎肿块。（f）冠状 CT 血管造影成像显示右侧椎动脉入口处闭塞，C2 横孔处闭塞。（g）矢状 T2 加权磁共振成像显示颈脊髓受压和脊髓信号改变。（h）轴位 T2 加权磁共振成像显示齿突后移，脊髓受压

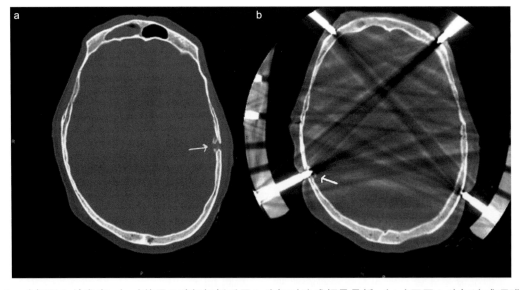

图 3.2 头钉置入并发症。（a）使用 8 磅扭矩扳手置入头钉时造成颅骨骨折。（b）因置入头钉造成硬膜损伤

环，透视定位。前弓在齿突两侧外侧缘外 2 mm 处钻孔。硬脑膜被从齿突碎片周围切开，然而，硬脑膜被齿突病理性附着和侵蚀，在切除齿突时遇到一个大的硬脑膜裂口。硬脑膜撕裂边缘处明显变薄，结

构不完整。脑脊液呈搏动性漏出，可见脊髓前壁（图 3.3c）。硬脑膜随后被修复，如下所述，患者被带回 ICU 恢复。

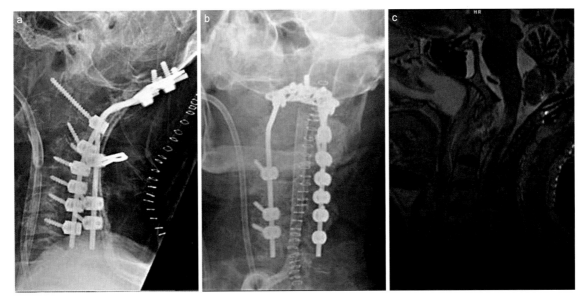

图3.3　术后（a）侧位和（b）正位平片显示通过枕骨至C6融合术。（c）T2加权矢状位MRI显示与椎间盘连续的高信号液体，与脑脊液漏一致

并发症的详细描述

该病例最初的并发症发生在行颅骨牵引时候。四枚针中的两枚放置在额颅骨上，其余两枚放置在颞顶颅骨上。随访CT发现，左侧颞顶头钉已穿透骨质疏松性颅骨内层；但未引起颅内出血（图3.2a）。两个顶骨头钉都被取出，并重新安置到顶骨的一个更靠后的位置，CT成像中那里骨质疏松的颅骨在显得略厚。然而，这两个大头头钉（右顶骨）中的一个（图3.2b）再次穿过头骨的内层，但未引发颅内出血。所有头钉均由制造商提供的扭力扳手固定。所有的外科医生都必须注意骨质疏松患者的这一潜在问题。

第二个并发症发生在2期手术中，通过切除齿状骨碎片减压脊髓腹侧。沿C1前弓向下钻取足够的边缘建立切除通道后，发现游离的齿突骨折碎片与腹硬脑膜粘连牢固。在内镜下，使用Rhoton显微仪器小心翼翼地将硬脑膜与骨碎片分离。尽管我们用微型仪器小心翼翼地将碎片从附着的硬脑膜中取出，发现脑脊液开始从后腔渗出。我们注意到硬脑膜被侵蚀得很薄。有一个5 mm×5 mm的硬脑膜撕裂，周围是变薄的硬脑膜，边缘有细小的碎片。脑脊液呈搏动性漏出，通过缺损可见腹侧脊髓。在硬膜边缘没有足够的余度和完整性来尝试初级缝合修复。选择了另一种办法，如下文所述。

应用颅骨牵引治疗颅骨骨折的并发症

前钉应放置在距眶外侧1/3上方1 cm处，在颞肌的前内侧和眶上神经的外侧。后钉应与后钉相对放置，以便施加相反的力。通常位于耳廓后5 mm处。用扭矩扳手测量的力。如果考虑到骨骼强度，建议使用6个或更多的钉来更均匀地分布力量。

齿突切除术后腹侧脑脊液漏的处理

齿突切除术后脑脊液腹侧漏并不少见，处理起来也很有挑战性。这种手术的适应证通常是退行性或类风湿、感染性或病理性压迫病变减压或创伤。在手术操作前，硬脑膜可能粘连、变薄或明显侵犯。因此，应在术前计划阶段考虑修复策略。在这个特殊的患者中，不可能通过单纯缝合进行硬脑膜修补。切开一小块硬脑膜补片约1 cm×1 cm，放置在硬脑膜上，另一块重叠的硬脑膜置于下方。悬雍垂的顶端被收获，去核，然后以非压缩的方式放置在硬膜替代物上。然后将纤维蛋白胶喷在上面。在那个时候，修复过程中并没有CSF泄漏。随后关闭颈长肌。斜坡上插入的肌肉被保留下来，所以最后一层闭合看起来是完整的，没有进一步的移植。用Merocels压住伤口上部，直到术后第5天。

在离开手术室之前，患者行气管切开术。这样做是为了保护修复部位，避免后面必须的气管插管。

患者在离开手术室时也使用了胃管。然而，这是在术后第 2 天经皮内镜胃造瘘管置入后取出的。

患者术后第 1 天放置腰椎引流管，引流速度为 10 ~ 15 ml/h，放置 3 天。术后第 5 天，行内窥镜检查，该区域可见湿润的黏膜及分泌物淤积，但未见明显的脑脊液渗漏。此时，移除腰椎引流管。

椎动脉夹层管理

无论椎动脉夹层是由于创伤还是由于手术造成的血管损伤，基本的处理策略是评估侧支血流、缺血性后遗症，并考虑抗凝或抗血小板治疗。如果在术后立即发现非显性椎动脉损伤，血管造影和血管栓塞可能是一个选择。如果椎动脉损伤是由于放置内固定引起的，那么在获得血管成像并评估损伤的严重程度之前，不应该对对侧进行内固定。

讨论

椎动脉夹层管理

椎动脉闭塞在 AAS 中已经被描述过。在一例 RA 患者中，椎动脉造影显示左侧 VA 闭塞，伴有大脑和小脑症状 [22]。后路 C1-C2 融合预防了进一步的症状，纠正体位性 VA 功能不全。对于有 AAS 和复发性小脑或脑干症状的患者，椎动脉造影可能是有帮助的，有助于术前规划，可能会影响手术时机，取决于需要的围卒中期医疗管理，其中包括抗血小板药物管理。

Halo 架牵引颅骨穿透

在 AAS 手术中，颅骨牵引是必要的。颅骨牵引常见并发症包括置钉区表面感染、压疮和置钉区不适。更严重的并发症是颅骨穿透 [24]，可能与颅内血肿 [25]、脑炎 [23]、脑脊液漏 [26]、气脑及癫痫 [27] 的发生有关。

多项尸体研究表明，8 英寸-磅（inch-lbs）扭矩可能是最佳的，以防止钉松动，同时也避免颅骨穿透 [28-29]。这在很大程度上适用于脆弱人群，如老年人和骨质疏松症患者，目前尚在研究中。对 70 岁以上老年人的尸体标本进行研究，发现 8 英寸-磅扭矩对于前外侧和后外侧钉放置都是安全的 [30]。Ebraheim 和他的同事通过对老年人尸体的进一步研

究证实了这一结论 [31]。适当的患者教育对于预防一些钉穿透也是至关重要的，例如不随意调整螺钉松紧度。骨质疏松症患者或已知骨质疏松症危险因素的患者应给予特别照顾 [25]。钉放置的其他禁忌是存在颅骨骨折、颅内损伤和颅骨软组织损伤或年龄＜3 岁。进一步研究钉扭矩与骨质疏松症分级的关系，完整 CT 检查是必要的。需要特别注意的是，是否存在一个头盖骨厚度的阈值，在此阈值之下放置钉可能不安全，可以通过在放置钉之前对头部进行 CT 测量来确定。

经口齿突切除术后脑脊液漏

在 AAS 手术中，可能需要经口齿突切除术来处理颈脊髓的腹侧压迫，或在后路融合前阻止不可复性的半脱位。前入路的一个主要考虑是脑脊液漏，经口手术发病率从 0 到 6.3% 不等，经鼻手术发病率可能高达 9%。尽管进行细致的解剖，也可能发生这种情况，因为粘连使齿突尖端和硬脑膜之间的空间消失，这通常是长期压迫血脑屏障的后遗症。

如果术中被确认，应在可行的情况下进行初级修复，可采用脂肪移植物、悬雍垂移植、黏膜瓣、硬膜替代物和（或）纤维蛋白胶的组合。如果术后出现持续性漏液，应及时发现并行腰椎外引流 [34, 36]，以避免持续性漏液引起颅内感染和脑膜炎的风险。

要点总结

- 寰枢关节不稳定是由于 C1-C2 关节结构完整性丢失所致。治疗的重点是复位，神经减压，融合稳定。
- 寰枢椎不稳定可由先天性、外伤性、炎性、感染性或肿瘤性病因引起。
- 寰枢椎不稳定的患者有不同的临床表现，这取决于不稳定的类型和病因。患者可能出现疼痛或神经功能障碍。椎动脉损伤可伴有椎 - 基底动脉供血不足。
- 寰枢关节稳定性和横韧带完整性的影像学评估包括测量 ADI（成人＜3 mm，儿童＜4 mm）和 C1 在 C2 上的两个突出侧块（即 Spence 规则＜7 mm）。
- 手术技术取决于半脱位的类型和病理，包括后路夹钳，后路钢丝绕线技术，C1-C2 经关节螺钉固定，后路 C1 侧块螺钉伴 C2 峡部或椎弓根螺钉固定、枕颈固定、前 C1 侧块至 C2 固定。减压可通过椎板切除或前路经口手术完成。
- 当试图进行颅骨牵引时，骨质疏松患者应注意避免

与头钉相关的颅骨骨折。

（Andrew K. Chan, Michael S.Virk, Andres J. Aguirre, Praveen V. Mummaneni 著　程亚军 译　易红蕾 审校）

参考文献

1. Yang SY, Boniello AJ, Poorman CE, Chang AL, Wang S, Passias PG. A review of the diagnosis and treatment of atlantoaxial dislocations. Global Spine J. 2014;4(3):197–210.
2. Wu JC, Mummaneni PV, El-Sayed IH. Diseases of the odontoid and craniovertebral junction with management by endoscopic approaches. Otolaryngol Clin N Am. 2011;44(5):1029–42.
3. Baaj AA, Mummaneni PV, Uribe JS, Vaccaro AR, Greenberg MS. Handbook of spine surgery. 2nd ed. New York: Thieme; 2016.
4. Fielding JW, Hawkins RJ. Atlanto-axial rotatory fixation. (fixed rotatory subluxation of the atlanto-axial joint). J Bone Joint Surg Am. 1977;59(1):37–44.
5. Greenberg MS. Handbook of neurosurgery. 7th ed. Tampa: Greenberg Graphics; 2010.
6. Sonntag VKH, Dickman CA. Treatment of cervical spine injuries. In: Rea GL, ed. Spinal Trauma: Current Evaluation and Management. Park Ridge, IL: AANS; 1993:25–74.
7. Hildebrandt G, Agnoli AL, Zierski J. Atlanto-axial dislocation in rheumatoid arthritis – diagnostic and therapeutic aspects. Acta Neurochir. 1987;84(3–4):110–7.
8. Schneider RC, Schemm GW. Vertebral artery insufficiency in acute and chronic spinal trauma, with special reference to the syndrome of acute central cervical spinal cord injury. J Neurosurg. 1961;18:348–60.
9. Banna M. Clinical radiology of the spine and the spinal cord. Rockville: Aspen Systems Corp; 1985.
10. Boden SD, Dodge LD, Bohlman HH, Rechtine GR. Rheumatoid arthritis of the cervical spine. A long-term analysis with predictors of paralysis and recovery. J Bone Joint Surg Am. 1993;75(9):1282–97.
11. Spence KF Jr, Decker S, Sell KW. Bursting atlantal fracture associated with rupture of the transverse ligament. J Bone Joint Surg Am. 1970;52(3):543–9.
12. Greenberg AD. Atlanto-axial dislocations. Brain. 1968;91(4):655–84.
13. Govender S, Kumar KP. Staged reduction and stabilisation in chronic atlantoaxial rotatory fixation. J Bone Joint Surg Br. 2002;84(5):727–31.
14. Wetzel FT, La Rocca H. Grisel's syndrome. Clin Orthop Relat Res. 1989;240:141–52.
15. Dickman CA, Greene KA, Sonntag VK. Injuries involving the transverse atlantal ligament: classification and treatment guidelines based upon experience with 39 injuries. Neurosurgery. 1996;38(1):44–50.
16. Mummaneni PV, Haid RW. Atlantoaxial fixation: overview of all techniques. Neurol India. 2005;53(4):408–15.
17. Wu JC, Tu TH, Mummaneni PV. Techniques of atlantoaxial fixation and the resection of C2 nerve root. World Neurosurg. 2012;78(6):603–4.
18. Mummaneni PV, Lu DC, Dhall SS, Mummaneni VP, Chou D. C1 lateral mass fixation: a comparison of constructs. Neurosurgery. 2010;66(3 Suppl):153–60.
19. Fiore AJ, Haid RW, Rodts GE, et al. Atlantal lateral mass screws for posterior spinal reconstruction: technical note and case series. Neurosurg Focus. 2002;12(1):E5.
20. Mummaneni PV, Haid RW. Transoral odontoidectomy. Neurosurgery. 2005;56(5):1045–50. discussion 1045–1050
21. Chan AK, Benet A, Ohya J, et al. The endoscopic transoral approach to the craniovertebral junction: an anatomical study with a clinical example. Neurosurg Focus. 2016;40(2):E11.
22. Fujiwara H, Kaito T, Makino T, Yonenobu K. Positional occlusion of the vertebral artery in a case of rheumatoid atlantoaxial subluxation presenting with multiple cerebral and cerebellar infarction. Mod Rheumatol. 2012;22(4):605–9.
23. Male KR, Guha A, James S, Ahuja S. Intracranial halo pin penetration causing brain injury secondary to poor halo care technique: a case report and literature review. Cases J. 2008;1(1):380.
24. Garfin SR, Botte MJ, Waters RL, Nickel VL. Complications in the use of the halo fixation device. J Bone Joint Surg Am. 1986;68(3):320–5.
25. Medhkour A, Massie L, Horn M. Acute subdural hematoma following halo pin tightening in a patient with bilateral vertebral artery dissection. Neurochirurgie. 2012;58(6):386–90.
26. Botte MJ, Byrne TP, Abrams RA, Garfin SR. Halo skeletal fixation: techniques of application and prevention of complications. J Am Acad Orthop Surg. 1996;4(1):44–53.
27. Glover AW, Zakaria R, May P, Barrett C. Overtightening of halo pins resulting in intracranial penetration, pneumocephalus, and epileptic seizure. Int J Spine Surg. 2013;7:e42–4.
28. Botte MJ, Byrne TP, Garfin SR. Application of the halo device for immobilization of the cervical spine utilizing an increased torque pressure. J Bone Joint Surg Am. 1987;69(5):750–2.
29. Garfin SR, Lee TQ, Roux RD, et al. Structural behavior of the halo orthosis pin-bone interface: biomechanical evaluation of standard and newly designed stainless steel halo fixation pins. Spine (Phila Pa 1976). 1986;11(10):977–81.
30. Ebraheim NA, Liu J, Patil V, et al. Evaluation of skull thickness and insertion torque at the halo pin insertion areas in the elderly: a cadaveric study. Spine J. 2007;7(6):689–93.
31. Ebraheim NA, Liu J, Patil V, et al. An evaluation of halo pin insertion torque on outer table penetration in elderly patients. J Spinal Disord Tech. 2009;22(3):177–81.
32. Qiuhang Z, Feng K, Bo Y, et al. Transoral endoscopic odontoidectomy to decompress the cervicomedullary junction. Spine (Phila Pa 1976). 2013;38(14):E901–6.
33. Wang S, Yan M, Passias PG, Wang C. Atlantoaxial rotatory fixed dislocation: report on a series of 32 Pediatric cases. Spine (Phila Pa 1976). 2016;41(12):E725–32.
34. Yadav YR, Madhariya SN, Parihar VS, Namdev H, Bhatele PR. Endoscopic transoral excision of odontoid process in irreducible atlantoaxial dislocation: our experience of 34 patients. J Neurol Surg A Cent Eur Neurosurg. 2013;74(3):162–7.
35. Landeiro JA, Boechat S, Christoph Dde H, et al. Transoral approach to the craniovertebral junction. Arq Neuropsiquiatr. 2007;65(4B):1166–71.
36. Yu Y, Wang X, Zhang X, et al. Endoscopic transnasal odontoidectomy to treat basilar invagination with congenital osseous malformations. Eur Spine J. 2013;22(5):1127–36.

第**4**章　颈椎后凸畸形手术并发症

病例：退行性颈椎后凸伴脊髓病

引言

退行性颈脊髓病是一种逐渐进展的脊柱疾病，是成人脊髓功能障碍最常见的原因[1]。颈椎后凸畸形是指颈椎失去正常前凸，而正常前凸是维持整个头颅和脊柱平衡所必需的因素。尽管颈椎后凸通常是由外伤性或医源性因素引起，但退行性变和先天性疾病也是其出现的主要原因。颈椎生理性前凸消失后，正常的颈椎生物力学和稳定性发生变化，进而出现恶性循环，导致颈椎畸形进行性加重。在颈椎处于正常前凸的情况下，每节颈椎的瞬时旋转轴（instantaneous axis of rotation, IAR）应位于矢状面垂直轴的前方。颈椎前部的骨性结构抵抗压缩应力，而后部的骨性结构和韧带抵抗拉伸应力。最初，头部的重量与颈椎生理性前凸之间处于力学平衡状态，使头部的承重轴沿矢状面位于 C2-C7 椎体的后方垂直轴。当颈椎前凸消失后，承重轴就会相对向前方逐渐移位。

颈椎后方张力带的丧失会导致椎体承受更大的压力，颈部肌肉组织为保持头部直立而处于机械性不利的位置，并且渐进的后凸畸形状态持续存在。椎间盘退行性变及颈椎终板的前倾成角进一步导致了这种畸形的发展。后凸畸形的进展可导致椎管狭窄，脊髓紧贴在椎体的后方并处于受压状态。颈椎屈曲时会加重后凸节段的脊髓受压程度，并会破坏沿颈髓前方的小供血血管的完整性。由于齿状韧带和颈神经根的约束，屈曲时也会增加脊髓的张力。脊髓缺血性损伤和脊髓张力增加共同作用导致出现一系列病理生理改变，导致不可逆的组织学损伤和神经功能障碍[2]。神经和轴索的直接损伤常导致脊髓软化。

临床表现

在临床上，进行性颈椎后凸畸形会导致机械性颈痛、脊髓病的出现，在严重的病例中可能出现吞咽困难和凝视困难（影响水平视线）。表 4.1 列举了常见的症状和体征。

表 4.1　退行性颈椎后凸的常见临床症状和体格检查表现

退行性颈椎后凸伴脊髓病的临床症状	退行性颈椎后凸伴脊髓病的体格检查表现
颈痛	吞咽困难
上/下肢肌力下降	腱反射亢进
感觉异常	Hoffman 征和（或）Babinski 征阳性
灵活性降低	痉挛性步态
步态不稳	无法平视

诊断

一般需要进行多平面脊柱神经影像学检查。最常见的选择是 MRI，可以用来评估椎管受压的情况、骨化韧带造成的脊髓压迫情况、脑脊液线和脊髓变性的情况（T1 低信号和 T2 高信号）[3]。CT 有助于评估骨性结构的情况和判断骨性融合。X 线检查通常用来评估颈椎的柔韧性和矢状面序列情况。

治疗

症状明显的患者建议手术治疗。手术减压可以使患者出现实质性的和有临床意义的改善。有证据表明如果不进行手术减压，20%～62% 的症状性脊髓病患者将在初次评估后的 3～6 年内出现 JOA（Japanese Orthopaedic Association, 日本骨科协会）评分降低约 1 分[2]。手术减压的入路可以采用前路和（或）后路。

选择手术方式时要考虑的因素包括需要处理的病变位置和性质、患者的临床表现、矢状面平衡情况以及手术医生的偏好。退行性颈脊髓病的手术并发症发生率约为 14%[3]。最常见的并发症是 C5 神经根麻痹、硬脑膜撕裂、感染和吞咽困难。

病例报告

患者为 68 岁男性，有 6 个月的复发性进行性上下肢无力、步态不稳、跌倒、手部灵活性丧失和颈部疼痛的病史。患者逐渐出现头部抬起困难，难以保持水平视线。他曾于 5 年前接受 C3-C4 颈椎前路椎间盘切除融合术，并辅以 C2-C4 颈椎后路融合术（图 4.1 和图 4.2）。体格检查显示他四肢无力、腱反射亢进、Hoffman 征和 Babinski 征阳性。患者表现为共济失调步态。考虑到患者存在后凸畸形，我们进行了 C5-C6 椎体切除术，并在术中进行神经电生理监测，对 C4-T2 水平进行前、后方融合，完成脊髓减压并矫正后凸畸形（图 4.3）。麻醉苏醒后，患者四肢力量均较术前有所增强。术后第二天，由于双侧三角肌和肱二头肌肌力较差，患者无法自行进食。

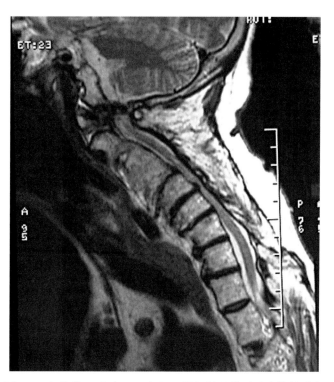

图 4.1 矢状位 T2 加权 MRI 上显示退行性颈椎后凸和椎管狭窄

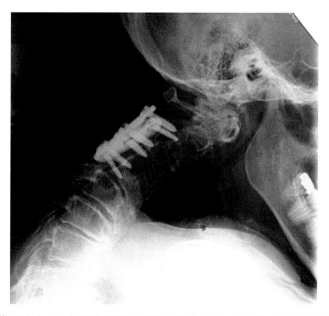

图 4.2 站立侧位 X 线片显示相邻节段退行性变和前次 C2-C4 颈椎融合术远端的退行性颈椎后凸

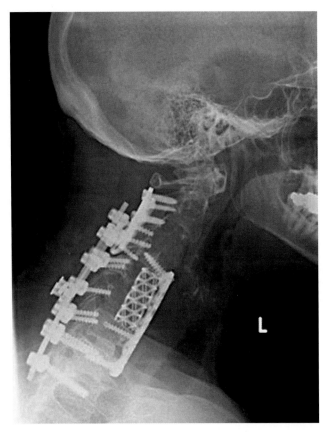

图 4.3　术后侧位 X 线片显示 C5-C6 椎体切除术和延伸融合至 T2 以纠正颈椎后凸

并发症讨论

前路减压术后 C5 神经根麻痹的发生率为 1.6%~12%，而后路手术术后的发生率高达 30%[4-5]。C5 神经根麻痹的发病机制尚不清楚，一般认为是多因素造成（表 4.2）。相关的假说包括：①术中直接神经损伤；②短 C5 神经根"栓系"；③脊髓缺血再灌注损伤[6]。其他危险因素包括采用椎体全切减压或椎间孔切开减压大于 15 mm。也有其他的理论，例如在脊髓活动受限的情况下，椎体切除术后硬脑膜向前方扩张可能导致 C5 神经根功能障碍，特别是存在神经根腹侧与硬脑膜粘连或存在 OPLL 的情况下。高龄、男性患者、多节段椎体切除的患者更容

易出现 C5 神经根麻痹[7-8]。其他风险包括严重的椎间孔狭窄和存在 T2 信号改变（表 4.3）。此外，后纵韧带骨化已被证明是一个潜在的危险因素。骨化韧带牵拉脊髓会对 C5 神经根产生牵拉作用。一些人认为颈椎矢状位序列也会增加患者 C5 神经根麻痹的风险，但术前和术后的颈椎前凸并没有被证明是与发病有关的重要因素。

术后 C5 神经根麻痹有两种类型。一种是急性型，通常在患者麻醉苏醒后立即出现。这可能是由于神经直接损伤引起的。另一种类型是延迟性麻痹，更可能是由于牵拉或缺血/再灌注损伤引起，因此发展较慢。症状一般在术后数小时至数天出现，一般已继发神经脱髓鞘改变。

术中神经监测在预防术后神经根麻痹方面已有广泛研究。大多数手术医生使用肌电图、体感诱发电位（somatosensory evoked potentials, SSEP）和运动诱发电位（motor evoked potentials, MEPs）的组合。二头肌或三角肌的 MEP 改变在监测急性 C5 神经根麻痹方面具有高度敏感性和特异性，特别是对于医源性因素[9]。如果术中发现 MEPs 丢失，可以考虑进行预防性的椎间孔扩大术。EMG 和 SSEP 的短暂和持续变化不足以用来预测术后 C5 神经根麻痹。遗憾的是，术中神经监测未能成功预测或预防延迟发作的 C5 神经根麻痹。除了神经监测外，表 4.4 还列出了其他预防 C5 神经根麻痹的方法。

表 4.2　C5 神经根麻痹的发病机制

可能的发病机制	常见发病时间
神经根受牵拉和脊髓漂移	延迟性
节段性脊髓功能障碍	延迟性
直接损伤	急性
再灌注损伤	延迟性/急性

表 4.3　C5 神经根麻痹的危险因素

年龄	
男性	
糖尿病	
术前椎间孔狭窄	可能要考虑行预防性椎间孔扩大术
术前 MRI 上的 T2 高信号	可能要考虑行预防性椎间孔扩大术

表 4.4　C5 神经根麻痹的预防方法和措施

避免出现 C5 神经根麻痹	
控制椎体切除的宽度	＜15 mm
控制椎间孔扩大的宽度	＜15 mm
考虑行预防性椎间孔扩大术	特别是如果术前存在严重的狭窄
采用运动诱发电位监测	具有良好的预测价值；如果术中出现下降，考虑进行预防性椎间孔扩大术

预后

通过多种物理治疗方法，大部分患者在 6～12 个月内可以完全恢复三角肌和肱二头肌的肌力。研究显示，如果术前存在严重的肌力减弱，那么 C5 神经根麻痹后完全恢复的概率明显降低。

要点总结

- C5 神经根麻痹是颈椎前路和后路手术相对常见的并发症。
- C5 神经根麻痹可以急性出现或延迟发生。
- 急性 C5 神经根麻痹通常是医源性因素引起，而延迟发生的发病因素尚不明确。
- 神经监测可能有助于预防急性 C5 神经根麻痹的发生。
- 大部分 C5 神经根麻痹患者经过一段时间的物理治疗后，症状可以改善。

（ Dan Harwell, Frank La Marca 著

程亚军 译 祁 敏 审校）

参考文献

1. Tracy JA, Bartleson JD. Cervical spondylotic myelopathy. Neurologist. 2010;16:176–87.
2. Karadimas SK, Erwin WM, Ely CG, Dettori JR, Fehlings MG. Pathophysiology and natural history of cervical spondylotic myelopathy. Spine (Phila Pa 1976). 2013;38(22 Suppl):S21–36.
3. Fehlings MG, Smith JS, Kopjar B, Arnold PM, Yoon ST, Vaccaro AR, et al. Perioperative and delayed complications associated with the surgical treatment of cervical spondylotic myelopathy based on 302 patients from the AOSpine North America Cervical Spondylotic Myelopathy Study. J Neurosurg Spine. 2012;16:425–32.
4. Ashkenazi E, Smorgick Y, Rand N, Millgram MA, Mirovsky Y, Floman Y. Anterior decompression combined with corpectomies and discectomies in the management of multilevel cervical myelopathy: a hybrid decompression and fixation technique. J Neurosurg Spine. 2005;3:205–9.
5. Nakashima H, Imagama S, Yukawa Y, Kanemura T, Kamiya M, et al. Multivariate analysis of C-5 palsy incidence after cervical posterior fusion with instrumentation. J Neurosurg Spine. 2012;17:103–10. doi: 10.3171/2012.4.SPINE11255.
6. Kaneyama S, Sumi M, Yano T, et al. Prospective study and multivariate analysis of the incidence of C5 palsy a er cervical laminoplasty. Spine. 2010;35(26):E1553–8.
7. Nassr A, Eck JC, Ponnappan RK, Zanoun RR, Donaldson WF III, Kang JD. The incidence of C5 palsy after multilevel cervical decompression procedures: a review of 750 consecutive cases. Spine (Phila Pa 1976). 2012;37:174–8.
8. Bydon M, Macki M, Kaloostian P, Sciubba DM, Wolinsky JP, Gokaslan ZL, et al. Incidence and prognostic factors of C5 palsy: a clinical study of 1001 cases and review of the literature. Neurosurgery. 2014;74:595–605.
9. Burke JF, Ohya J, Vogel TD, Virk M, Chou D, Mummaneni PV. The accuracy of multimodality intraoperative neuromonitoring to predict postoperative neurological deficits following cervical laminoplasty. Neurosurgery. 2016;63(Suppl 1):168.

第5章 颈椎后凸畸形（椎板切除术）手术并发症

引言

在100多年前，颈椎椎板切除术首次被用于治疗各种脊柱和脊髓疾病。该术式最常用于退行性疾病的神经减压，以及对一些累及椎管内的疾病如肿瘤和感染进行手术治疗。早期的报道淡化了术后畸形的风险，从而减少了手术医生对颈椎椎板切除的顾虑[16]。然而，随着手术经验的积累和患者随访时间的延长，最初所担心的并发症逐渐被认为是多节段椎板切除术后的常见结果。椎板切除术后的畸形包括颈椎后凸、鹅颈样畸形甚至颌贴胸（chin-on-chest）综合征。由于未成熟（未完全骨化）的颈椎前柱可能发生进行性前向楔形变畸形，因此其在儿科患者中最为常见[3, 12, 16-17]。椎板切除术后颈椎后凸的发生率根据不同的术前特征和手术技术而不同。一项研究结果显示接受椎板切除术治疗的颈椎病患者术后颈椎后凸的发生率高达21%[5]。

随着对术后发生畸形可能性的进一步认识，人们开始关注椎板切除术后颈椎后凸所涉及的医源性病理生理过程。改进的手术技术和器械以及对椎板切除术潜在负面生物力学后果的更好理解，使得椎板切除术后颈椎后凸的发生率逐渐降低[5]。此外，颈椎前路减压融合术的普及也导致了这种并发症发生率的下降[4]。然而，椎板切除术后颈椎后凸仍然是后路减压术后出现潜在灾难性并发症的重要原因。

椎板切除术后颈椎后凸在临床上通常表现为颈部的慢性轴性疼痛、肌肉酸痛和疲劳感，这与维持正常头部直立位置时肌肉工作量的增加有关[2-3]。患者在体检时可能会或不会有明显的头部前倾，甚至可能会看到患者为了缓解颈部不适而被动地用手支撑头部。这些症状通常在一天结束时更加明显。晚期患者可能会出现水平视线受影响、吞咽和呼吸困难[7, 13]。还有患者会出现神经压迫症状，包括椎间孔狭窄引起的神经根病或颈椎后凸顶点处脊髓腹侧受压引起的脊髓病[1, 3]。

影像学评估通常包括站立位颈椎前后位和侧位X线片、过屈过伸位X线片和站立位脊柱侧方屈曲X线片。这些检查可以提供颈椎畸形程度以及相对活动能力和不稳定性的基本情况。颈椎正常的生理性前凸在C2和C7的椎体后缘形成的线之间角度为15°～25°（负值），如果该角度为正值，则认为存在颈椎后凸[13]。在特定的情况下，还有其他各种测量颈椎屈曲度和矢状面序列的方法，包括C7斜率、矢状面垂直轴（SVA），以及利用与终板的切线测量颈椎前凸等[10]。然而，这些测量方法在文献中的使用并不一致。通过X线片还可以获得一些关于颈椎强直程度的信息。其他影像学方法如颈椎MRI或CT脊髓造影可以用来评估椎管和脊髓相对于畸形的位置，以评估手术矫正的神经风险。CT也经常用来更好地评估骨性结构的情况，包括对前次手术情况的清晰描述以及是否存在任何程度的颈椎强直[2]。

手术治疗方案的选择通常涉及脊柱重建的主要步骤，包括各种术式、一期和多期手术等，这将在本章后面部分进一步详细描述[3, 14-15]。

病例报告

相关病史和体格检查

患者为67岁女性，一般状况良好，主诉颈部疼痛。18年前，患者因脊髓型颈椎病接受了两次颈椎后路减压手术。第一次手术进行了显微镜下C5-C6椎间孔扩大术和椎间盘切除术，第二次手术进行了C4、C5和C6双侧椎板切除术。除了一直存在左臂僵硬及手麻外，无其他相关症状，术后临床效果良好。然而在一年前，患者出现了慢性颈后部疼痛，患者没有任何外伤史。疼痛会放射至头部下方，并会引发频繁的头痛。患者自述存在频繁的颈部"弹响"，时常感觉"脖子被锁住了"。患者不得不经常用手支撑着自己的头，以避免头向前倾的感觉。患者的手部功能和步态方面没有影响。除了从左臂放射到中指的慢性麻木以外，无四肢感觉变化。

体检结果显示该患者健康情况良好，BMI为23 kg/m²。颈部无明显外观畸形，颈后部瘢痕愈合良好。患者头部可自行维持正常的位置，但时常会用手托着下巴。患者在所有方向上颈部活动轻微受限，主要是由于其颈部存在不适感。患者运动方面的检查未见异常，感觉方面有轻微的感觉下降，主要是左手第三手指轻触觉和针刺感觉障碍。四肢腱反射正常，步态正常，Romberg 试验阴性。

影像学检查

初步评估包括站立位正侧位 X 线片和过屈过伸位 X 线片（图 5.1）。结果显示骨密度良好，没有明显的冠状位畸形。然而在之前接受椎板切除术的区域中发现中度颈椎后凸畸形，后凸顶点位于 C5 椎体水平。X 线片检查未发现明显的椎体半脱位。在颈椎的椎体终板和关节面有明显的骨赘增生。

另外还进行了仰卧位颈椎 MRI 平扫检查（图 5.2），结果显示在后凸畸形区域脊髓前方脑脊液线变窄，但脊髓未受到压迫。椎板切除术后存在中度的椎管狭窄，T1-T2 水平最严重，主要是由于椎间盘突出和黄韧带肥厚。C6-C7 水平有轻度椎间盘突出，未压迫脊髓。T2 加权脊髓信号未见异常。

颈椎 CT 脊髓造影可以用来评估骨性结构的情况，特别是在颈椎骨赘增生和强直方面（图 5.3）。检查结果清晰显示了前次的 C4、C5 和 C6 椎板切除术的情况，但未发现关节突切除的证据。患者存在

左侧 C2-C3 和右侧 C3-C4 关节突关节强直。

手术方案

患者接受了一期前后联合入路手术：前路 C4-C5、C5-C6 颈椎间盘切除和带有前凸的椎间融合器植入术，然后进行了后路 C4-C5 和 C5-C6 关节突关节截骨，并融合 C2-T2 节段。

患者取仰卧位，头部轻微仰伸，按标准的颈前路入路进行手术。从前方切除 C4-C5 和 C5-C6 椎间盘，并通过椎间隙完全切除后纵韧带，外侧减压至椎间孔区域。在每个椎间隙植入零切迹椎间融合器。椎间融合器中放置同种异体脱矿骨，该骨中混合了取自患者髂嵴的自体骨髓抽吸物。每个椎间融合器用单个螺丝固定（C4 椎体固定 C4-C5 水平的椎间融合器，C6 椎体固定 C5-C6 水平的椎间融合器）。常规缝合切口后，患者取俯卧位固定于 Mayfield 头架上，头颈部取中立位。采用标准的颈后部中线入路显露术野，在 C4-C5 水平行双侧全部关节突切除术，在 C5-C6、C6-C7、C7-T1 行部分双侧关节突切除术。松开 Mayfield 固定器，将头部仰伸以形成颈椎前凸。然后植入内固定，包括双侧 C2 峡部螺钉和 T1、T2 椎弓根螺钉，C4 双侧侧块螺钉和 C5、C6 的单侧侧块螺钉。用预弯前凸的连接棒固定螺钉。关闭切口前侧位 X 线片显示内固定位置良好，颈椎前凸恢复良好。

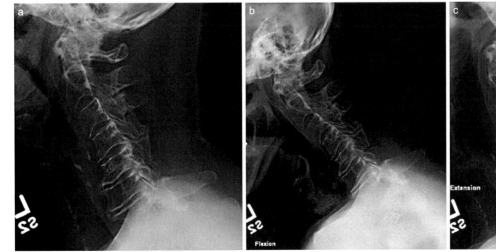
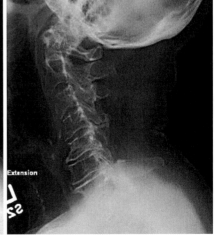

图 5.1　站立侧位颈椎 X 线片（a）主要用于评估是否存在畸形。辅助的过屈位（b）和过伸位（c）X 线片有助于评估整个节段畸形的相对活动度（对强直的间接评估在术前计划中至关重要），同时也是评估任意两椎体之间动态滑脱的主要手段

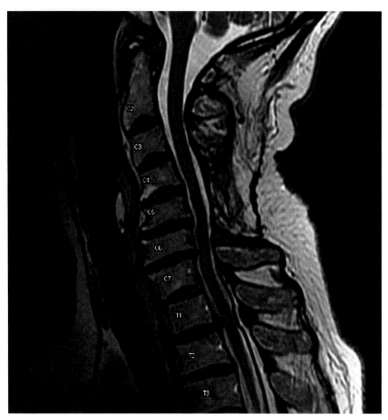

图 5.2 在进行颈椎畸形的手术矫正之前，MRI 评估至关重要，可以评估脊髓是否存在压迫或腹侧紧贴在颈椎后凸部位（可能导致脊髓软化），并设计矫正方法，同时尽量减少对脊髓的压力

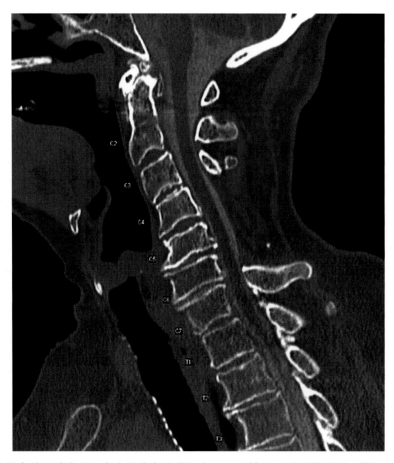

图 5.3 CT 或 CT 脊髓造影有助于确定是否存在关节突关节强直，如果情况严重可能需要一期行后路截骨术，然后再矫正后凸

预后

患者术后未出现新的神经功能障碍。术后患者表示颈部疼痛较术前有所改善，头部向前倾的感觉以及与之相关的颈部疲劳感完全消失。术后中立位X线片显示颈椎前凸恢复良好（图5.4）。

讨论

- 详细说明并发症的原因。
- 详细说明治疗并发症的方案和治疗选择。
- 避免并发症出现的措施建议。

除了之前提到的导致儿童患者术后颈椎后凸发展的病理生理学因素外，还有其他几个风险因素被认为与之相关[2,6,9]：

- 椎板切除术前存在颈椎前凸丢失或者术前颈椎存在后凸
- 椎板切除数量较多（特别是切除≥4个椎板）
- 切除了C2椎板（由于其上附着有颈半棘肌和上、下斜肌，这些肌肉提供了颈部的后张力带作用）
- 广泛的关节突关节切除，特别是双侧关节突关节切除

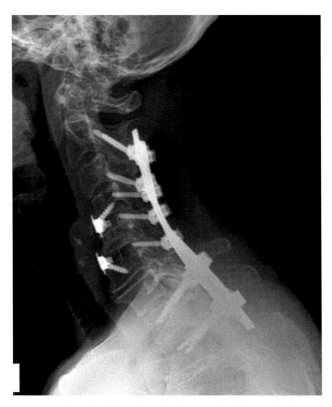

图5.4　术后站立位颈椎X线片可用于评估后凸畸形是否充分矫正；连续随访X线片和CT成像可用于随访是否已融合

对于上述的最后一个危险因素，对于小关节切除的程度在维持稳定的情况下可以达到什么程度并没有明确的共识。传统研究结果表明，切除单个关节突关节的全部或50%是合理和安全的。然而有几位作者报道即使只切除一个关节突关节的25%，也有造成术后出现颈椎后凸的风险，还有一些作者指出关节突关节的关节囊破坏也会有影响[2,15]。较为合理的结论是更大的关节突关节破坏将导致更多的不稳定性和出现畸形的风险。

颈后方张力带的重要性和关节突关节的完整性已经通过尸体和计算机模型得到仔细的研究。在完整的脊柱中，关节突关节承受了惊人的64%的压缩负荷[6]，而颈椎后部结构即椎板以及附着的韧带和肌肉组织构成了颈后部张力带的大部分。椎板切除术后颈后部张力带的丧失将导致应力前移到通常负责压缩负荷的关节突关节上[11]。头部的重量也会随之向前移动，增加椎体的负荷。当关节突关节本身被破坏时，这种影响就会加剧。一种前馈过程会导致力量前移，进而导致进行性畸形，这会加重头部前方重量的不平衡，进而发展成明显的后凸畸形[13]。

上述病例表明，尽管缺乏所有上述的风险因素，畸形仍可能发生。患者在接受首次椎板切除术时为45岁，切除范围包括3个节段，不包括C2，关节突关节完整，但不清楚之前是否出现关节囊的损伤破坏。

过去几十年来，椎板切除术后后凸畸形的发生率有所下降，这在很大程度上是由于颈椎前路手术的普及。虽然大多数脊髓型颈椎病患者曾经接受过广泛的椎板切除和关节突关节切除术，但现代手术内固定等器械的进步已经使前路椎间盘切除融合术获得了巨大的成功。与后路手术相比，前路手术可以维持甚至增加患者的颈椎前凸[4-5]。在首选或需要采用后路手术的病例中（如后纵韧带骨化或肿瘤），预防性后路内固定和融合现在已得到了充分应用[2]。此外，在儿童肿瘤病例中，使用椎板成形术代替椎板切除术也有助于减少这类人群的术后颈椎后凸，但这点在文献报道中仍存在争议[8]。

尽管人们对椎板切除术后颈椎后凸畸形这一严重并发症的认识逐渐提高，并且现代器械的应用也越来越广泛，但由于椎板切除术在解决广泛的颈椎疾病方面应用十分广泛，因此术后后凸畸形仍然是一个持续存在的问题。目前有多种手术方法可以解决椎板切除术后颈椎后凸问题。在不需要前路松解或延长颈椎前柱的情况下，通过牵引成功恢复颈椎

矢状面序列后可以尝试采用后路手术[1-2, 4]。许多学者建议采用单纯前路手术，利用椎间盘切除术和椎体切除术与前路钢板内固定相结合的方法[4, 13, 15, 17]。也有学者提出采用360°入路治疗，即前路松解复位联合后路内固定[15, 17]。最困难的畸形可能需要后-前-后入路的术式，例如明显后方小关节的僵硬限制了前路的矢状面序列的矫正，通常需要进行后路截骨，然后从前路进行椎间盘切除／椎体切除融合术，最后行后路内固定。

　　在上述病例中选择了前后路联合手术。这个决定是基于前路的优势：在颈椎后凸的顶点处充分减压脊髓腹侧的狭窄，同时松解颈椎前方、延长前柱。由于前路截骨术和前路椎板切除术会造成颈椎不稳定，因此需要后方固定来维持理想的前路矫正。后路截骨术（关节突关节完全切除）也可以用于增加颈椎的前凸矫正程度。由于在过屈过伸位 X 线片上发现颈椎活动度以及 CT 上中度关节突关节强直并不需要进行截骨，故不需要额外的手术。

要点总结

- 椎板切除术后颈椎后凸曾经是一种比较常见的手术并发症，但由于前路融合技术的普及、侧块内固定融合技术的推广和经验的积累、各种危险因素的规避，使得现在发生率已经有所减少。
- 主要危险因素：儿童患者的椎板切除术、术前后凸畸形、多节段椎板切除术、关节突关节的损伤破坏、涉及 C2 的椎板切除术。
- 临床表现主要包括最常见的颈部轴性疼痛、肌肉疲劳和难以维持直立头部位置，也可能包括新发的或进展性脊髓病或神经根病。
- 影像学评估包括直立位正侧位 X 线片的初步评估，CT 检查评估复杂的关节僵硬，在矫正之前通过 MRI 检查评估神经压迫的程度和位置。
- 手术矫正包括单纯后路融合（通常在牵引后）、单纯前路融合和前柱延长、前后联合入路手术，或在因强直而僵硬的明显畸形的情况下偶尔采用的后-前-后入路手术。

（ Domagoj Coric, Tyler Atkins 著
程亚军 译 祁 敏 审校 ）

参考文献

1. Abumi K, Shono Y, Taneichi H, Ito M, Kaneda K. Correction of cervical kyphosis using pedicle screw fixation systems. Spine. 1999;24(22): 2389–96.
2. Albert TJ, Vaccaro A. Postlaminectomy kyphosis. Spine. 1998;23:2738–45.
3. Deutsch H, Haid RW, Rodts GE, Mummaneni PV. Postlaminectomy cervical deformity. Neurosurg Focus. 2003;15(3):E5.
4. Herman JM, Sonntag VK. Cervical corpectomy and plate fixation for postlaminectomy kyphosis. J Neurosurg. 1994;80:963–70.
5. Kaptain GJ, Simmons NE, Replogle RE, Pobereskin L. Incidence and outcome of kyphotic deformity following laminectomy for cervical spondylotic myelopathy. J Neurosurg Spine. 2000;93:199–204.
6. Katsumi Y, Honma T, Nakamura T. Analysis of cervical instability resulting from laminectomies for removal of spinal cord tumor. Spine. 1989;14(2):1171–6.
7. Pal GP, Sherk HH. The vertical stability of the cervical spine. Spine. 1988;13(5):447–9.
8. McGirt MJ, Garcés-Ambrossi GL, Parker SL, Sciubba DM, Bydon A, Wolinsky J, Gokaslan ZL, et al. Short-term progressive spinal deformity following laminoplasty versus laminectomy for resection of intradural spinal tumors: analysis of 238 patients. Neurosurgery. 2010;66(5):1005–12.
9. Mikawa Y, Shikata J, Yamamuro T. Spinal deformity and instability after multilevel cervical laminectomy. Spine. 1987;12(1):6–11.
10. Núñez-Pereira S, Hitzl W, Bullman V, Meier O, Koller H. Sagittal balance of the cervical spine: an analysis of occipitocervical and spinopelvic interdependence, with C-7 slope as a marker of cervical and spinopelvic alignment. J Neurosurg. Spine. 2015;23:12–23.
11. Saito T, Yamamuro T, Shikata J, Oka M, Tsutsumi S. Analysis and prevention of spinal column deformity following cervical laminectomy I: Pathogenetic analysis of postlaminectomy deformities. Spine. 1991;16(5):494–502.
12. Sim FH, Svien HJ, Bickel WH, Janes JM. Swan-neck deformity following extensive cervical laminectomy. J Bone Joint Surg. 1974;56-A(3):564–80.
13. Steinmetz MP, Kager CD, Benzel EC. Ventral correction of postsurgical kyphosis. J Neurosurg Spine. 2003;98:1–7.
14. Steinmetz MP, Stewart TJ, Kager CD, Benzel CD, Vaccaro AR. Cervical deformity correction. Neurosurgery. 2007;60(Suppl 1):90–7.
15. Whitecloud TS, Butler JC. Postlaminectomy kyphosis. Orthop Clin N Am. 1992;23(3):505–11.
16. Yasuoka S, Peterson HA, Laws ER, MacCarty CS. Pathogenesis and prophylaxis of postlaminectomy deformity of the spine after multilevel laminectomy: difference between children and adults. Neurosurgery. 1981;9(2):145–52.
17. Yasuoka S, Peterson HA, MacCarty CS. Incidence of spinal column deformity after multilevel laminectomy in children and adults. J Neurosurg. 1982;57:441–5.

第6章 颈椎骨髓炎和脊柱后凸手术并发症

引言

脊柱感染是脊柱外科临床中一种常见且重要的疾病。它占所有骨骼系统感染的 1%~7%，尽管真菌或结核菌等感染也包括在鉴别诊断中，但大多数脊柱感染主要为化脓性感染[1]。播种在带血管蒂终板的细菌经血行播散使局部病变演变为一系列病变，如椎体骨髓炎、脊椎炎、椎间盘炎和（或）硬膜外脊髓脓肿。脊柱感染的自发发展是偶发性的。革兰氏阳性菌常见，以金黄色葡萄球菌为最常见的病原体，其次为表皮链球菌和链球菌属。泌尿生殖系统或胃肠道来源的细菌主要为革兰氏阴性菌，如大肠埃希菌和白喉菌。假单胞菌感染常与静脉吸毒者有关。

免疫缺陷患者例如有静脉吸毒史或糖尿病病史者，感染风险更高。静脉吸毒者有 1/4 的概率会发生颈椎骨髓炎[2]。虽然经常累及腰椎和胸椎，但仍有 5%~10% 的脊柱感染累及颈椎[3]。

颈椎固有的解剖特征——具有较大的脊髓椎管比，以及其广泛的活动范围——组成了一个特别复杂的管理系统。即使是很小的硬膜外脓肿也会导致毁灭性的神经并发症——无论是直接压迫还是感染性血栓性静脉炎——这限制了非手术治疗的效果。此外，任何韧带或骨骼损伤（病理性或医源性）都会导致明显的畸形、不稳定和疼痛。早期的颈椎骨髓炎可能仅需接受抗生素治疗，而手术治疗的指征包括神经系统损害、骨质破坏以及继发的颈椎不稳定、顽固性疼痛或难治性感染。

典型表现

在早期阶段，颈椎骨髓炎表现为非特异性症状：颈部疼痛、枕部疼痛，有时伴有不明原因的体重减轻。颈椎骨髓炎的症状可能被肺炎或脓毒症等原发性感染所掩盖。只有大约一半的患者会出现发热[4]。考虑到这些症状的模糊性，长时间观察而延误诊断可能导致细菌的增长。出现神经系统症状的患者在 24~48 h 内可能加重，从颈神经根病到四肢瘫痪的

快速发作。实验室检查可能发现血沉（ESR）、C 反应蛋白（CRP）和白细胞增多。血液培养有助于鉴定致病微生物。

在各种影像学方法中，磁共振成像（MRI）具有最高的敏感性和特异性，MRI 可以识别周围软组织的受累程度。磁共振的信号特点表现为 T1 信号减弱、T2 信号增强等。与肿瘤在 MRI 上的表现不同的是，骨髓炎通过终板和椎间盘间隙形成连续体。我们认为这些改变是基于既往的经验总结，而不是既定教条。计算机断层扫描（CT）则被用于术前评估和骨骼的三维重建、CT 引导下的病原体穿刺活检，以及对那些不能做 MRI 的患者进行 CT 脊髓造影。

与所有感染一样，颈椎骨髓炎的治疗基于去除感染病灶和合适的抗生素治疗。体积小且易触及的病灶可以通过影像学引导经皮穿刺或骨活检诊断。虽然抗生素联合外部固定术在过去是有效的，但外科手术常常被用于彻底清创、神经减压，以及那些使用微创活检方法难以到达的部位。此外，尽管颈椎骨髓炎的治疗有规范的指南，但是治疗后出现颈椎不稳定是非常常见的并发症，通常要考虑是否需要融合。我们的手术策略如图 6.1 所示。

病例报告

患者是一名 47 岁男性，因颈部疼痛及四肢瘫痪（下肢症状重于上肢）持续恶化超过 2 天来本院就诊。既往史：静脉吸毒（海洛因和甲基苯丙胺）、丙肝和抑郁症。3 个月前，他曾因咽后脓肿、颈脊髓硬膜外脓肿和早期颈椎骨髓炎而就诊（图 6.2）。他接受了 C5-C6 颈椎前路椎间盘切除术和融合术（ACDF），以引流脓肿并稳定颈椎。当时术后培养结果为耐甲氧西林金黄色葡萄球菌（MRSA）。该患者随后接受持续静脉注射抗生素。3 个月后，他再次出现严重的颈部疼痛和下肢无力。影像学表现为复发性/难治性骨髓炎和椎间盘炎（现跨越 C4-C7），以及广泛的硬膜外炎症伴硬膜外脓肿，C5-C7 伴有脊髓压迫（图 6.3）。同时我们还发现，脓肿沿着臂丛向椎旁延

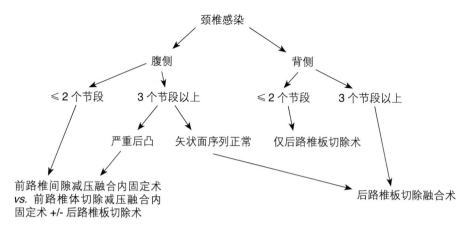

图 6.1 颈椎感染的外科处理流程

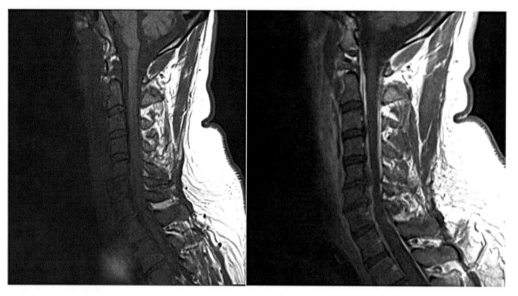

图 6.2 颈椎矢状位 T1 加权像（左）和 T2 加权像（右）。脊髓压迫明显伴有硬膜外强化，C5-C6 平面最严重。椎体前缘广泛强化

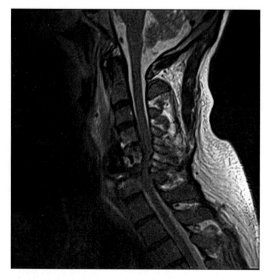

图 6.3 颈椎 T2 加权矢状位 MRI 显示 C5-C6 平面，复发性 C4–C6 硬膜外脓肿，骨髓炎，椎间盘炎，广泛的脊椎前强化，以及伴有脊髓信号变化的严重脊髓压迫

伸。我们建议他再次进行脓肿清创手术和颈椎重建，但该名患者拒绝这种手术方案。第二天患者出现下肢无力逐渐加重（不能抵抗重力）、颈部疼痛加重来我院急诊就诊。尿检呈甲基苯丙胺阳性。血培养呈 MRSA 阳性。

他被从急诊转到我们科室接受更高级别的护理和治疗，颈椎 CT 显示 C5-C6 椎体几乎完全破坏（图 6.4）。体格检查发现，双侧三角肌和肱二头肌肌力正常，双侧肱三头肌肌力为 4- 级，双手指屈肌肌力为 2 级，双下肢肌力为 0。深浅感觉尚存。他被送往手术室进行 C5-C6 椎体切除、用填充有同种异体骨和脱矿骨基质（DBM）的聚醚醚酮（PEEK）行椎间融合（C4-C7）、前板切除和侧块螺钉后路融合（C4-C7 椎板切除）。术后传染科的同事开始给他静脉注射 6 周的万古霉素。由于他有药物滥用史，因

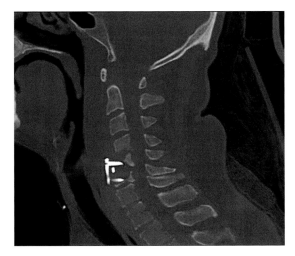

图 6.4 颈椎 CT 显示骨破坏和内固定失败

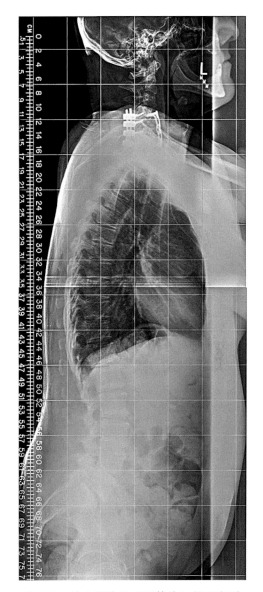

图 6.5 站立侧位片显示整体矢状面序列

此不是家庭静脉抗生素治疗的合适人选，而且他在术后仍然很虚弱，因此被送进了一家专业的护理机构进行后续康复治疗。在 2 个月的随访中，他使用助行器行走，颈部疼痛有所改善。在常规的力量测试中，除了他的右髋屈肌（肌力为 4± 级）外，他的双侧上肢和下肢肌力正常。成像显示颈椎稳定对齐（图 6.5）。他需要口服克林霉素终身抑制。

并发症

　　复发性颈椎骨髓炎（如上述患者所示）是一种罕见的疾病，发病率为 1% ~ 7%[5-6]。这与因非感染性原因行颈椎融合术患者的感染率相似[7]。危险因素包括患者不遵守抗生素治疗，感染材料的初始灭菌不合格，以及患者患有其他多种合并症。与使用前路内固定相比，使用后路内固定的患者有轻微复发性感染的倾向，可能与椎旁肌肉组织失活、暴露更多、手术时间更长有关[5, 7-8]。

　　在实性脓肿病例中，关于单阶段清创术、重建与初始清创术、静脉抗生素使用以及 1 ~ 2 周静脉注射抗生素[9]后延迟二次清创术重建，一直存在着较大的争议。后一种技术的支持者提到对复发感染的担忧，因为移植物或器械可能成为耐药生物的滋生地。然而，最近的文献表明，如果结合抗生素治疗，在清创时放置内固定器械是比较安全的[10-12]。在脊柱外科领域可使用的内固定材料中，钛金属似乎具有最低的生物膜形成风险[8, 13]。尽管其他研究[14]也证实了聚醚醚酮笼在椎间盘炎中的安全性，但聚醚醚酮表现出相对较高的生物膜形成倾向。

　　不论何种原因，复发或难治性感染的处理与初始治疗相似：涉及的组织必须进行额外清除和重建。应取出受感染的植入物，并可在单节段修复中进行更换。辅助使用吸引、冲洗或真空辅助闭合（VAC）系统也可以促进伤口愈合[8]。重新对感染部位进行细菌培养可以指导进一步的抗菌治疗。

　　由于感染因素而进行的畸形矫正手术可能充满潜在的并发症。从固定的角度来看，患者有发生内固定错位和医源性骨折的风险。生物力学研究表明，仅在使用前路钢板的情况下，跨越两个节段以上的植入物有 50% 的迁移和错位风险，因为该钢板仅在屈曲时提供力学固定[15]。在伸展时，大部分的重量负担落在融合器本身，这便增加了终板的破坏和融合器的下沉。因此，如果手术方案涉及两个以上节段的颈椎切除，那我们建议进行后路内固定融合。

对于一些解剖结构复杂的椎体，我们可以借助术前CT或术中导航进行内固定的植入。

对于前路手术，由于畸形矫正所需要的暴露范围更大，以及随后更大程度的回缩和剥离，因此喉返神经损伤导致的暂时性或永久性声音嘶哑的风险更高。虽然食管穿孔极为罕见，但它有可能发展为危及生命的纵隔炎或继发性骨髓炎。这两种软组织并发症都可以通过合理使用单极电烙和注意牵开器的放置来减少。

除了喉返神经损伤外，还可能出现其他神经功能损害，最常见的是 C5 神经根麻痹。虽然 C5 神经根麻痹的发生机制尚不明确，但大多数学者认为，较大的前凸矫正所引起的脊髓后移可能与之相关。神经根牵拉，C4-C5 脊柱前凸增加，导致医源性 C5 椎间孔狭窄。在大多数 C5 神经根麻痹的患者，完全恢复需要 6 个月。脊髓型颈椎病患者在积极矫正后也有神经损伤的风险。术中应用躯体感觉诱发电位（SSEPs）、运动诱发电位（MEPs）、肌电图（EMG）等神经电生理监测技术，可有效地鉴别和提示可能引起脊髓或神经根损伤的操作。

围术期存在术后吞咽困难、创面血肿、颈椎手术切口或移植物部位疼痛、移植物脱出、深静脉血栓形成（deep venous thrombosis, DVT）发生的危险。但长期来看，医生必须时刻牢记其他一些手术并发症，如术后脊柱后凸、假关节和（或）不稳定、内固定失败和感染等。在接受非感染性颈后凸畸形的前后路融合手术的患者中，术后仅用硬颈环固定足以促进至少 95% 的关节融合率 [16]。对于感染，虽然现有的资料很少可以指导外固定，但环形矫形器并不是没有自己的发病率，不应轻易使用。

虽然骨髓炎的主要治疗方法是抗生素，但手术治疗的目的是对感染的材料进行诊断取样和去除，通过减压和重建颈椎来恢复脊柱的稳定性和神经功能。是否需要重建和（或）对器械的需求主要根据清创后是否存在不稳定来确定。对于那些存在严重骨破坏和骨量较差或预期会有较大手术缺陷的患者，应考虑采用前后联合手术。对于那些可能表现出对外部矫形器依从性差的患者，考虑环周融合也是合理的。

当手术治疗颈椎畸形时，对颈椎复杂的解剖学和生物力学的全面了解是有必要的。颈部区域在生物力学上是独一无二的：它负责在一个灵活的骨柱上平衡头部的重量（大约 4.5 kg），颈椎能迅速过渡到坚硬的胸椎。颈椎不仅要帮助维持整体矢状面平衡，还必须提供适当的头部水平对齐，这对患者的

生活质量（注视水平、吞咽等）至关重要。整体矢状面的失平衡导致重力的偏移，并对已经受损的脊柱施加异常的作用力，从而增加进一步畸形进展的风险。然而在历史上，很少有人关注颈椎的融合和颈椎对位对线（主要是由于侧块螺钉放置容易），颈椎下位椎体对位对线的影响作用在最近的文献中变得更加明显，因此不能低估。

在整个脊柱中，颈椎负责保持头部的重心，并确保其与脊柱的其余部分对齐。失平衡会导致颈部肌肉组织的代偿性激活，增加能量消耗，增加额外畸形的风险。头部的重心位于外耳道前方和上方约1 cm 处，位于枕髁顶部。视线必须保持在地平线10° 以内，以减少对生活质量的影响。颅脑负荷传递到 C1-C2 关节，然后进一步弥散到轴下脊柱。类似于胸腰椎，颈椎也分为 3 个承重柱。然而，与 Denis 分类的"前柱""中柱"和"后柱"不同，颈椎区域分为一个前柱（由椎体和椎间盘组成）和两个后柱（双侧关节突关节），其相关的负重比例有明显不同。在腰椎，重量主要由前柱支撑（67%～82%）[17]，这与颈椎形成直接对比，在颈椎中，近 2/3 的重量由颈椎后柱分担 [18]。正因为如此，颈椎的后部依赖于前凸曲率来获得适当的负荷分布。

因此，不进行代偿性矫正的手术操作更容易因上述生物力学因素而导致后凸畸形。更有挑战性的是，前脊柱的偏负荷会导致椎体的前楔入，从而导致更多的后凸，从而形成颈椎畸形的恶性循环。

除了造成矢状面失平衡外，进行性颈椎后凸还与脊髓型颈椎病的发生有关，因为脊柱前凸的消失会导致脊髓覆盖在前面的部分。齿状韧带和神经根产生的约束作用对脊髓施加牵引力，随着时间的推移，这些力的组合导致脊髓压扁、神经元损伤和脱髓鞘。

有几种测量方法可以帮助我们进行手术计划和对线评估。颈椎前凸的局部评估可用 C1-C7 或 C2-C7 Cobb 角或 C2/C7 Jackson 生理应力线进行。颈椎矢状面对齐可通过 C2-C7 垂直线进行测量，矢状面垂直轴（sagittal vertical axis, SVA）进行全局对齐。对于颈椎区域来说，额眉角（chin-brow vertical angle, CBVA）对患者的生活质量至关重要；视界±10° 为可接收范围 [19-20]。重要的是要注意，没有一个单独的测量参数足以确定整体对齐和相邻节段疾病的风险。最后，必须认识到颈椎生物力学与脊柱其他部分的区别，并在术前规划中加以区分。

与所有的畸形手术一样，深入了解颈椎的生物力学和影像学参数对减少医源性畸形的发展至关重要，

应尽一切努力恢复正常的颈椎前凸和矢状位平衡。然而，尽管有良好的意愿，进行性或难治性传染病导致畸形增加的事实不容忽视，患者应密切随访。

要点总结

- 颈椎的解剖构造创造了一个独特而又复杂的生物力学环境。
  - 高脊髓椎管比导致耐压病或纠正操作的阈值较低。
  - 承重生物力学更强调后部的结构和脊柱前凸的对齐。
- 手术计划的考虑因素包括清创的范围、骨量和清创后所需要达到的稳定性。
  - 如果患者需要融合，颈椎矢状面平衡对患者的生活质量和未来获得性畸形的风险至关重要。
  - 术前 CT 有助于术前手术方案的制订。
  - 可考虑使用 C2-C7 铅垂线、C2-C7 Cobb 角、CBVA 等参数去评估。
  - 完整的脊柱侧凸片可确定整体矢状面平衡情况。
- 术中神经监测很有帮助。
  - 对脊髓型颈椎病最有用。
  - C5 神经根对牵张损伤最敏感（局部牵张、前凸矫治）。
- 暴露越多，周围软组织损伤的风险越高。
  - 合理地使用单极烧灼术，慎重地放置牵开器。
  - 前后联合入路术后吞咽困难的风险更高。
  - 食管损伤需要早期诊断。
- 二次感染的风险：
  - 更新的数据表明，在单节段并联合使用抗生素时植入硬件是安全的。
  - 钛金属内固定的再感染风险较低。

（Priscilla S. Pang, Jason J. Chang, Khoi D. Than 著

程亚军 译 杨明园 审校）

参考文献

1. Whang PG, Grauer JN. Infections of the spine. In: Lieberman JR, editor. AAOS comprehensive orthopaedic review. Rosemont, IL: American Academy of Orthopaedic Surgeons; 2009. p. 727–34.
2. Sapico FL, Montgomerie JZ. Vertebral osteomyelitis. Infect Dis Clin N Am. 1990;4:539–50.
3. Acosta FL, Chin CT, Quinones-Hinojosa A, Ames CP, Weinstein PR, Chou D. Diagnosis and management of adult pyogenic osteomyelitis of the cervical spine. Neurosurg Focus. 2004;17(6):E2.
4. Schimmer RC, Jeanneret C, Nunley PD, Jeanneret B. Osteomyelitis of the cervical spine: a potentially dramatic disease. J Spinal Disord Tech. 2002;15:110–7.
5. Rayes M, Colen CB, Bahgat DA, Higashida T, Guthikonda M, Rengachary S, et al. Safety of instrumentation in patients with spinal infection. J Neurosurg Spine. 2010;12:647–59.
6. Park K, Cho O, Lee Y, Moon C, Park SY, Moon SM, et al. Therapeutic outcomes of hematogenous vertebral osteomyelitis with instrumented surgery. Clin Infect Dis. 2015;60(9):1330–8.
7. Fehlings MG, Smith JS, Kopjar B, Arnold PM, Yoon ST, Vaccaro AR, et al. Perioperative and delayed complications associated with the surgical treatment of cervical spondylotic myelopathy based on 302 patients from the AOSpine North America Cervical Spondylotic Myelopathy Study. J Neurosurg Spine. 2012;16:425–32.
8. Kasliwal MK, Tan LA, Traynelis VC. Infection with spinal instrumentation: review of pathogenesis, diagnosis, prevention, and management. Surg Neurol Int. 2013;4(Suppl 5):S392–403.
9. Dimar JR, Carreron LY, Glassman SD, Campbell MJ, Hartman MJ, Johnson JR. Treatment of pyogenic vertebral osteomyelitis with anterior debridement and fusion followed by delayed posterior spinal fusion. Spine (Phila Pa 1976). 2004;29:326–32.
10. Gorensek M, Kosak R, Travnik L, Vengust R. Posterior instrumentation, anterior column reconstruction with single posterior approach for treatment of pyogenic osteomyelitis of thoracic and lumbar spine. Eur Spine J. 2013;22:633–41.
11. Talia AJ, Wong ML, Lau HC, Kaye AH. Safety of instrumentation and fusion at the time of surgical debridement for spinal infection. J Clin Neurosci. 2015;22:1111–6.
12. Bydon M, de la Garza-Ramos R, Macki M, Naumann M, Sciubba DM, Wolinsky JP, et al. Spinal instrumentation in patients with primary spinal infections does not lead to greater recurrent infection rates: an analysis of 118 cases. World Neurosurg. 2014;82(6):e807–14.
13. Ruf M, Stoltze D, Merk HR, Ames M, Harms J. Treatment of vertebral osteomyelitis by radical debridement and stabilization using titanium mesh cages. Spine (Phila Pa 1976). 2007;32:E275–80.
14. Mondorf Y, Gaab MR, Oertel JK. PEEK cage cervical ventral fusion in spondylodiscitis. Acta Neurochir (Wien). 2009;151:1537–41.
15. DiAngelo DJ, Foley KT, Vossel KA, Rampersaud YR, Jansen TH. Anterior cervical plating reverses load transfer through multilevel strut-grafts. Spine. 2000;25:783–95.
16. Mummaneni PV, Dhall SS, Rodts GE, Haid RW. Circumferential fusion for cervical kyphotic deformity. J Neurosurg Spine. 2008;9:515–21.
17. Lorenz M, Patwardhan A, Vanderby R Jr. Load-bearing characteristics of lumbar facets in normal and surgically altered spinal segments. Spine (Phila Pa 1976). 1983;8:122–30.
18. Pal GP, Sherk HH. The vertical stability of the cervical spine. Spine (Phila Pa 1976). 1988;13:447–9.
19. Scheer JK, Tang JA, Smith JS, Acosta FL, Protopsaltis TS, Blondel B, et al. Cervical spine alignment, sagittal deformity, and clinical implications: a review. J Neurosurg Spine. 2013;19:141–59.
20. Suk KS, Kim KT, Lee SH, Kim JM. Significance of chin-brow vertical angle in correction of kyphotic deformity of ankylosing spondylitis patients. Spine (Phila Pa 1976). 2003;28:2001–5.

第 7 章　颈椎创伤畸形（双侧小关节脱位）手术并发症

引言

正在治疗的脊柱状况概述

外伤性颈椎双侧小关节脱位是一种少见但却是灾难性的颈椎损伤，常伴有严重的神经损伤[1]。在颈椎屈曲-牵张损伤类型中，旋转应力在单侧小关节脱位的发生中起关键作用，而独立的过度屈曲则导致双侧小关节脱位[2-3]。通常情况下，后方韧带复合体包括小关节、黄韧带、椎间盘纤维环后部和后纵韧带被破坏，而前纵韧带通常被保留。前纵韧带断裂导致"浮动椎体"的形成，其特征是前后纵韧带均完全断裂，运动节段极不稳定。

典型表现（症状/体征、体格检查、影像学）

大多数双侧小关节交锁的患者表现为损伤平面以下完全性运动麻痹和感觉丧失，ASIA 损伤分级为 A 级[4-5]。然而，患者也可能表现为不完全脊髓损伤或根本没有长束功能障碍[6-7]。严重程度足以造成双侧小关节脱位的损伤机制，可引起相邻椎体、小关节、椎板或椎弓根骨折，约占所有病例的一半[8-9]，并可能导致颅内损伤，表现为精神状态改变（格拉斯哥昏迷评分下降）或昏迷。体格检查时，双侧小关节交锁通过触诊常可发现棘突重叠。CT 平扫是最快和最有价值的影像学检查，半脱位大于 50% 即可在矢状面图像显示。轴位 CT 将显示关节突的关节面在相应关节突的另一侧或不在关节突上。过去，MRI 通常在试图复位前完成，以排除创伤性椎间盘突出的存在，其可能导致尝试闭合复位时引起继发脊髓损伤[10-11]。然而最近，它只被推荐给因精神状态改变而不能在闭合复位过程中进行评估的患者或在闭合复位失败后而行开放固定之前的患者[11-12]。目前尚无随机对照临床试验（Ⅰ级）证据指导外伤性双侧小关节绞锁的治疗。Ⅲ级证据提示骨折脱位损伤的早期复位可改善神经系统预后[13]。成功率约 80%，永久性神经系统并发症发生率 < 1.0%（单侧和双侧小关节脱位）。

治疗方案

闭合复位

应用 Gardner-Wells 钳和逐渐增加重量的颅颈牵引进行闭合复位在美国是最常用的复位方法。这个过程允许复位的同时对患者的神经功能进行实时监测。如果患者无法保持清醒着进行神经检查监测，也可以使用 SSEP/MEP 监测。在欧洲，经常在麻醉状态下进行操作，这并不涉及重量，而是取决于提供者提供直接的轴向牵拉和适当方向的矢状面张力以及是否旋转，并在直接透视下监测枕颈不稳定和复位效果。意识清醒的患者在复位前不需要进行 MRI 检查，牵引可能需要达到体重的 80% 才能达到复位[11]。过去，建议每个患者闭合复位前行 MRI 检查，但Ⅲ级证据表明，颈椎骨折脱位患者有 1/3 ～ 1/2 的 MRI 显示椎间盘破裂或者突出，但最终不影响清醒患者闭合复位的结果[11-12, 14-16]。因此，对于颈椎骨折脱位损伤的患者，如果患者不清醒或者闭合复位已经失败而计划切开复位，建议进行 MRI 检查。闭合复位对于伴有头端损伤的患者是禁忌的[12]。

开放复位

前路手术的优缺点

前路切开复位包括在半脱位水平下的椎间盘摘除和钢板固定。虽然不如后路常用，但前路的优点包括能够保持患者仰卧，避免颈椎不稳定损伤的患者重新摆放体位。前路手术通常通过清晰的组织平面进行，可以减少术中出血量。在直视下从前方摘除椎间盘并进行脊髓腹侧减压。前路手术通常需要固定一个运动节段，而后路手术通常需要至少固定两个节段，因为涉及的侧块被破坏[17]。

前路螺钉和钢板内固定的缺点包括对术后不稳定的生物力学控制较差。Henriques 等报道了 13 例单纯采用前路治疗的双侧小关节脱位患者，其中有 7 例术后发生复发性半脱位[18]。5 例双侧小关节脱位并伴有完全神经功能损害的患者中，4 例在前路减压及螺钉／钢板内固定[18]后发生复发性半脱位。

后路手术的优缺点

一般来说，后路手术提供了优越的生物力学性能，是治疗双侧小关节脱位最常用的手术路径。无论是尸体的生物力学研究还是非创伤性和创伤性颈椎融合的临床研究都表明，后路固定显示了对于不稳定颈椎节段的良好稳定性，特别是在伴有后纵韧带损伤的屈曲 - 牵张损伤中[1, 19-21]。后路手术相对于前路手术的缺点包括必须将不稳定的颈椎损伤的患者翻转为俯卧位。此外，后入路限制了医生在直视下进行腹侧硬膜外腔减压。

环形关节融合术（前后路联合）

环形入路结合了前路减压和后路固定。前后固定不再需要术后外固定，并利用了两种入路的优势，包括提供了伴有明显活动受限的最大固定强度[22-23]。虽然在文献中没有证据表明联合入路有严格的禁忌证，但它有明显的缺点，包括增加手术时间和手术费用，因为患者需要同时进行前后路手术[24]。

病例报告

病史和体格检查

患者为 37 岁男性，车祸伤入院，查体：双侧上肢肌力和右下肢肌力 0 级，左下肢肌力 4 级[25]。他的初步检查显示急诊科和创伤小组最初使用静脉输液治疗低血压也很重要；然而，没有设定或坚持 MAP 目标。

影像学表现

轻触和针刺等感觉正常，诊断为 ASIA D 级脊髓损伤。CT 平扫显示：C7/T1 双侧小关节脱位伴椎体前移位（图 7.1a）。

手术实施

尝试用 Gardner-Wells 钳进行闭合复位。由于患者呈清醒状态，所以在闭合复位前未进行 MRI 检查，并根据目前的颈椎骨折 - 脱位损伤初始闭合复位指南，决定立即行颈椎牵引[12-13]。在尝试人工复位的过程中，患者出现低血压，并且下肢的运动和感觉功能全部丧失，符合 ASIA A 级损伤。

患者被紧急送往手术室做环形切开复位。首先，进行标准的颈椎前路手术。在腹侧硬膜外减压术中，可见明显的 C7/T1 脱离，但椎管内没有椎间盘突出物。椎间盘切除术后采用椎间撑开和手动颅颈牵引来减少脱位。随后，患者接受了 C4 至 T3 后路脊柱融合内固定术。术后 CT 示脱位完全复位（图 7.1b）。

并发症的详细描述

本例的主要并发症发生在闭合性颈椎牵引时，由于低血压相关的脊髓缺血引起严重的失代偿至 ASIA A 级损伤。值得注意的是，术中无椎间盘突出物。因此，患者失代偿很可能是颈椎操作前复苏不充分导致脊髓低灌注所致，而不是单纯的手法牵引损伤所致。

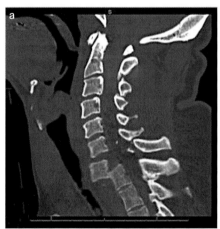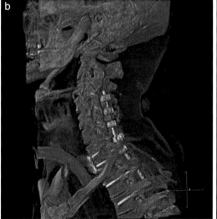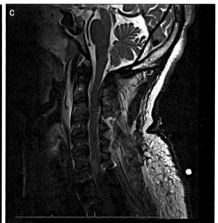

图 7.1 （a）颈椎正中矢状位 CT 平扫显示 C7/T1 椎体前移和双侧小关节脱位。（b）三维 CT 显示脱位完全复位。（c）术后正中矢状位 T2 加权 MRI 显示无椎间盘突出

并发症管理

帮助避免这种并发症的潜在选择包括使用大量等渗晶体液和升压药来增加平均动脉压。2013 年发布的颈椎外伤指南建议损伤后 7 天内保持 MAP > 85 mmHg。这些建议是基于 1997 年 Vale 和 Hadley 发表的Ⅲ级数据，表明在 ICU 环境中采用这些 MAP 目标积极治疗可显著恢复脊髓损伤后的神经功能[26]。随后，加州大学旧金山分校的 Hawryluk 等研究了脊髓损伤患者的 q1 分钟的生理数据，证实了 MAP > 85 mmHg 与更显著的神经功能恢复相关[27]。虽然建议立即复位（闭合或开放），但如果清醒患者的任何神经功能恶化或插管 / 镇静患者的 SSEP/MEPs 下降，颈椎牵引应立即停止。

尽管有Ⅲ级数据表明后入路并发症较少，但开放手术复位 - 前路、后路或前后路联合环形减压都是治疗并发症的潜在选择[13, 17-24]。在进行牵引时，应间隔 10 ~ 15 min 谨慎地增加 5 磅（约 2.3 kg），并行颈椎侧位片或透视以评估是否过度牵拉。要获得复位，所需的总重量可以达到体重的 80%[11]。此外，在开始颈椎操作之前，密切监测 MAP 目标和使用升压药以维持预定 MAP 目标的能力至关重要。这可能有助于防止脊髓损伤时低血压和低灌注引起的继发性损伤。

预后

术后 MRI 未见椎间盘突出（图 7.1c）。感觉功能恢复，但运动功能未恢复，符合 ASIA B 级损伤。患者出现长期机械通气及呼吸机相关性肺炎。患者出院后转入一个长期的急性护理机构进行脊髓损伤康复治疗。损伤 1 年后，患者仍为 ASIA B 级脊髓损伤。

要点总结

为了减少在处理颈椎双侧小关节交锁时发生神经失代偿的可能性，我们的建议如下：

- 通过开放或闭合技术（颈椎牵引）复位应尽快完成。清醒的患者不需要复位前行 MRI 检查，牵引可能需要高达 80% 的体重来实现解剖复位。在颈椎间隔牵引或透视可视化牵引时，应仔细注意枕 -C1-C2，以评估是否过度牵拉。
- 使用升压药和（或）大量等渗液，使 MAP 维持在 > 85 mmHg 7 天。在发生低血压的情况下，这些辅助药物应及时使用以避免脊髓的继发性神经损伤。
- 在 ICU 时应密切监测 MAP，以便在发生低血压时进行快速干预。在开始任何颈椎牵引或操作之前，应评估和确认 MAP 目标。

随后应进行开放固定。有三种典型的手术入路：前路、后路和前后路联合。Ⅲ级数据表明后路手术方法的并发症较少。

（Young M. Lee, Joseph Osorio, Sanjay Dhall 著
程亚军 译 魏显招 王文涛 校）

参考文献

1. Johnson MG, et al. The radiographic failure of single segment anterior cervical plate fixation in traumatic cervical flexion distraction injuries. Spine (Phila Pa 1976). 2004;29:2815–20.
2. Holdsworth F. Fractures, dislocations, and fracture-dislocations of the spine. J Bone Joint Surg Am. 1970;52:1534–51.
3. Roaf R. A study of the mechanics of spinal injuries. J Bone Joint Surg Am. 1960;42-B:810–23.
4. Harrington JF Jr, Park MC. Single level arthrodesis as treatment for midcervical fracture subluxation: a cohort study. J Spinal Disord Tech. 2007;20:42–8. doi:10.1097/01.bsd.0000211255.05626.b0.
5. Zhou F, Zou J, Gan M, Zhu R, Yang H. Management of fracture-dislocation of the lower cervical spine with the cervical pedicle screw system. Ann R Coll Surg Engl. 2010;92:406–10. doi:10.1308/003588410X12628812459616. 10.1308/rcsann.2010.92.5.406.
6. Zhang Z, et al. Anterior facetectomy for reduction of cervical facet dislocation. Spine (Phila Pa 1976). 2016;41:E403–9. doi:10.1097/BRS.0000000000001260.
7. Razack N, Green BA, Levi AD. The management of traumatic cervical bilateral facet fracture-dislocations with unicortical anterior plates. J Spinal Disord. 2000;13:374–81.
8. Management of traumatic bilateral locked facets of the subaxial cervical spine: CME quiz. Contemp Neurosur. 2005;27:4.
9. Allen BL Jr, Ferguson RL, Lehmann TR, O'Brien RP. A mechanistic classification of closed, indirect fractures and dislocations of the lower cervical spine. Spine (Phila Pa 1976). 1982;7:1–27.
10. Initial closed reduction of cervical spine fracture-dislocation injuries. Neurosurgery. 2002;50:S44–50.
11. Grant GA, et al. Risk of early closed reduction in cervical spine subluxation injuries. J Neurosurg. 1999;90:13–8.
12. Gelb DE, et al. Initial closed reduction of cervical spinal fracture-dislocation injuries. Neurosurgery. 2013;72(Suppl 2):73–83. doi:10.1227/NEU.0b013e318276ee02.
13. Gelb DE, et al. Treatment of subaxial cervical spinal injuries. Neurosurgery. 2013;72(Suppl 2):187–94. doi:10.1227/NEU.0b013e318276f637.
14. Doran SE, Papadopoulos SM, Ducker TB, Lillehei KO. Magnetic resonance imaging documentation of coexistent traumatic locked facets of the cervical spine and disc herniation. J Neurosurg. 1993;79:341–5. doi:10.3171/jns.1993.79.3.0341.
15. Harrington JF, Likavec MJ, Smith AS. Disc herniation in cervical fracture subluxation. Neurosurgery. 1991;29:374–9.

16. Vaccaro AR, et al. Magnetic resonance evaluation of the intervertebral disc, spinal ligaments, and spinal cord before and after closed traction reduction of cervical spine dislocations. Spine (Phila Pa 1976). 1999;24:1210–7.

17. Woodworth RS, Molinari WJ, Brandenstein D, Gruhn W, Molinari RW. Anterior cervical discectomy and fusion with structural allograft and plates for the treatment of unstable posterior cervical spine injuries. J Neurosurg Spine. 2009;10:93–101. doi:10.3171/2008.11.SPI08615.

18. Henriques T, Olerud C, Bergman A, Jonsson H Jr. Distractive flexion injuries of the subaxial cervical spine treated with anterior plate alone. J Spinal Disord Tech. 2004;17:1–7.

19. Do Koh Y, Lim TH, Won You J, Eck J, An HS. A biomechanical comparison of modern anterior and posterior plate fixation of the cervical spine. Spine (Phila Pa 1976). 2001;26:15–21.

20. Kim SM, Lim TJ, Paterno J, Park J, Kim DH. A biomechanical comparison of three surgical approaches in bilateral subaxial cervical facet dislocation. J Neurosurg Spine. 2004;1:108–15. doi:10.3171/spi.2004.1.1.0108.

21. Stauffer ES, Kelly EG. Fracture-dislocations of the cervical spine. Instability and recurrent deformity following treatment by anterior interbody fusion. J Bone Joint Surg Am. 1977;59:45–8.

22. Bartels RH, Donk R. Delayed management of traumatic bilateral cervical facet dislocation: surgical strategy. Report of three cases. J Neurosurg. 2002;97:362–5.

23. An HS. Cervical spine trauma. Spine. 1998;23:2713–29.

24. Lins CC, Prado DT, Joaquim AF. Surgical treatment of traumatic cervical facet dislocation: anterior, posterior or combined approaches? Arq Neuropsiquiatr. 2016;74:745–9. doi:10.1590/0004-282X20160078.

25. Sribnick EA, Hoh DJ, Dhall SS. Traumatic high-grade cervical dislocation: treatment strategies and outcomes. World Neurosurg. 2014;82:1374–9. doi:10.1016/j.wneu.2014.02.008.

26. Vale FL, Burns J, Jackson AB, Hadley MN. Combined medical and surgical treatment after acute spinal cord injury: results of a prospective pilot study to assess the merits of aggressive medical resuscitation and blood pressure management. J Neurosurg. 1997;87(2):239–46.

27. Hawryluk G, Whetstone W, Saigal R, Ferguson A, Talbott J, Bresnahan J, Dhall S, Pan J, Beattie M, Manley GJ. Mean arterial blood pressure correlates with neurological recovery after human spinal cord injury: analysis of high frequency physiologic data. Neurotrauma. 2015;32(24):1958–67. doi:10.1089/neu.2014.3778. Epub 2015 Aug 17.

第 **8** 章　颈椎后凸畸形（神经肌肉型）手术并发症

引言

神经肌肉疾病导致的颈椎后凸畸形是脊柱外科医生的巨大挑战。神经肌肉疾病包括帕金森病（Parkinson's disease, PD）、脊柱裂、脑瘫和脊髓性肌肉萎缩等。

神经肌肉疾病患者常常会出现进行性脊柱畸形的加重，包括脊柱侧凸和脊柱后凸。脊柱侧凸在所有帕金森病患者中占 8.5%，垂颈或"颌贴胸"畸形占 5.5%。脊柱畸形增加了帕金森病患者的整体功能障碍[1]。

帕金森病脊柱畸形的发生机制尚未完全阐明。据认为，薄弱的颈后部肌肉组织造成一种不平衡状态，可能导致畸形。帕金森病患者的肌肉活检发现存在病理变化[2]。当然，这并不是全部，因为帕金森病影响整个脊柱，而不仅仅是颈椎。较薄弱的后部肌群支持帕金森病患者的弯腰姿势。然而，我们经常注意到颈椎前凸的代偿性增加，这却不能用薄弱的伸肌来解释[3]。肌肉收缩和痉挛也会导致逐渐形变[1]。腹直肌的收缩在概念上有助于胸椎的屈曲。在这些病例中，经腹直肌注射肉毒毒素可改善胸椎后凸畸形[1]。

典型表现

评估始于全面的病史采集和体格检查。敏锐的临床医师必须区分脊椎的病理症状和基本神经肌肉疾病的症状，因为这些症状经常会重叠。帕金森病的症状包括静息性震颤、肌肉僵硬、失平衡、步态障碍、跌倒和失禁。患者也可能出现胸腰椎疼痛。这种继发性的疼痛是由于肌肉拉伤引起的，因为原发病会使他们的髋关节向后屈曲，并促使胸腰椎向后伸展来直视前方。脊髓病患者也表现为反射亢进、步态障碍、跌倒和失禁。必须考虑患者的整体健康状况，包括残疾的程度。改良的日本骨科协会（JOA）量表是一种常用的评估颈椎脊髓疾病相关临床症状严重程度的方法[4]。对于帕金森病，可以使用统一的帕金森病分级量表来评估其临床严重程度[5]。在局部后凸畸形中，脊髓覆盖在后凸处，外伤（如跌倒）可能增加脊髓损伤的风险。

在检查中，反射活跃、霍夫曼征、宽基步态、无力或麻木均可继发于脊柱或脊髓疾病。前屈或弯腰姿势是帕金森病的典型特征。垂颈是指严重的颈、胸后凸的"颌贴胸"畸形。强直、痉挛和自发性肌肉收缩见于帕金森病和其他神经肌肉疾病。涉及胸腰椎的脊柱侧凸可能在外观上较为明显。

颈椎侧位 X 线测量的 C2-C7 矢状面 Cobb 角 <0°，可定义颈椎后凸畸形[3]。站立全长片可评估整体矢状面平衡。计算机断层扫描（CT）可以更好地评估骨过度生长、内固定失败相关并发症和韧带肥大及钙化等。磁共振成像（MRI）可评估脊髓和神经的压迫情况。

治疗方案

单纯前路、单纯后路和前后路联合均可根据患者的病情和手术医生的习惯进行选择。手术涉及的范围和手术入路的选择取决于脊柱畸形的程度。复杂的经椎弓根截骨术和椎体切除术已被证实可以改善颈椎后凸畸形和生活质量[6-7]。手术方法的最终选择也取决于患者对大手术的耐受程度，因为神经肌肉疾病患者通常有多种并存症状，无法承受范围较大的外科重建。

病例报告

病史和体格检查

患者为 60 岁男性，既往患有帕金森病 10 年。他患有迟发性运动障碍，但大致各项功能基本正常。他不吸烟，患有高血压。他在 30 年前做过 L3-L4 椎板切除术，在 11 年前做过 C6-C7 颈椎前路椎间盘切除融合术。

他在跌倒后因双侧上肢麻木被送至医院。MRI

显示脊髓退行性病变及脊髓受压。医生选择了C4-C6颈椎前路椎间盘切除融合内固定术。手术成功，患者出院回家。

1个月后，患者因渐进性行走困难、手笨拙、上肢无力、双侧上肢麻木、感觉异常疼痛来我院急诊就诊。经检查，他有颈椎和胸腰椎后凸畸形。查体发现，他的手腕伸肌和手部肌肉肌力明显可以达到4级。右侧霍夫曼征和阵挛阳性。

影像学表现

颈椎X线显示颈椎后凸，C2-C7矢状面垂直轴（sagittal vertical alignment，SVA）为53 mm（图8.1）。MRI显示广泛的脊柱退行性改变和严重的脊髓压迫（图8.2）。C7-T1的Ⅰ度滑脱，伴约10°的局限性后凸，加重脊髓压迫。CT颈椎成像显示骨性退行性改变，并且C3-C4和C5-C6已经融合（图8.3）。

手术实施

患者接受了C5-C6椎板切除术、C3-T1内固定融合术和Smith-Petersen截骨术（C7-T1）以矫正Ⅰ度滑脱（图8.4）。他的C2-C7 SVA改善了45 mm（图8.5）。

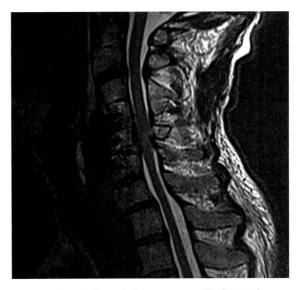

图8.2 颈椎矢状位T2加权MRI显示颈椎前凸丢失，C7-T1有局限性后凸畸形伴Ⅰ度滑脱，脊髓受压

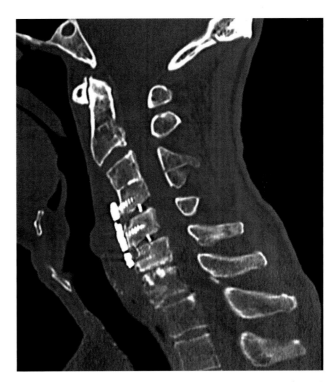

图8.3 颈椎矢状位CT显示生理曲度变直和C7-T1 Ⅰ度滑脱

并发症的详细描述

患者于术后第14天返回门诊拆线。他的切口愈合良好。2天后，他因颈椎后路的伤口裂开返回急诊就诊。

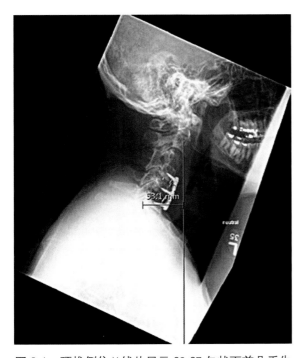

图8.1 颈椎侧位X线片显示C2-C7矢状面前凸丢失

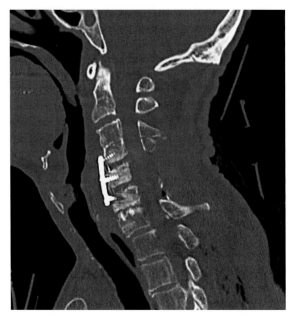

图 8.4 颈椎矢状位 CT 显示 C5-C6 椎板切除减压，C7-T1 局限性后凸畸形改善

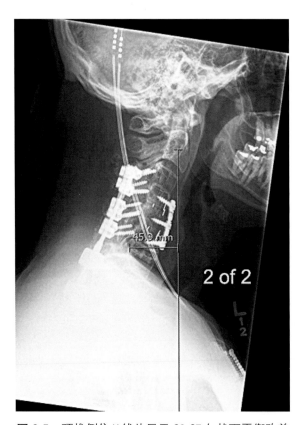

图 8.5 颈椎侧位 X 线片显示 C2-C7 矢状面平衡改善

并发症处理

患者被送往手术室进行伤口修复。虽然没有明显的感染征象，但因为伤口有潜在感染风险，根据感染性疾病服务处的建议，使用抗生素预防感染。

并发症的详细描述

患者完成抗生素的治疗疗程。再次，他的颈椎切口愈合良好，缝合线已拆除。临床上，他的病情有改善，肌力全部是 5 级。霍夫曼征或阵挛阴性。

在第一次手术后 3 个月，影像学检查发现其左侧 C3 和右侧 T1 螺钉轻度松动，提示假关节形成。因为他已经存在 C3-C4 融合，故进行影像学随访。1 个月后复查显示内固定稳定。

他的运动能力和平衡能力有所提高。然而，他的颈部和下腰部肌肉持续痉挛。为了治疗帕金森病，他接受了先前计划好的双侧大脑深部刺激器（deep brain stimulators, DBS）植入。也有学者认为 DBS 治疗可能有助于缓解这种脊柱畸形和相关症状。

在他 9 个月的术后随访中，他继续有颈部疼痛和痉挛，经保守治疗后，这些症状得到了轻微改善。但是 CT 检查提示假关节恶化。左侧 C3、C4 侧块及双侧 T1 螺钉可见进展性透明形成（图 8.6）。总的来说，他出现了骨不连的症状和体征。

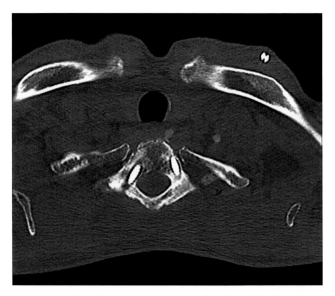

图 8.6 颈椎横断面 CT 显示 T1 双侧椎弓根螺钉旁出现透亮光圈

并发症管理

此时，患者进行了双侧 C3-T1 融合的翻修，融合延长至 T2 并使用骨形态发生蛋白（bone morphogenetic protein, BMP）。虽然这是超适应证使用 BMP，但我们认为这是有益的。向患者解释了 BMP 可能导致严重肿胀和吞咽困难的风险。

预后

患者随访 3 个月。他的伤口愈合良好，未出现明显并发症。他始终保持着 5 级的肌力。颈椎 X 线片显示内固定器械位置良好。CT 检查未见假关节。在 10 个月的随访中，他的颈部疼痛明显改善。他有帕金森病继发的轻微痉挛引起的残余疼痛。

讨论

脊柱退行性疾病和神经肌肉疾病的结合使矫正脊柱畸形成为一项挑战。本例两种主要并发症的原因是多因素的。伤口愈合不良及裂开是手术后常见的并发症。影响伤口裂开的因素有伤口闭合不良、愈合不良和感染。在我们的病例中，患者在检查或手术探查时没有出现红斑、引流、化脓或皮下积液，这样可以排除原发性感染。他也没有糖尿病、长期类固醇使用史、肥胖、吸烟或营养不良等已知会损害愈合的疾病。他颈后部肌紧张是导致伤口愈合不良的主要原因。2 周时，他的手术伤口没有抗拉强度来对抗痉挛的肌肉组织。伤口修复后，缝合线保留 3 周。医生给他开了肌肉松弛药，并严格佩戴颈托来放松肌肉组织，以帮助控制肌肉痉挛。

内固定相关并发症是神经肌肉疾病患者常见的并发症。Babat 研究了接受选择性脊柱手术的帕金森病患者[8]。在平均 66 个月的随访中，79% 的患者因为不稳定需要在同一水平或相邻水平上进行额外的手术，29% 的患者出现内固定失败或螺钉松动，需要进行再次翻修手术[8]。Gau 等同样发现神经肌肉性脊柱侧凸患者接受后路融合的术后并发症发生率增加。在他的研究中，有 62% 的术后并发症，其中 21% 是内固定失败相关并发症。Bell 还发现，接受神经肌肉源性胸腰椎侧凸矫正患者的并发症发生率为 53%[10]。

在我们的病例中，假关节是一种已知的发生率较高的并发症。这个患者的 C3-C4 自发融合。这表明，在一个僵硬结构的部位能够形成骨桥，以成功融合。同时，对于假关节的处理，后路颈椎融合率也高于前路手术[11]。术后 MRI 显示脊髓压迫被成功解除。然而，我们没有很好地矫正畸形，这可能导致假关节的发生。在他的内固定失败翻修手术中，我们使用 BMP 来增加融合的概率。我们向患者表明，这是一种超适应证使用 BMP，并不能保证会发生融合[12]。考虑到他在第一次尝试 C3-T1 融合后骨生长不良，我们选择使用 BMP。

假关节的发展是脊柱外科医生经常看到和治疗过程中较为常见的并发症。有症状的假关节处理通常包括翻修手术以达到骨融合的目的。然而，并非所有的假关节病例都需要手术。无症状的假关节可以暂时进行观察。即使患者有症状，也很难将症状归因于假关节。如果出现畸形、脊髓或神经压迫的进展，则必须进行翻修手术。

术后复发仍是一个令人生畏的并发症，因此应注意导致假关节的危险因素。可改变的危险因素如类固醇或烟草使用等需谨慎。

手术选择通常包括前路、后路或前后路联合入路。对于长节段固定后形成的颈椎假关节，前路手术是不合适的，因为需要长节段暴露。后路手术可能需要加大螺钉的尺寸并扩大融合范围。以 T1 为终点的固定可能需要扩展到 T2。为了支持骨融合，在知情同意的情况下，BMP 可能会以超适应证使用。一些患者会有并发的骨质疏松症，重组甲状旁腺激素可能需与内分泌科医生讨论后再进行调整使用。骨刺激器也可以帮助骨融合[13]。在这种情况下，我们无法利用外部骨刺激器，因为患者有一个预先存在的 DBS 电池与骨刺激器冲突。

避免并发症的建议

帕金森病患者容易出现脊柱畸形。帕金森病和脊柱畸形都会影响患者的整体功能状态。鉴于脊柱手术后并发症的发生率较高，人们提出了一些算法来处理伴有脊柱畸形的帕金森病患者。与脊柱手术的其他部分相似，仔细的术前评估是获得最佳手术效果和避免术后并发症的关键。考虑到帕金森病的高发生率，推荐非手术治疗如内科和物理治疗。同时，需要与神经科医师合作，确定是否适合使用 DBS。DBS 治疗可以改善部分患者的脊柱畸形[14]。一旦确定患者需要手术，就要谨慎地进行手术节段的选择。术后，患者需要进行密切的影像学随访和帕金森病的持续优化。还可以强烈建议患者使用外部矫形器和骨刺激器，以进一步增强脊柱的稳定性和骨生长潜力。

要点总结

- 神经肌肉疾病患者在脊柱手术后的并发症发生率更高。

- 优化帕金森病治疗（药物治疗、DBS 治疗）。
- 严格掌握手术适应证。
- 将残疾、脊柱畸形与帕金森病区分开来。
- 如果可能，避免过长节段内固定。

（ Salazar Jones, Charles Sansur 著

程亚军 译　杨明园 审校 ）

参考文献

1. Ashour R, Jankovic J. Joint and skeletal deformities in Parkinson's disease, multiple system atrophy, and progressive supranuclear palsy. Mov Disord. 2006;21(11):1856–63.
2. Askmark H, et al. Parkinsonism and neck extensor myopathy: a new syndrome or coincidental findings? Arch Neurol. 2001;58(2):232–7.
3. Moon BJ, et al. Prevalence and type of cervical deformities among adults with Parkinson's disease: a cross-sectional study. J Neurosurg Spine. 2015;24(4):527–34.
4. Kato S, et al. Comparison of the Japanese Orthopaedic Association (JOA) score and modified JOA (mJOA) score for the assessment of cervical myelopathy: a multicenter observational study. PLoS One. 2015;10(4):e0123022.
5. Ramaker C, et al. Systematic evaluation of rating scales for impairment and disability in Parkinson's disease. Mov Disord. 2002;17(5):867–76.
6. Deviren V, Scheer JK, Ames CP. Technique of cer-vicothoracic junction pedicle subtraction osteotomy for cervical sagittal imbalance: report of 11 cases. J Neurosurg Spine. 2011;15(2):174–81.
7. Theologis AA, et al. Three-column osteotomies of the lower cervical and upper thoracic spine: comparison of early outcomes, radiographic parameters, and peri-operative complications in 48 patients. Eur Spine J. 2015;24(Suppl 1):S23–30.
8. Babat LB, et al. Spinal surgery in patients with Parkinson's disease: construct failure and progressive deformity. Spine (Phila Pa 1976). 2004; 29(18):2006–12.
9. Gau YL, et al. Luque-Galveston procedure for correction and stabilization of neuromuscular scoliosis and pelvic obliquity: a review of 68 patients. J Spinal Disord. 1991;4(4):399–410.
10. Bell DF, Moseley CF, Koreska J. Unit rod segmental spinal instrumentation in the management of patients with progressive neuromuscular spinal deformity. Spine (Phila Pa 1976). 1989;14(12):1301–7.
11. McAnany SJ, et al. A meta-analysis of the clinical and fusion results following treatment of symptomatic cervical pseudarthrosis. Global Spine J. 2015;5(2):148–55.
12. Guppy KH, et al. Reoperation rates for symptomatic nonunions in posterior cervical (subaxial) fusions with and without bone morphogenetic protein in a cohort of 1158 patients. J Neurosurg Spine. 2016;24(4):556–64.
13. Foley KT, et al. Randomized, prospective, and controlled clinical trial of pulsed electromagnetic field stimulation for cervical fusion. Spine J. 2008;8(3):436–42.
14. Upadhyaya CD, Starr PA, Mummaneni PV. Spinal deformity and Parkinson disease: a treatment algorithm. Neurosurg Focus. 2010;28(3):E5.

第9章 颈胸椎后凸畸形（头下垂畸形）手术并发症

引言

成人颈椎畸形是一种罕见但高度致残性疾病，其原因包括颈椎病、炎性关节病、创伤、感染等因素，以及医源性、肿瘤性、先天性和神经肌肉疾病。通常，颈胸段的矢状面畸形会导致脊柱后凸，冠状面畸形会导致脊柱侧凸。颈椎后凸可能是渐进性的，可导致神经症状，包括脊髓病变[1-4]。

颈肌病（cervical myopathy, CM）是一种独特的临床疾病或综合征，其中垂颈（头下垂畸形）（dropped head deformity, DHD）是孤立发生的，是患者呈站立姿势时，颈部处于前倾位置（图9.1）的症状。垂颈被定义为颈椎屈曲大于45°，可通过主动或被动运动部分克服（当患者仰卧于检查床上，无法克服重力完全伸展颈部而出现屈曲畸形）[5]。垂颈是神经肌肉疾病的常见并发症，有5%～6%继发于帕金森病，机制包括屈肌张力障碍或颈部伸肌无力[6-7]，通常保守治疗无效[8]。其典型发展过程为数月至数年，伴随颈后凸畸形逐步加重，直到患者的下颌贴到胸部。其继发的颈胸段后凸畸形患者通常表现为颈轴性痛，可能与上肢神经根受牵拉有关。严重的DHD可能导致平视、吞咽和呼吸困难[9-10]。此外，进展性颈椎后凸会导致脊髓的曲度增加，从而导致血管缺血和脊髓型颈椎病症状[3]。

临床检查时，颈胸段后凸畸形患者通常为弯腰姿势，为了向前看，患者骨盆常向后倾斜，严重者

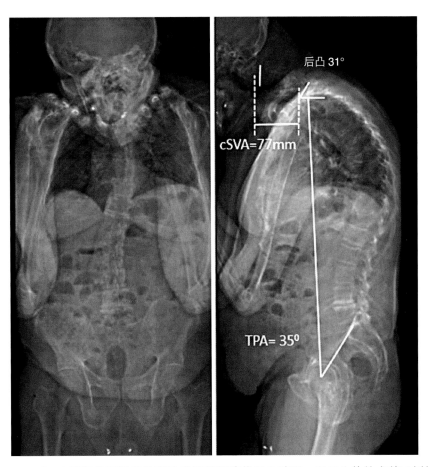

后凸 31°

cSVA=77mm

TPA= 35º

图9.1 一名73岁男性因强直性脊柱炎继发颈胸椎后凸畸形，图示为他的术前正侧位片

甚至可能是弯腰屈膝站立。根据神经孔压迫的程度和水平，临床症状可能会有所不同，包括特定的神经根感觉运动障碍以及脊髓病症状，包括步态不平衡、严重的深部肌腱反射亢进、霍夫曼征阳性、阵挛阳性和不同比例的手内在肌萎缩。

DHD 的术前评估通常包括站立位全脊柱正侧位片，以确定畸形的确切程度并了解其代偿机制。这种代偿可能存在于邻近节段，特别是在上颈椎、胸腰椎和脊柱 - 盆腔节段。另外，颈椎屈伸位和仰卧侧位片有助于确定畸形柔韧性。常规的 MRI 和 CT 扫描可用于评估脊髓的状态。长期服用类固醇激素的患者易患骨质疏松症。如果怀疑患有骨质疏松症，应进行 DEXA 扫描和内分泌检查。最后，怀疑有肌病的患者应在手术前进行全面的神经病学检查，通常包括肌电图和神经传导检查甚至肌肉活检，实验室检查包括肌酸激酶、促甲状腺素和乙酰胆碱受体抗体检查。

病例报告

治疗经过

患者为 70 岁男性，头下垂畸形，主诉为进行性加重的弯腰和抬头困难。患者自述颈后侧剧烈疼痛，上肢无牵涉痛。疼痛症状随活动增加而加重，躺下后可部分减轻。体格检查发现，患者站立时呈现弯腰驼背强迫体位，颈部过伸，膝盖弯曲，上胸椎后凸增大，触诊无压痛。颈部活动范围受限，Spurling 试验为双侧阴性。双侧肌力、感觉和深部肌腱反射正常。无脊髓受压征象。胸腰椎、骶髂关节和髋关节体格检查均在正常范围内。肌肉活检、血清 HLA-B27 抗体滴度阳性检验结果分别提示患者为非特异性肌病和血清阴性脊柱关节病。

图 9.1 为患者站立位全脊柱正侧位片。患者颈椎后凸（C2-C7）达 31°，T1 倾斜角 57°，T1 倾斜角与颈椎前凸失匹配 78°。患者伴有颈椎矢状面失代偿，C2-C7 SVA（cSVA）为 77 mm，骨盆后倾代偿（PT, 32°; TPA, 35°）。

我们计划对患者进行手术矫正，术前获得知情同意，并标记手术部位。患者入手术室后进行全身麻醉，麻醉后放置软垫垫起所有骨性突起。手术方式基于从矢状面稳定椎体的角度，采用以后路为基础的 C2-L2 融合术。内固定包括标准方式置入的双侧 C2 标准螺钉、C3-C6 侧块螺钉和 C7-L2 椎弓根螺

钉。在 T5-T6、T9-T10、T10-T11 和 T12-L1 各椎体水平进行 Smith-Petersen 截骨术。C2-L2 后外侧采用同种异体骨和髂嵴骨移植进行骨融合。术中无并发症发生。由于手术时间长，并且患者有睡眠呼吸暂停病史，故术后转入 ICU 监护。

术后早期并发症

术后第 2 天，患者出现突发谵妄伴尿潴留。随后的影像学检查未见颅内异常。术后第 5 天，患者主诉右肩突发无力，经检查，右侧 C5 支配的三角肌肌力仅存 1 级。

延迟性并发症

术后 3 个月，患者主诉进行性弯腰姿势。通过物理治疗，疼痛减轻。影像学检查发现远端螺钉退钉，腰椎压缩，远端关节后凸加重（图 9.2）。CT 扫描显示 L1-L2 双侧假关节处 L2 螺钉松动。经手术团队讨论，决定将手术融合范围由 L2 扩大至 S1，辅以髂骨固定和 L5-S1 椎间融合。图 9.3 显示患者在间隔 1 年随访的全脊柱 X 线片，结果显示对线保持良好。术后 6 个月，C5 神经根麻痹消失。

讨论

神经肌肉疾病患者脊柱畸形矫正手术的目的是通过改善患者的平衡和姿势，减少患者的疼痛和畸形，改善患者的肺和消化系统功能，从而提高患者的生活质量[11]。神经肌肉疾病所累及的脊柱畸形，特别是颈胸段，并发症发生率非常高[12-13]，与肌肉本体感觉差、肌量减少、软组织改变和骨质减少有关，这些因素可能对内固定螺钉和术后康复带来挑战[14]。神经肌肉疾病相关的认知功能下降也会增加术后吞咽和呼吸功能障碍的风险。有大量研究报道颈椎手术后并发症，但很少有研究报道颈椎畸形矫正和 DHD 手术后并发症。最近，Smith 等报道了 78 例接受成人颈椎畸形手术的患者早期并发症发生率为 66.6%，其中 43.6% 的患者至少有一种并发症[15]。最常见的包括吞咽困难（11.5%）、深部伤口感染（6.4%）、新发 C5 运动功能障碍（6.4%）和呼吸衰竭（5.1%）。在 Gerling 等报道的 9 例 DHD 患者中，其中 6 例患者共发生 11 种并发症，总的并发症发生率为 122%，4 例为肺部并发症，2 例为吞咽

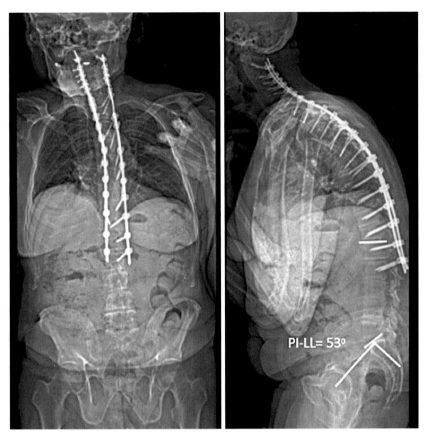

图 9.2　术后 3 个月随访 X 线片显示远端螺钉松动，腰椎曲度变直伴远端交界性后凸

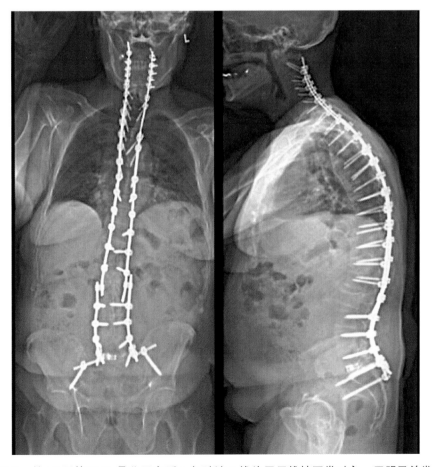

图 9.3　从 L2 延伸至 S1 骨盆固定后 1 年随访 X 线片显示维持正常对齐，无明显并发症

困难，1 例为假性关节病[16]。本文病例讨论中的患者出现的早期术后并发症为急性谵妄和术后 C5 神经根麻痹，并出现远端交界性后凸的延迟性并发症。

据报道，术后 C5 神经根麻痹的发生率为 1.7%～6.5%[16-19]。在一项北美的 AOSpine 对脊髓型颈椎病患者的研究中，Fehlings 等报道 C5 神经根麻痹的发生率为 1.7%[19]。相比之下，Smith 等报道 C5 神经根麻痹的发生率为 6.4%[16]。这种 C5 神经根麻痹的确切病因尚不清楚，可能包括神经根牵拉、热损伤、再灌注损伤等。Lubelski 等最近建立了一种预测模型，用于估计术后发生 C5 神经根麻痹的概率[20]。在该模型中，椎间孔径（foraminal diameter，FD）、椎管前后径（anteroposterior diameter，APD）和脊髓椎板角（cord lamina angle，CLA）是预测并发症的重要风险因素。他们报告说脊髓椎板角的增加与 C5 神经根麻痹的发生率增加显著相关。如图 9.4 所示，我们的病例 C4-C5 孔处的 CLA 为 40°。虽然先前的报告显示通过预防性的椎间孔切除术可以降低术后 C5 神经根麻痹的发生率，但由于术后不稳定和骨不连的风险，这种手术并不推荐。

其他颈椎畸形矫正术（尤其是颈椎前路手术）常见的早期并发症包括吞咽困难、肌张力障碍和喉返神经损伤、急性气道损伤和呼吸衰竭，以及罕见的食管和血管损伤。吞咽困难是颈椎前路手术最常见的并发症之一，据报道其发生率为 3%～69%。其主要原因包括手术暴露椎孔时内侧壁收缩、缺血再灌注损伤、喉食管去神经、椎前软组织水肿、血肿

等。非操作性的危险因素包括手术时间长、多层入路、高龄、女性、右侧入路、翻修手术[22]。另外，颈椎前路手术继发的急性气道阻塞可能危及生命，1.7%～2.8% 的病例会因咽部水肿、椎前血肿、血管性水肿和移植物脱位等导致术后早期再次插管，其风险因素包括多级手术、暴露 C4、失血超过 300 ml 和手术持续时间超过 5 h。术后并发症的平均发病时间是 23 h。

与成人胸腰椎畸形手术相似，成人颈椎畸形术后严重并发症多见[23-24]。胸腰椎畸形矫正术后常见近端交界性后凸（proximal junctional kyphosis，PJK）畸形，其发生率高达 40%[25-27]。相反，在颈椎畸形手术由于融合通常延伸至上颈椎，因此在融合尾端有更大的应力，导致远端交界性后凸（distal junctional kyphosis，DJK）畸形。DJK 被描述为 Scheuermann 后凸畸形和青少年特发性脊柱侧凸矫正术后的一种并发症。Lonner 等报道 78 例 Scheuermann 后凸畸形患者手术矫正后的 DJK 发生率为 5.1%，其中 2.6% 的患者需要再次手术[28]。同样，Lowe 等报道全后路手术矫正青少年特发性脊柱侧凸术后 DJK 的发生率为 14.6%，而在末端椎体邻近水平终止固定是 DJK 进展唯一的危险因素[29]。可能与 DJK 进展有关的危险因素包括骨质疏松、严重畸形和融合手术时损害后纵韧带和小关节囊。我们在一项未发表的研究中评估了 67 例成人颈椎畸形患者手术矫正后早期远端交界性后凸畸形的发生率和危险因素[30]。我们发现早发型 DJK 在 6 个月内的发生率为 24%，其中 64% 发生在 3 个月内。最常见的失败机制是韧带（75%）、骨折（19%）和螺钉拔出（6%）。16 例 DJK 患者中有 2 例需要进行翻修。与 DJK 进展相关的因素包括胸椎后凸角度过大、后路高级别截骨以及未能纠正颈胸畸形。多因素分析中，我们发现与 DJK 进展相关的唯一因素是颈胸交界处过渡棒的使用，其在避免远端交界性障碍的重要性，进一步提示了站立位全脊柱 X 线片作为术前评估的重要性[31]。

避免并发症的建议

呼吸、吞咽困难

- 在术前计划中准确鉴别危险因素。
- 使用手动牵引，间歇放松牵开器达到更好的灌注，避免术中持续压迫上呼吸道和消化道。

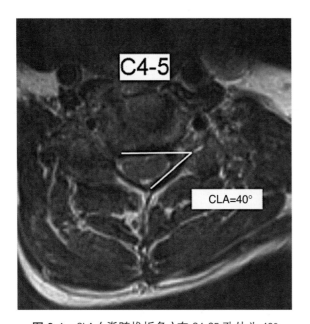

图 9.4　CLA（脊髓椎板角）在 C4-C5 孔处为 40°

- 在前路手术中尽可能地去除前缘骨赘，使钢板与椎体前缘表面齐平。
- 对可能存在术后吞咽困难的高危患者行后路手术。

C5神经根麻痹

- 术前筛查危险因素，包括术前 MRI/CT 扫描测量椎管前后径和脊髓椎板角。
- 在行椎板切除术中避免减压范围过大。
- 避免颈椎前凸过度矫正。
- 骨磨钻过程中使用冷水冲洗可降低神经根热损伤导致的 C5 神经根麻痹风险 [32]。

远端交界性后凸畸形（DJK）

- 仔细的术前计划，评估患者的风险因素。
- 拍摄站立位全脊柱 X 线片，以完整评估颈胸及下段胸腰椎畸形。
- 正确选择远端内固定的椎体，避免融合结构终止在胸椎后凸顶点处。
- 仔细分离远端融合椎体，特别注意保留远端椎体的肌肉韧带连接和小关节囊。
- 避免在颈胸交界处使用过渡棒，避免固定棒的悬杆弯曲。

要点总结

- 手术矫正颈胸畸形术中、术后早期和延迟性并发症发生率高，尤其是继发于神经肌肉疾病时，术后并发症的发生率进一步增加。
- 术前评估应进行详细的神经系统检查，包括神经传导检查、肌肉活检和实验室检查，拍摄站立位全脊柱 X 线片以确定畸形的完整程度，包括脊柱邻近和远处区域的代偿性对线改变。应根据年龄调整矢状面对线目标，以避免矫形过度。
- 确定一些术后早期并发症（包括吞咽困难和气道损伤）的高危因素，术中在使用手动牵拉和撑开器时可间歇放松，以更好地保护灌注、气道和消化道。
- 术前测量椎管前后径和椎间孔径，以确定术后发生 C5 神经根麻痹的危险因素。避免椎板切除减压范围过大和在磨钻使用时使用冷水冲洗有助于避免神经根热损伤。
- 术中避免发生术后远端交界性后凸的方法包括仔细

解剖软组织，保留小关节囊和远端椎体的肌肉韧带连接。

（Subaraman Ramchandran, Themistocles S. Protopsaltis, Christopher P. Ames 著 程亚军 译 李小龙 审校）

参考文献

1. Shamji MF, Ames CP, Smith JS, Rhee JM, Chapman JR, Fehlings MG. Myelopathy and spinal deformity: relevance of spinal alignment in planning surgical intervention for degenerative cervical myelopathy. Spine. 2013;38(22 Suppl 1):S147–8.
2. Scheer JK, Tang JA, Smith JS, et al. Cervical spine alignment, sagittal deformity, and clinical implications: a review. J Neurosurg Spine. 2013;19(2):141–59.
3. Smith JS, Lafage V, Ryan DJ, Shaffrey CI, Schwab FJ, Patel AA, et al. Association of myelopathy scores with cervical sagittal balance and normalized spinal cord volume: analysis of 56 preoperative cases from the AOSpine North America myelopathy study. Spine. 2013;38(22 Suppl 1):S161–70.
4. Uchida K, Nakajima H, Sato R, et al. Cervical spondylotic myelopathy associated with kyphosis or sagittal sigmoid alignment: outcome after anterior or posterior decompression. J Neurosurg Spine. 2009;11(5):521–8.
5. Doherty KM, van de Warrenburg BP, Peralta MC, et al. Postural deformities in Parkinson's disease. Lancet Neurol. 2011;10(6):538–49.
6. Fugimoto K. Dropped head in Parkinson's disease. J Neurol. 2006;253(suppl 7):VII21–6.
7. Ashour R, Jankovic J. Joint and skeletal deformities in Parkinson's disease, multiple system atrophy and progressive supranuclear palsy. Mov Disord. 2006;21(11):1856–63.
8. Hoffman D, Gutmann L. The dropped head syndrome with chronic inflammatory demyelinating polyneuropathy. Muscle Nerve. 1994;17:808–10.
9. Moore RE, Dormans JP, Drummond DS, Shore EM, Kaplan FS, Auerbach JD. Chin-on-chest deformity in patients with fibrodysplasia ossificans progressiva. A case series. J Bone Joint Surg Am. 2009;91(6):1497–502.
10. Albayrak I, Bagcaci S, Salli A, Kucuksen S, Ugurlu H. A rare cause of dysphagia: compression of the esophagus by an anterior cervical osteophyte due to ankylosing spondylitis. Korean J Intern Med. 2013;28(5):614–8.
11. Bowen RE, Abel MF, Arlet V, et al. Outcome assessment in neuromuscular spinal deformity. J Pediatr Orthop. 2012;32(8):792–8.
12. Duckworth AD, Mitchell MJ, Tsirikos AI. Incidence and risk factors for post-operative complications after scoliosis surgery in patients with Duchenne muscular dystrophy: a comparison with other neuromuscular conditions. Bone Joint J. 2014;96-B(7):943–9.
13. Asher MA, Lai SM, Burton DC. Subsequent, unplanned spine surgery and life survival of patients operated for neuropathic spine deformity. Spine (Phila Pa 1976). 2012;37(1):E51–9.
14. Protopsaltis TS, Boniello AJ, Schwab FJ. Management of spinal deformity in adult patients with neuromuscular disease. J Am Acad Orthop Surg. 2016;24:634–44.
15. Smith JS, Ramchandran S, Lafage V, International

Spine Study Group, et al. Prospective multicenter assessment of early complication rates associated with adult cervical deformity surgery in 78 patients. Neurosurgery. 2016;79(3):378–88.

16. Gerling MC, Bohlman HH. Dropped head deformity due to cervical myopathy: surgical treatment outcomes and complications spanning twenty years. Spine (Phila Pa 1976). 2008;33(20):E739–45.

17. Bydon M, Macki M, Kaloostian P, et al. Incidence and prognostic factors of c5 palsy: a clinical study of 1001 cases and review of the literature. Neurosurgery. 2014;74(6):595–604. discussion 604-605

18. Etame AB, Wang AC, Than KD, La Marca F, Park P. Outcomes after surgery for cervical spine deformity: review of the literature. Neurosurg Focus. 2010;28(3):E14.

19. Fehlings MG, Smith JS, Kopjar B, et al. Perioperative and delayed complications associated with the surgical treatment of cervical spondylotic myelopathy based on 302 patients from the AOSpine North America cervical spondylotic myelopathy study. J Neurosurg Spine. 2012;16(5):425–32.

20. Lubelski D, Derakhshan A, Nowacki AS, et al. Predicting C5 palsy via the use of preoperative anatomic measurements. Spine J. 2014;14:1895–901.

21. Singh K, Marquez-Lara A, Nandyala SV, Patel AA, Fineberg SJ. Incidence and risk factors for dysphagia after anterior cervical fusion. Spine. 2013;38:1820–5.

22. Daniels AH, Riew KD, Yoo JU, et al. Adverse events associated with anterior cervical spine surgery. J Am Acad Orthop Surg. 2008;16:729–38.

23. Tang JA, Scheer JK, Smith JS, et al. The impact of standing regional cervical sagittal alignment on outcomes in posterior cervical fusion surgery. Neurosurg. 2012;71:662–9. discussion 669

24. Iyer S, Nemani VM, Nguyen J, et al. Impact of cervical sagittal alignment parameters on neck disability. Spine (Phila Pa 1976). 2016;41(5):371–7.

25. Glattes RC, Bridwell KH, Lenke LG, et al. Proximal junctional kyphosis in adult spinal deformity following long instrumented posterior spinal fusion: incidence, outcomes, and risk factor analysis. Spine (Phila Pa 1976). 2005;30:1643–9.

26. Yagi M, Akilah KB, Boachie-Adjei O. Incidence, risk factors and classification of proximal junctional kyphosis: surgical outcomes review of adult idiopathic scoliosis. Spine (Phila Pa 1976). 2011;36:E60–8.

27. Cho SK, Shin JI, Kim YJ. Proximal junctional kyphosis following adult spinal deformity surgery. Eur Spine J. 2014;23(12):2726–36. doi:10.1007/s00586-014-3531-4.

28. Lowe TG, Lenke L, Betz R, Newton P, Clements D, Haher T, Crawford A, Letko L, Wilson LA. Distal junctional kyphosis of adolescent idiopathic thoracic curves following anterior or posterior instrumented fusion: incidence, risk factors, and prevention. Spine (Phila Pa 1976). 2006;31(3):299–302.

29. Lonner BS, Newton P, Betz R, Scharf C, O'Brien M, Sponseller P, Shufflebarger H. Operative management of Scheuermann's kyphosis in 78 patients: radiographic outcomes, complications, and technique. Spine (Phila Pa 1976). 2007;32(24):2644–52.

30. Protopsaltis TS, Ramchandran S, Kim HJ, International Spine Study Group, et al. Analysis of early Distal Junctional Kyphosis (DJK) after cervical deformity correction. Presented at the 51st Annual meeting of the Scoliosis Research Society, Prague, Czech Republic. 2016.

31. Ramchandran S, Smith JS, Ailon T. International spine study group, AOSNA et al. assessment of impact of long cassette standing radiographs on surgical planning of cervical pathology: an international survey of spine surgeons. Neurosurgery. 2016;78(5):717–24.

32. Takenaka S, Hosono N, Mukai Y, et al. Significant reduction in the incidence of C5 palsy after cervical laminoplasty using chilled irrigation water. Bone Joint J. 2016;98-B(1):117–24.

第 **10** 章　医源性颈胸椎后凸畸形手术并发症

引言

颅骨的重量通过枕骨髁传至 C1，再传至 C1-C2 关节。在此节段以下，负荷 36% 分布在颈椎前柱，而 64% 在后柱[8]。颈椎重量分布、形态及胸椎后凸共同维持了颈椎前凸的平衡状态。颈椎前凸的平均角度约为 40°。75% 的颈椎前凸角位于 C1-C2 交界处，枕部至 C1 段轻度后凸[5-6]，而 C2 以下的颈椎几乎没有前凸。

颈椎的矢状面、冠状面和轴向上发生畸形的概率增加；矢状面畸形诱发颈椎、颈胸椎后凸发生率明显高于其他畸形。颈胸段后凸畸形有多种病因，包括医源性、颈椎病、炎症、感染、先天性、瘤变、辐射诱发、创伤和神经肌肉疾病。

颈椎的影像学检查主要包括静态和动态 X 线。颈椎畸形的影像学检查常规包括 CT、MRI 和全脊柱 X 线，以评估总体对位对线。Cobb 角用于确定颈椎角度，通常是从 C1-C7、C2-C7 画平行线，然后画出垂直于这些线的线，由交叉垂线产生的角度即为颈椎 Cobb 角度[6, 10]。有研究认为哈里森后切法更准确，即从 C2 到 C7 的所有颈椎体的后表面都画平行的线，然后由画的每条线产生的角度求和，以确定整体的颈椎曲度。然而，由于 Cobb 法简便易行，且具有良好的评分内、评分间信度，因此 Cobb 法仍是最常用的颈椎前凸度测量方法[6, 10]。

颈椎矢状面移位的测量方法有很多种，常用的包括 C2 SVA 和 C7 SVA[10]。C2 SVA 与健康相关的生活质量（health-related quality of life, HRQOL）直接相关，C2 SVA 增大与较低的 HRQOL 评分相关[13]。C2-C7 的平均垂直距离为 15 ~ 17 mm ± 11.2 mm[5]。

临床测量颈部解剖功能状态的方法是颌眉角法。颌眉角（chin-brow vertical angle, CBVA）的定义为从患者下巴到额头的直线与垂直线之间的夹角。CBVA 已被证明与术后效果呈正相关。CBVA 的正常范围尚无定论，但是我们通常认为术后 +10° 到 −10° 的数值是安全的[10]。

颈椎畸形最常见的症状是颈部轴向疼痛和功能障碍，伴有心理障碍。患者随着病情的进展，椎管狭窄可压迫脊髓，椎间孔狭窄可压迫神经根。进行性颈椎后凸加重可导致脊髓逐渐贴在椎体后部，并被齿状韧带束缚，从而产生"弓弦效应"。这种情况会导致脊髓微血管循环的慢性改变，进一步导致脊髓萎缩或脊髓软化。严重的颈椎后凸畸形可导致颈 - 胸畸形，并严重影响抬头、吞咽和呼吸功能。此外，颈椎的不良姿态对脊柱整体定位和骨盆倾斜有显著影响[10]。

颈椎畸形手术的一般目标包括矫正畸形、必要的神经减压、关节固定、重建脊柱序列、避免并发症。外科手术手段包括单纯前路手术、单纯后路手术、前后路联合手术或后前后联合入路手术。具体的手术技术包括颈椎前路椎间盘切除融合术（anterior cervical discectomy and fusion, ACDF）、颈椎前路椎体切除术（anterior cervical corpectomy, ACC）、前路截骨术（anterior osteotomy, ATO）、Smith-Petersen 截骨术（Smith-Petersen osteotomy, SPO）、经椎弓根截骨术（pedicle subtraction osteotomy, PSO）或上述技术的任何组合。

脊椎疾病手术治疗的关键因素是合理的术前计划。首先，必须明确手术的目的，并考虑需要矫正畸形的程度。术前没有明确的手术目标和完善的手术计划，手术往往难以达到理想的临床效果。手术目标应包括矫正畸形，恢复头部体态位置，必要时对神经减压。影响外科手术计划的因素包括：①神经卡压和任何相关的神经症状；②畸形后的活动性；③椎体前和后方僵硬关节；④畸形的位置；⑤多次手术；⑥近端和远端的退行性变；⑦一般情况状况差和其他并发症的存在。

术前须仔细评估颈椎的影像学结果。MRI 检查可评估脊髓腹侧受压是否存在，并为手术计划制订提供经验。例如，如果存在脊髓前路压迫，则需要通过腹侧入路来实现脊髓前路减压，除非通过畸形矫正可间接减压或椎体后柱切除可以安全地完成。此外，如果椎体前柱的完整性受损，例如感染或肿瘤疾病，那么选择前路手术重建前柱通常是必要的考虑。有一个例外情况，就是在前方缺损水平以上和以下至少有 6 个可固定到非骨质疏松性骨性结构的固定点。6 个固定点可包括外侧块、椎弓根、椎板固定或三者的组合。

下一步可以通过颈椎侧屈 / 伸位 X 线检查评估颈椎畸形的活动度。如果颈椎活动度存在，并且在伸展时畸形可以得到纠正，那么手术入路应选择后方入路。然而，如果后凸畸形严重，仅后路不能完全矫正畸形，可能需要联合前路手术。

如果颈椎畸形僵硬固定，则应进行颈椎的 CT 检查，以评估颈椎前、后是否存在强直。如果 CT 提示患者椎体小关节面没有融合，那么前路矫正依然是可行的。但如果小关节和前柱融合，那么可能需要在前路矫正前进行后路松解，然后根据需要的矫正程度进行后路内固定并融合或额外的截骨术（后 – 前 – 后）。

后凸畸形的位置也很重要。颈椎外伤或感染引起的局灶性后凸畸形常可通过前路椎体切除术予以纠正。如果颈胸交界处存在严重的后凸畸形（如强直性脊柱炎），可以采用 C7 或 T1 PSO 纠正。对于颈椎畸形和同时发生严重胸椎后凸的患者，可能需要进行额外的胸椎截骨术。

如果患者既往曾接受颈椎手术，应仔细检查患者的手术报告，以确定手术类型和准备相关的手术器械，以便取出植入物。通过 CT 评估先前融合节段是否有假关节形成。如采用前路手术，因考虑以前手术留下的瘢痕组织可能会使软组织剥离更加困难，最好选择对侧切口。若选择使用对侧切口，术前应进行耳鼻喉科会诊，确认双侧声带功能。如果已经存在喉返神经或喉上神经损伤，或因任何原因无法获得耳鼻喉功能评价，应使用同侧入路，以避免可能的双侧喉返神经损伤。如果先前采用后路手术，则应检查伤口软组织的完整性。如果肌肉有断裂，伤口中心有大的空洞或软组织覆盖不良，那么与伤口相关的并发症就更常见。断开的肌肉必须从其侧方移动并在中线重新连接。如果手术医生没有这种技术的经验，应请整形外科医生会诊。

手术技术

常见的颈椎畸形矫正手术技术包括颈椎前路椎间盘切除融合术（ACDF）、颈椎椎体切除术、颈椎前路截骨术（ATO）、颈椎后路内固定术、椎板切除或不切除椎体融合术、Smith-Petersen 截骨术

（SPO）、经椎弓根截骨术（PSO）。前路技术常与后路技术相结合以实现脊柱周向重建。一般来说，单面 ACDF 的前凸角度为 3°～5°，SPO 为 10°，ATO 为 17°，C7 PSO 为 35°。

前路技术

颈椎前路椎间盘切除融合术（ACDF）

ACDF 是最常见的脊柱外科手术之一，对有适应证的患者临床效果佳。最近的一项研究表明，单节段 ACDF 在 1 年时可使节段性颈椎前凸度缓解 6.45°，使 C2-C7 颈椎前凸度整体改善 3.46°[3]。颈椎畸形时的多节段 ACDFs 是恢复颈椎前凸的有效手段[14]。

颈椎前路椎体次全切除融合术（ACCF）

当椎体后方直接压迫脊髓腹侧，或椎体结构完整性受损害，可考虑行颈椎前路椎体次全切除术，以实现脊髓减压和后凸畸形矫正。值得注意的是，多节段椎体切除，尤其是超过两节段的椎体切除，内固定失败率高达 50%～71.4%[9, 15]。因此，当进行三节段以上的椎体切除时，应使用附加的后固定。即使是两节段水平切除，如果患者骨质疏松或是矫正角度过大，仍然存在尾侧终板塌陷、手术失败的风险。因此，应用术前磁共振成像评估颈椎中间椎体，为颈椎前路植入物提供了额外的中间固定点，降低了固定失败和假关节的风险[11]。事实上，我们更倾向于采用比多节段椎体切除更稳定的混合椎体切除和椎间盘切除。

前路截骨术（ATO）

前路截骨术是另一种通过前路手术矫正颈椎畸形的方法。该技术由资深学者（KDR）描述过[7]。患者通常是仰卧位，对于颈部僵硬的患者，定位时头部下方可以放置折叠的床单或泡沫圈以支撑头部。使用 Gardner-Wells 牵引弓进行轻柔的牵引以方便插管和颈椎前方的入路。术中最大的挑战在于暴露后凸畸形的顶点。冠状面畸形一般较易从凸侧接近，但是术前必须对椎动脉进行影像学检查以识别钩突解剖标志。作者（KDR）使用 4 或 2 号 penfield 剥离器在钩突外侧进行钝性分离，并使用肋突（横突孔的前环）作为解剖标志来确认钩突，钩状突位于融合椎间隙的水平（图 10.1）。椎间盘和钩突就在肋突的颅缘内侧。暴露钩突后将一组或两组的 Caspar

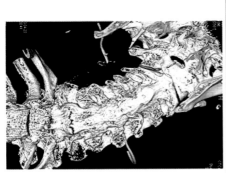

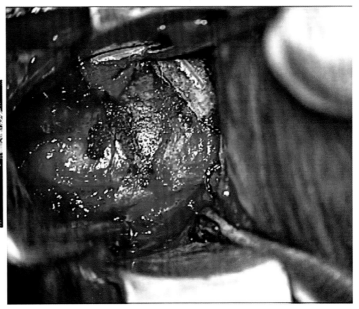

图 10.1 找到钩椎关节

针放置在需要截骨的上方和下方的后凸节段内（图10.2）。固定针垂直于畸形颈椎的前平面放置，使固定针排列发散在后凸脊柱上。以这种方式放置固定针可以帮助截骨术后产生脊柱前凸。

一旦确定截骨区域，即用高速的 3 mm 磨钻行骨切除。切除的形态取决于畸形的类型。对于单纯后凸畸形，应尽量在与前椎间盘相同的空间内垂直于颈椎进行切除，这有助于预防医源性冠状面畸形。对于混合的冠状和后凸畸形，在截骨位后，可不对称地进行骨切除术，以促进冠状面对齐。骨性切除应达到后纵韧带的水平。

手术时应特别小心，因为在手术过程中有可能产生医源性椎动脉损伤。为防止这种并发症，在侧块切除时使用 4 号或 2 号 penfield 剥离器来保护椎动脉（图 10.3）。penfield 剥离器可确认钩突的外侧边界，而椎动脉从这里上行。一旦切除骨质到这

个边界，剩余的薄壳骨可以用微型刮匙去除。建议在进行骨性切除的平面进行椎间孔切开，以防止在颈部伸展时压迫神经根。矫正畸形可以选择几种方法，首先麻醉医生可将头部下方的床单逐次取出，同时手术医生通过无菌单轻柔地按压额头，同时牵引 Caspar 针以矫正后凸畸形。为了撑开椎间盘的空间，我们还可以在截骨区旋转 Cobb 剥离子来分离骨边缘，同时分散 Caspar 钉的应力。此外，还可以使用椎体扩张器（图 10.4）或者椎间撑开器来撑开椎间盘的空间（图 10.5）。专家建议认为推额头是最安全、最不可能导致断钉或椎体骨折的方法。即使在后路植骨融合的情况下，也可以通过这种手法部分矫正畸形。这是因为推前额的力量力臂较长，在截骨术后可以将棒弯曲。

当患者后枕骨接触手术台的位置时，意味着矫正完成。如果矫正仍然不够充分，麻醉师可在患者

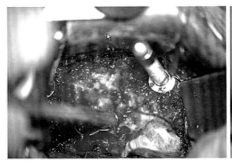
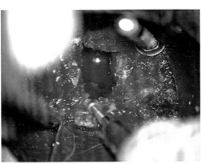
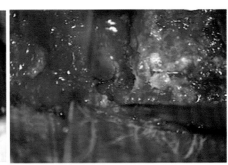

图 10.2 将神经剥离子垫于钩椎关节外侧，保护椎动脉

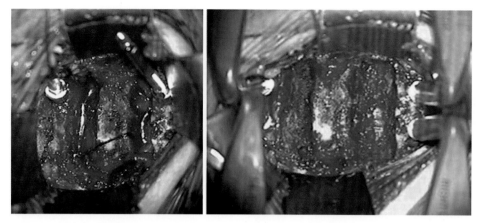

图 10.3　完成截骨后可按压患者前额，同时可使用 Caspar 拉钩调整牵引位置。一个患者可以使用 1～2 组牵引装置

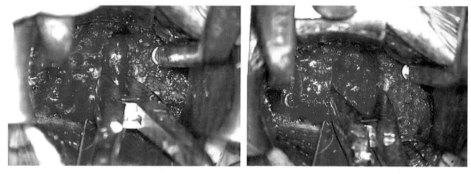

图 10.4　可使用椎体或椎间撑开装置来扩大空间，然后放置椎间植入物。我们通常单纯应用椎间融合器装置以防止在进一步后路矫正时脱位

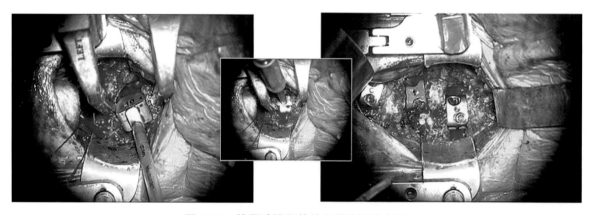

图 10.5　使用试模和单纯应用椎间融合器

肩胛下放置一卷垫子以改善颈椎前凸。如有必要，可以通过增加 Gardner-Wells 牵引弓的重量（约 25 磅）以维持矫正。接下来，在分散的截骨间隙填充移植物。由于截骨部位骨移植物术后容易下陷，因此，应将最大的植骨放置于骨切除术区域内外侧缘，尽可能为端板提供大的支撑面。如果畸形已完全纠正，则在头侧和尾侧放置带锁定螺钉的颈椎前路钢板。如果矫正不充分，需要进一步的后路矫正，则应该放置一个梯形移植物，使其与截骨部位的前部而不是后部接触。后路矫形可进一步恢复前凸。当后路手术中患者处于俯卧位时，可以使用支撑钢板或界面螺钉来防止移植物的挤出。因为终板是软松质骨，因此我很少在前方截骨时不做后方的增强。如果由于任何原因而不能进行及时的后路固定，则建议使用 Halo 环或刚性支具，然后在合适的情况下进行后路手术。

后路技术

伴或不伴减压的后路固定融合

后路颈椎内固定和融合是所有脊柱外科常规手术。在颈椎畸形矫正中可以用来矫正曲度，同时不增加脊髓腹侧压力或者更多的是作为颈椎畸形矫正环形固定的一部分。

具体操作步骤是从后侧中路切开，分离软组织，显露骨膜下的椎板和椎弓。术前影像学检查有明显的背侧压迫的患者，可采用椎板切除术或椎板成形术。剥除小关节软骨后，填充自体骨碎片。同时采用螺钉固定椎板、椎弓根或侧块完成脊柱内固定。关节突间同种异体骨植入也可用于增强颈椎后融合，其技术和优点多有报道 [12]。即便使用前凸的棒并加压，前凸不充分也并不少见，特别是如果固定节段包含上胸椎。为了避免矫形不充分，KDR 描述了使用棘突缆丝或第三根棒固定 C2 棘突和胸椎并加压以产生前凸。棘突之间的距离不应超过 1 cm，以形成充分的前凸。操作时必须注意避免挤压神经根。术前，如果可活动的节段存在椎间孔狭窄，我们将患者置于仰卧位，并保持该体位 10 ~ 15 min。若患者有麻木、感觉异常、疼痛或手臂无力，或者影像学检查发现椎间孔狭窄，应行预防性椎间孔切除术。在完成器械安装、固定和植骨后，按标准方法对伤口进行充分冲洗并多层缝合（每隔 1 cm 左右进行一次间断缝合）。可在伤口放置 1 g 万古霉素粉剂以预防感染。为了减少术后出血，如果未行椎板切除术，可以在缝合前将凝血酶浸泡过的明胶海绵放置在伤口深的引流管上。如果脂肪层大于 3 cm，可增加体表引流管。

Smith-Petersen 截骨术（SPO）

SPO 最初在 1945 年被报道用于治疗强直性脊柱炎。多节段的 SPOs 也被称为 "Ponte 截骨术"，在 1984 年被报道用于治疗 Scheuermann 后凸畸形。Ponte 截骨术依靠椎体残留的前柱活动性来获得脊柱后凸矫正。进行颈椎 SPO 包括完全切除椎体的上、下关节面，并去除黄韧带、椎板和棘突，保证椎弓根和椎体完整。此时应注意椎动脉在腹横孔中，神经根出口的前面。SPO 截骨完成后，可通过后方加压完成后凸矫正（图 10.6）。矫正时必须小心避免压迫神经，避免术后关节突碰撞神经根或椎弓根沿头尾方向压迫根部。

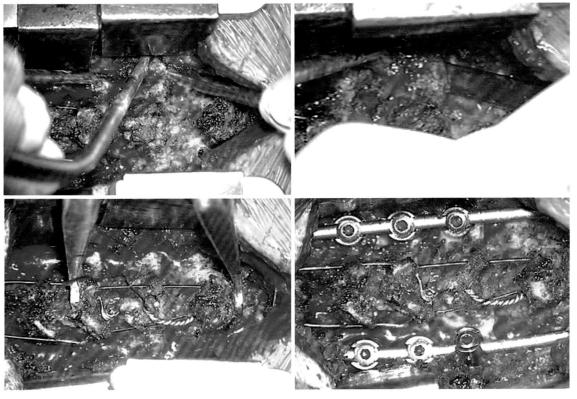

图 10.6　进行后路截骨术。在锁死螺钉前，我们会使用棘突间钢丝固定拧紧以达到最大前凸

经椎弓根截骨术（PSO）

PSO 最常用于强直性脊柱炎、创伤或手术所致严重的屈曲畸形。患者表现为抬头困难、进食或吞咽困难、呼吸困难、神经功能障碍或顽固性疼痛。既往严重屈曲畸形的颈椎截骨矫正术是在患者清醒的状态下进行的，以提供即时的神经反馈。在现代神经监测和麻醉技术的帮助下，颈椎 PSO 可由经验丰富的医生在俯卧位、全麻下安全进行。一位资深学者（KDR）曾报道过颈椎 PSO 技术[16]。

手术操作步骤如下。患者采用俯卧位垫软垫。使用 Mayfield 头架和 Gardner-Wells 牵引弓（重量约15 磅）固定头部。此外，适当的头高脚底可以保证手术医生手术区域，并尽量减少腿部和腹部血液淤积造成的失血。在有显著胸腰椎后凸畸形的患者中，需要用额外的枕头和填充物来建立稳定的支撑。

如上文所述，如果使用 Gardener-Wells 牵引弓，则在弓上附加两根具有不同方向的绳索：一根绳索与畸形相一致，另一根的方向使头部进入伸展位置，在矫正后恢复前凸。截骨完成后，将牵引重量从第一根绳切换到第二根绳。由重量提供的伸展力有助于畸形矫正。在大多数情况下，在 C7 处行 PSO。或者，可以使用 Mayfield 头架。一旦 PSO 完成，松开夹钳，使头部轻轻伸展完成矫形。这类似于前路截骨术。颈胸椎交界处是 PSO 截骨最理想的位置，因为 C7 横突前方的椎动脉位置相当安全，C7-T1 处的椎管相对的尺寸，该区域的脊髓和第 8 颈神经可活动，并且在 C8 神经根损伤时可以保留可接受的手部功能。然而，在 C7 行 PSO 之前，术前影像学的仔细评估非常重要，以排除椎动脉异常情况下通过 C7 横突孔，这种情况发生在多达 5% 的患者中。如果是这种情况，PSO 可以在 T1 椎体进行。

做中间切口暴露颈椎和上胸椎。近端的切开范围取决于计划的上端固定节段。如果可能，尽量保留枕颈关节和寰枢关节的运动。如果颈椎已经完全僵直，内固定可延伸至枕骨，因为在枕骨外隆突处有强硬骨骼。通常，内固定的远端可终止于 T3、T4或 T5，因为最好在截骨部位的远端有 3~4 个固定点。在暴露过程中减少失血的关键是保持在中线暴露。侧块全部暴露；需要细致止血以免失血过多。

暴露后，在截骨前置入内固定。如果需要固定C2，可置入 C2 椎弓根、峡部或经椎板螺钉。C3、C4 和 C5 双侧植入侧块螺钉，有时固定至 C6。椎弓根螺钉可在 T2 至 T4 段双侧植入，有时在 T1 置入。

如果 C7 行螺钉置入，T1 则旷置；反之亦然，因为通常没有足够的空间同时两节置入螺钉。C7 和 T1哪节置钉，取决于截骨的头侧或尾侧哪一侧需要更多的固定点。现代的器械系统特别是带有铰接或铰链杆的器械系统，可以使用一根棒将上颈椎连接到上胸椎。这可避免使用连接器，允许外科医生在脊柱的每个椎体置入螺钉。将螺钉置入在一条直线上很重要，这使得上棒更加容易，并且避免了在矢状面和冠状面同时弯棒。

截骨手术首先应行 C7 全椎板切除术，将椎板和棘突整块切除，以备骨移植用。随后用高速磨钻切除 C6 的下半部和 T1 的上半部，保持这些节段的棘突完好无损。接下来，用咬骨钳和高速磨钻去除 C7的侧边，包括 C6 下关节平面和 T1 上关节构成的关节面必须完全切除，暴露 T1 椎弓根。T1 椎弓根必须暴露，确保椎弓根头侧没有突出的关节突。截骨后的碎骨与残端可能压迫 C8 根。C7 和 C8 神经根应该完全暴露和可视，C7 椎弓根位于两神经根之间。硬膜囊和两神经根被软组织覆盖，用 penfield 牵开器可轻轻牵开。

用磨钻打磨 C7 椎弓根，但要注意保持椎弓根壁的完整。磨钻通过椎弓根进入 C7 椎体，形成一个空洞，用精细咬骨器清除椎弓根剩余的骨壁。椎弓根必须完全切除，以避免损伤 C7 神经根。然后使用反角刮匙和小圆凿在椎体的后上部分建立一个空腔。松质骨可通过椎弓根通道刮出，也可推到前方。最后，Woodson 器械和带角度的剥离子放置在后纵韧带的前面。使用剥离子加压背皮质进入之前建立的空腔。如果松质骨去除得足够充分，这个操作就会对轻松。如果皮质不易断裂，则必须从椎体内去除更多的骨质。然后止血，为矫正畸形做好准备。止血可以使用凝血酶明胶海绵或 Surgiflo。将固定棒弯曲成所需的曲线，固定到胸椎椎弓根螺钉上。手术医生拉 Gardner-Wells 牵引弓来延长颈部。如果 C7椎体骨质切除足够充分，则完成截骨术所需的力量会更小。若颈部不易后伸，C7 椎体腹侧则需要切除更多的骨质。通常，跨越截骨部位放置一根临时棒，以防止半脱位或截骨位置过早闭合。当头部伸展时，固定棒应与先前放置的颈椎侧块螺钉接合。固定锁定帽。注意在颈部牵引后，必须检查 C7 和 C8 的神经根部是否有重叠接触的迹象。如果 C7 和 C8 的神经根活动度受限，可能需要进一步切除 C6 下关节面或 T1 上小关节平面。一旦畸形被纠正，检查神经监测信号以确保没有变化。

术中应该通过侧位 X 线评估矫正程度和颈椎的整体对齐情况，此时前后位的 X 线通常没有什么意义。强直性脊柱炎患者急性 C7 骨折导致的急性后凸，手术时前柱会楔形打开甚至通过骨折线移位。如果认为后路固定不充分，可以在闭合后路后将患者翻转为俯卧位，在截骨部位上下放置一个颈椎前路钢板，用 2 个或 2 个以上的螺钉固定。

如前所述，为了确保关节融合，通常在 C7 进行局部骨切除和自体骨移植，C6 和 T1 也常用。C7 的棘突在矢状面被劈开，沿着 C6 和 T1 棘突的两侧放置植入骨并固定、填补空隙。如果 C6 侧块与 T1 之间存在间隙，则上胸椎棘突可作为充足的局部自体骨来填补缺口。最后，可在 C6 和 T1 椎板上缺损处覆盖残留骨碎块、骨粉。后路手术的伤口闭合不良可导致各种并发症，包括血肿形成、术后感染、创面裂开、外观受损等不良后果。

逐层关闭软组织，重建正常解剖结构，最大限度减少死腔。若畸形矫正后冗余组织过多，可行椭圆形的全层皮肤切除以消除冗余组织。在适当的位置放外科引流，逐层关闭，充分止血。术后，患者可用硬颈托固定以促进骨融合。保持引流管通畅，直到 8 h 引流量少于 30 ml 再拔出。

病例报告

病史经过

患者为 50 岁女性，她有多次颈椎手术史和复杂的术后并发症，无其他基础疾病。患者在 7 年里颈椎接受了 5 次手术。首先，患者因为神经根症状接受了 C3-C4 和 C4-C5 的 ACDF 治疗。术后 2 年内效果良好，随后开始出现新发下位根性症状，并接受了 C5-C6 和 C6-C7 的 ACDF 治疗。术后由于疼痛和 C6、C7 神经根性症状，以及术后检查发现 C5-C6 和 C6-C7 处骨不连，为此，患者又接受了 C5-C6 和 C6-C7 的 ACDF 翻修。翻修术后，这两个水平骨不愈合持续存在，随后接受了颈合路固定术，在 C4-C5 和 C5-C6 做了颈合路手术。但患者术后仍然感到疼痛。2 年前患者行接受了从 C6 到 T2 的后路固定手术。

并发症

患者本次因骨不连和矢状面不稳定的并发症就

诊。患者自述疼痛情况无好转，于下颈和上斜方肌出现明显的疼痛。MRI 结果有伪影，但没有明显的神经系统损害。然而，患者 CT 扫描显示 C7-T1 和 T1-T2 没有愈合，但在 C3 到 C7 之间完全融合。X 线片显示患者的 C2-C7 SVA 向前倾斜增加，颈椎前凸减少（图 10.7 和图 10.8）。该情况在颈胸融合术后非常常见，在技术上不是一种并发症。除非手术医生非常小心地将颈胸椎置于正确的位置，否则 C2-C7 SVA 会向前倾斜，就像这位患者的情况一样。

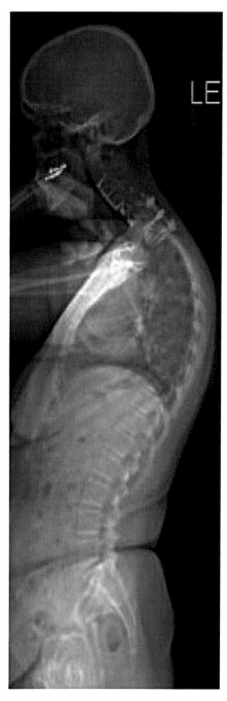

图 10.7　侧位 X 线片显示颈椎前凸减少，胸椎后凸增大

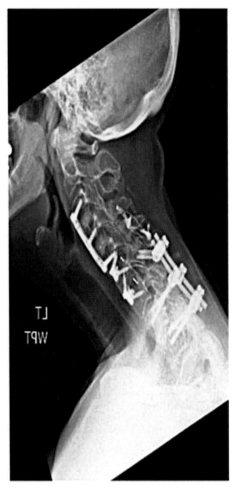

图 10.8　颈椎侧位 X 线片显示先前的颈椎内固定和颈矢状位错位，C2–C7 矢状轴增加

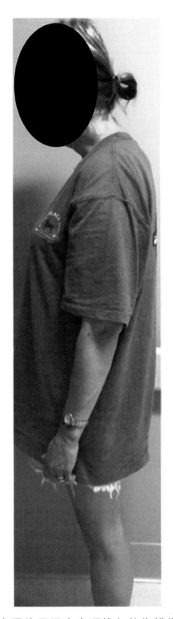

图 10.9　临床照片显示患者颈椎矢状位错位并颈部姿态"前倾"

体格检查提示，患者颈前部有多个手术瘢痕，后路有一条瘢痕，愈合良好。她只有 10° 的后伸度和向胸骨 2 指宽的屈曲度。她的颈椎矢状位序列明显改善（图 10.9）。患者双侧上下肢肌力 5 级，反射轻度增强，霍夫曼征呈阳性，手鱼际或鱼际下肌肉组织无萎缩，脚踝无阵挛或其他病理反射。患者在精细运动和平衡方面检查未见异常。

患者已经接受了多种非手术治疗，包括物理治疗和 3 次硬膜外类固醇注射，但效果均不明显。综合考虑患者年龄和并发症情况，我们计划实施手术。

手术干预

患者的手术包括颈椎前路截骨 C7-T1 及 T1-T2、T2-T3 颈椎前路椎间盘切除和融合。截骨手术完成后，我们把放在她头下的床单拿掉，通过手术医生下压前额，使脊柱前凸。如前所示，该手法可以实现适度的矫正。随后我们将患者转为俯卧位，切开、

从 C5 暴露至 T4 后，进行 C7 的 Smith-Petersen 截骨术，并进行 T1-T2、T2-T3 的 Ponte 截骨术，以及从 C5 到 T4 的后路翻修融合。我们使用棘突线缆将棘突挤压在一起，使得 C6 至 T4 的棘突间距离均小于 5～7 mm，否则如果棘突之间的距离大于 1 cm，患者将出现严重的后凸。作为棘突钢丝或线缆的替代方案，将螺钉置入需要挤压的椎板中，放入第三根固定棒。由于第三根棒和棘突钢丝／线缆均放置在离脊柱旋转中心较远的位置，它们通过较长的杠杆臂，施加了比在侧块和椎弓根螺钉上的固定棒更大的前倾力。事实上，该方法是防止这位女士在最初的颈胸椎内固定融合术中出现的后凸并发症的最佳方法。

术中侧位片显示她的颈胸线矫正良好，逐层关闭后路切口，深部留置引流管。患者拔管，苏醒后无并发症。患者术后第一天拔出后路引流管并顺利出院。术后 X 线显示颈椎对齐恢复良好（图 10.10）。

患者术后随访情况良好，神经系统无损伤，颈部疼痛几乎完全消失，而且随访中患者 X 线片和临床影像均显示患者颈椎畸形得到很好的矫正（图 10.10、图 10.11 和图 10.12 ）。

总结

颈椎矢状面、冠状面和轴向面畸形均有一定发病率，其中矢状面畸形的发病率明显更高。对于存在脊柱后凸症状或畸形进展的患者，应手术治疗。颈部的轴性痛和神经根性症状可能是手术治疗的适应证。对于重度颈胸段后凸畸形的患者，头下垂状态可作为手术干预的适应证[1-2]。

要点总结

- 在处理颈和颈胸椎畸形时，手术医生必须明确手术目标，并考虑畸形矫正程度。
- 手术目标应包括：矫正畸形、恢复平视、神经减压、生物力学结构完整、有足够的固定点、细致

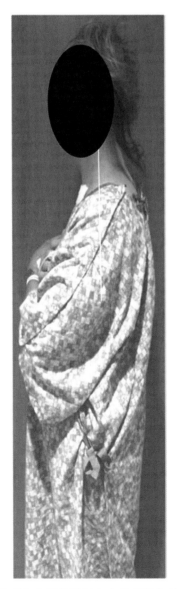

图 10.10　术后临床照片显示患者的颈椎矢状位恢复良好

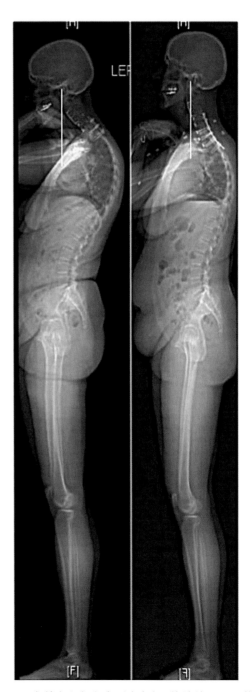

图 10.11　术前（左）和术后（右）X 线片片显示颈椎曲线明显改善，C2-C7 矢状垂直轴复位

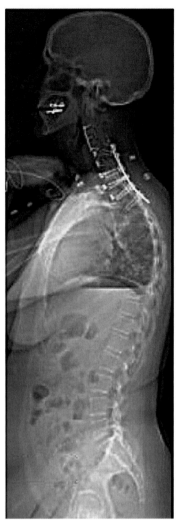

图 10.12　术后侧位 X 线片显示颈椎畸形矫正，颈部位置及视线水平改善

的关节融合术以防止假关节形成以及尽量减少手术并发症。

- 确保所有内固定的颈胸段棘突与相邻节段棘突之间的距离控制在小于 5～7 mm。如果棘突融合不佳，可能导致 C2-C7 SVA 后凸。
- 脊柱后凸的手术矫正在技术上难度大，但是矢状面矫正后，最终患者临床满意度显著提高 [10]。

（ Frank Valone Ⅲ, Lee A.Tan, Vincent Traynellis, K. Daniel Riew 著　程亚军 译　李小龙 审校 ）

参考文献

1. Etame AB, et al. Surgical management of symptomatic cervical or cervicothoracic kyphosis due to ankylosing spondylitis. Spine (Phila Pa 1976). 2008;33(16):E559–64. ISSN 1528-1159. Disponível em: https://www.ncbi.nlm.nih.gov/pubmed/18628698.

2. Etame AB, et al. Outcomes after surgery for cervical spine deformity: review of the literature. Neurosurg Focus. 2010;28(3):E14 . ISSN 1092-0684. Disponível em: https://www.ncbi.nlm.nih.gov/pubmed/20192659.

3. Gillis CC, Kaszuba MC, Traynelis VC. Cervical radiographic parameters in 1- and 2-level anterior cervical discectomy and fusion. J Neurosurg Spine. 2016;25(4):421–29. ISSN 1547-5646. Disponível em: https://www.ncbi.nlm.nih.gov/pubmed/27153148.

4. Han K, et al. Surgical treatment of cervical kyphosis. Eur Spine J. 2011;20(4):523–36. ISSN 1432-0932. Disponível em:https://www.ncbi.nlm.nih.gov/pubmed/20967471.

5. Hardacker JW, et al. Radiographic standing cervical segmental alignment in adult volunteers without neck symptoms. Spine (Phila Pa 1976). 1997;22(13):1472–80. discussion 1480. ISSN 0362-2436. Disponível em: https://www.ncbi.nlm.nih.gov/pubmed/9231966.

6. Harrison DE, et al. Cobb method or Harrison posterior tangent method: which to choose for lateral cervical radiographic analysis. Spine (Phila Pa 1976). 2000;25(16):2072–8. ISSN 0362-2436. Disponível em: https://www.ncbi.nlm.nih.gov/pubmed/10954638.

7. Kim HJ, Piyaskulkaew C, Riew KD. Anterior cervical osteotomy for fixed cervical deformities. Spine (Phila Pa 1976). 2014;39(21):1751–7. ISSN 1528-1159. Disponível em: https://www.ncbi.nlm.nih.gov/pubmed/24983938.

8. Pal GP, Sherk HH. The vertical stability of the cervical spine. Spine (Phila Pa 1976). 1988;13(5):447–9. ISSN 0362-2436. Disponível em: https://www.ncbi.nlm.nih.gov/pubmed/3187688.

9. Sasso RC, et al. Early reconstruction failures after multilevel cervical corpectomy. Spine (Phila Pa 1976). 2003;28(2):140–2. ISSN 1528-1159. Disponível em: https://www.ncbi.nlm.nih.gov/pubmed/12544930.

10. Scheer JK, et al. Cervical spine alignment, sagittal deformity, and clinical implications: a review. J Neurosurg Spine. 2013;19(2):141–59. ISSN 1547-5646. Disponível em: https://www.ncbi.nlm.nih.gov/pubmed/23768023.

11. Steinmetz MP, et al. Cervical deformity correction. Neurosurg. 2007:60(Suppl 1):S90–7. ISSN 1524-4040. Disponível em: https://www.ncbi.nlm.nih.gov/pubmed/17204892.

12. Tan LA, Straus DC, Traynelis VC. Cervical interfacet spacers and maintenance of cervical lordosis. J Neurosurg Spine. 2015;22(5):466–9. ISSN 1547-5646. Disponível em: https://www.ncbi.nlm.nih.gov/pubmed/25679233.

13. Tang JA, et al. The impact of standing regional cervical sagittal alignment on outcomes in posterior cervical fusion surgery. Neurosurg. 2012;71(3):662–9. discussion 669. ISSN 1524-4040. Disponível em: https://www.ncbi.nlm.nih.gov/pubmed/22653395.

14. Traynelis VC. Total subaxial reconstruction. J Neurosurg Spine. 2010;13(4):424–34. ISSN 1547-5646. Disponível em: https://www.ncbi.nlm.nih.gov/pubmed/20887139.

15. Vaccaro AR, et al. Early failure of long segment anterior cervical plate fixation. J Spinal Disord. 1998;11(5):410–5. ISSN 0895-0385. Disponível em: https://www.ncbi.nlm.nih.gov/pubmed/9811102.

16. Wollowick AL, Kelly MP, Riew KD. Pedicle subtraction osteotomy in the cervical spine. Spine (Phila Pa 1976). 2012;37(5):E342–8. ISSN 1528-1159. Disponível em: https://www.ncbi.nlm.nih.gov/pubmed/22366945.

第二篇
胸腰椎

第11章　青少年特发性胸椎侧凸后路手术并发症

引言

1975年，MacEwen等在脊柱侧凸研究会成员中进行调查并得出报告：在脊柱手术中，神经并发症的总体发生率为0.72%[1]。其中，永久性神经损伤占总病例的0.24%，可能与术中牵引以及Harrington棒放置时对脊柱的撑开有关。这项研究提高了人们对与畸形矫正相关的严重神经并发症的认识，并促进了术中神经生理监测（intraoperative neurophysiologic monitoring, IONM）的发展。

随着植入物类型的演变及对脊柱畸形矫正能力的提高，对神经损伤检测或者预测的技术水平也需要提高。在过去的50年中，我们进一步认识到麻醉剂、血压、矫形器械和矫正策略对脊髓功能的影响，也在IONM的有效实施方面取得了重大进展。越来越多的证据表明，多种模式IONM可以降低青少年特发性脊柱侧凸（adolescent idiopathic scoliosis, AIS）矫形术后暂时性和永久性神经功能缺失的发生率。

几十年来，术中唤醒试验常规用于畸形矫正手术患者的脊髓功能监测[2-3]。唤醒试验可以在特定时间内评估患者活动上下肢的运动能力，不需其他设备。然而，唤醒试验存在一定的相关风险，包括潜在的患者自行拔管、静脉通道拔除和空气栓塞[4-6]。此外，该测试仅评估大体运动功能，而没有评估特定肌群或肌力等级，并且其可靠性还取决于患者对该测试的理解以及配合[7]。有报道称唤醒试验也有假阴性的结果，患者在术后出现了在唤醒试验中没有检测到的神经功能缺失[8]。

踝阵挛检查也是评估脊髓功能完整性的一种方法，由Hoppenfeld等于1997年首次报道[9]。阵挛是由第一骶神经根介导的脊髓牵张反射，在正常清醒的患者中不会出现持续性阵挛。然而当患者从Guedel麻醉分期3期过渡到2期时，下运动神经元功能先于抑制性的上运动神经元功能恢复，使得脊髓功能完整的患者可以暂时地出现阵挛。患者从全身麻醉中苏醒后踝阵挛缺失预示存在脊髓损伤，据报道其有100%的敏感性和99.7%的特异性[9]；然而，在儿童群体中特异性并不高[10-11]。

在脊柱侧凸的手术中使用体感诱发电位（somatosensory-evoked potential, SSEP）来监测脊髓功能已有几十年的历史[12]。SSEP可以为脊髓背柱完整性提供特异性信息。SSEP对特定的、粗直径的、有髓鞘的周围神经给予刺激（最常见的是下肢的胫后和腓后神经，以及上肢的尺神经）。刺激后的电位信号经过内侧丘脑通路的脑干和丘脑核团中的突触，最终到达顶叶感觉运动皮质[13]。信号可以在外周被记录，检测点有上肢的欧勃氏点（位于锁骨上的胸锁乳突肌后缘）、下肢的腘窝（图11.1）、颈椎和头皮（图11.2）。监测每个节点信号的价值在于可以记录

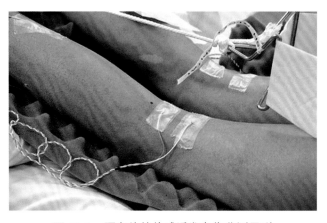

图11.1　腘窝处的体感诱发电位监测导联

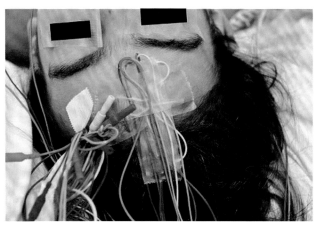

图11.2　既用于体感诱发电位监测，也用于经颅运动诱发电位监测的头皮导联

信号从起始点传导到顶叶感觉运动皮质终点的波幅和潜伏期。电位信号波幅降低 50% 或者潜伏期增加 10%（反应开始的时间），通常被认为是脊髓背柱功能异常有意义的改变，怀疑可能有神经损伤[7, 14-15]。SSEP 允许持续性地监测患者的神经功能，同时还能避免术中唤醒试验的相关风险[16-17]。大多数 AIS 患者以及超过 85% 的伴有神经轴异常的患者都能检测到 SSEP[18]。当经验丰富的脊髓监测团队在畸形矫正手术中使用 SSEP 来监测患者时，手术医生和麻醉师可以根据电位信号的变化，及时调整手术和麻醉方案，由此患者术后神经功能缺失的发生率明显降低[17, 19-22]。Bieber 等回顾了 275 例采用 SSEP 监测的后路脊柱融合术的患者，其中有 6 例患者在术中撑开时，SSEP 电位信号的潜伏期和（或）波幅有明显变化，当立即移除内固定后的 15 ~ 30 分钟内，信号变化消失，所有患者苏醒后无神经功能缺失[23]。由于 SSEP 提高了术中脊髓监测的能力和降低了术后患者发生神经功能缺失的风险，所以脊柱侧凸研究会于 1992 年发布了一项声明，宣布 SSEP 监测为脊柱畸形手术的处置标准[24]。

SSEP 监测存在一定的缺陷，限制了其单独使用。麻醉剂对 SSEP 监测质量有显著的影响，如卤代气体、一氧化二氮等[14, 25-26]。体温过低和低血压也会干扰 SSEP，低血压还会增加诱发脊髓缺血的风险[4, 7, 15, 27]。麻醉剂、低血压和失血可以增加信号的潜伏期和降低信号的幅度，但术后患者没有明显的神经功能障碍，从而导致 SSEP 的假阳性改变。虽然据报道 SSEP 监测的假阳性率高达 7%，但学者们如何定义神经监测结果的假阳性存在一定的差异[28-31]。一些学者认为没有术后神经功能障碍的任何 SSEP 信号改变都是假阳性。然而在手术过程中，一个显著的信号变化可能就会使医师调整手术和麻醉方案，由此很难区分 SSEP 信号的真阳性和假阳性改变，这一点是我们需要注意的。

SSEP 监测最大的局限性在于患者已有严重的神经功能缺失，但 SSEP 监测可能出现信号改变延迟或无信号改变的现象。有许多报告称，患者术后醒来时发现有神经功能障碍或者同时监测到的运动诱发电位（motor-evoked potential, MEP）发生了变化，但术中没有 SSEP 信号改变[16, 20, 26, 32-38]。Dawson 等对脊柱侧凸研究会和欧洲脊柱畸形协会的成员进行了调查并得出报告，在 364 例有神经功能缺陷的术后患者中，有 28% 的患者术中 SSEP 信号稳定[16]。此外，MEP 信号比 SSEP 信号更加敏感和及时。有

一项研究表明，有 65% 的患者在经颅运动诱发电位（transcranial motor-evoked potential, tcMEP）改变的情况下，SSEP 信号波幅和潜伏期没有发生改变；而当 SSEP 信号发生改变时，它们是在 tcMEP 信号发生改变后的 5 min（平均值）内才被监测到的[37]。

经颅运动诱发电位（tcMEP）可以直接监测脊髓的腹侧运动束的功能状态。tcMEP 对运动皮质的刺激可以通过头皮导线传导，并可以通过放置特定肌群的针来监测信号，其中位于上肢的肌群有骨间肌和拇短展肌，位于下肢的有股四头肌、胫骨前肌、比目鱼肌、小指展肌和蹈短展肌（图 11.3、图 11.4 和图 11.5）[7, 14-15, 39]。tcMEP 波幅的"显著改变"还没有被确切定义，有报道为 65% ~ 80% 的变化，或者报道建议采用有"全或无"的现象。当 tcMEP 信号有变化警示时，麻醉和手术医师就要考虑到对脊髓功能的干扰[7, 15]。

随着 tcMEP 监测的应用越来越广泛，目前已有许多关于 tcMEP 安全性和有效性的研究报道[32, 34, 36-44]。Noonan 等回顾了 134 例接受畸形矫正的 AIS 患者。

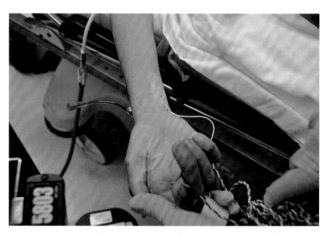

图 11.3　在手部放置的导联，用于术中监测拇短伸肌的经颅运动诱发电位（tcMEP）和尺神经（SSEP）

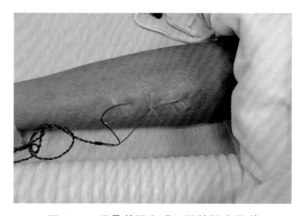

图 11.4　胫骨前肌和腓肠肌的肌肉导联

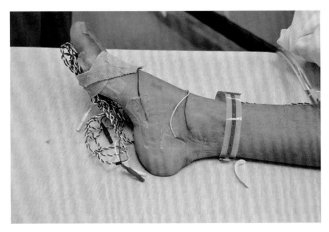

图 11.5　导联放置位置，其用于监测跨长伸肌（tcMEP）和胫后神经（SSEP）功能

术中同时进行 SSEP 和 tcMEP 监测的 5 名患者术后表现出神经功能损伤，5 名患者 tcMEP 信号都发生变化，其中伴随有 SSEP 信号变化的只有 4 名患者[45]。Feng 等回顾了使用 tcMEP 和 SSEP 联合监测的 176 例脊柱侧凸矫形患者，其中 11 例患者术后出现神经功能障碍，每一例在术中都出现 tcMEP 信号的改变，但只有 4 例 SSEP 信号在术中有改变。当 SSEP 和 tcMEP 信号均有变化时，SSEP 信号改变有延迟，平均延迟时间长达 15 min[40]。上述研究均未报道有 tcMEP 假阴性结果，即未发现患者在术中 tcMEP 信号改变的情况下，术后不会有神经功能缺陷[40, 44-45]。

尽管会有人担忧 tcMEP 的刺激会引起癫痫患者癫痫发作的可能，但是 tcMEP 的刺激阈值比癫痫阈值低 2 ~ 3 个数量级，而且关于癫痫患者接受 tcMEP 监测的报道中并没有出现术中癫痫发作的情况[43, 46]。tcMEP 最常见的并发症是咬舌，但目前可以通过咬合块来预防[43, 47]。

自 20 世纪 90 年代以来，神经源性运动诱发电位（neurogenic motor-evoked potentials, NMEP）被许多单位优先于 tcMEP 用作监测运动束的第一选择[18, 48-50]。NMEP 可通过三种方法刺激脊髓，分别是把导线置入棘突、通过硬膜外导联和经皮穿刺将导线置入颈椎板底部。Wilson-Holden 等在 50 例患者中比较了 NMEP 的这三种方法，发现硬膜外 NMEP 信号可以在所有患者中获得，88% 患者的信号贯穿全程可靠。棘突 NMEP 信号可在 96% 的患者获得，但只有 77% 的患者能够全程维持相关信号。经皮穿刺 NMEP 信号只能在 91% 的患者中获得，但当这些信号能够获得时，它们在术中比硬膜外和棘突 NMEP 信号更具

有可靠性[49]。

虽然 NMEP 最初被描述为腹侧运动束的一种监测方法，但研究表明 NMEP 是由逆行后柱感觉纤维的传导而来，而不是初级腹侧运动束的活动[39, 51-53]。如果单独使用 NMEP 或与 SSEP 联合使用，在没有信号变化的情况下，患者仍然存在腹侧运动束损伤的风险，这一点与 SSEP 类似[54]。另外根据报道，NMEP 监测的假阳性率也高达 27%[48, 55-56]。总体而言，大多数学者认为 tcMEP 对运动束的监测有很高的可靠性，因为 tcMEP 信号单纯地对运动束做评估，而 NMEP 信号是感觉束和运动束的聚合。尽管如此，一些大型中心机构也在继续使用 NMEP 和 SSEP 监测技术。

在术中脊髓功能监测上，SSEP 和 tcMEP 的联合使用具有高敏感性和高特异性，而肌电图（electromyographic, EMG）监测技术是监测神经根功能的唯一方法。这可以由连续自由运行肌电或刺激诱发（也称为触发）肌电来获得[7, 14-15]。无论是通过压迫还是牵拉所导致的神经根创伤，都会引起去极化，引起相关肌肉的兴奋性反应，同时我们可以用皮下电极针来记录这些信号[14]。上述的肌肉群包括上肢的三角肌、肱二头肌、肱三头肌和手内收肌，还有下肢的股内侧肌、股外侧肌、胫骨前肌、腓肠肌、跨长伸肌和肛周肌肉[15]。研究表明尽管自由运行肌电图对检测神经根损伤的敏感性较高，但特异性较低[57-59]。如果神经根受到慢性压迫，那么刺激阈值也可能随之增高，所以肌电图信号的可靠性就会相应降低[14-15, 60]。因此，在慢性神经根受压的情况下进行自由运行肌电监测的可靠性有待商榷。虽然刺激诱发所获得的肌电图仍然可以在慢性神经根受压的情况下使用，但神经根活动的阈值要基于患者自身的基线 EMG 值，而不是标准刺激阈值[15]。

刺激诱发肌电图应用于脊柱畸形手术在文献中被广泛报道。在刺激诱发肌电图的监测下，术者置入椎弓根螺钉，并用单极探头刺激每个螺钉。当螺钉位于皮质骨内时，相应神经根的去极化反应需要更大的直流电来触发。相反，当存在皮质骨破裂时，则较低的电流即可触发神经根去极化[7, 14-15, 61-62]。对于腰椎而言，如果去极化反应需要刺激电流大于 8 mA，则提示椎弓根螺钉的位置良好。若需要刺激电流为 4 mA 或更小，则提示椎弓根螺钉穿破皮质或者是与神经或硬脑膜直接接触[63]。Reidy 等研究分析了 17 例接受后路脊柱融合术患者的刺激诱发肌电图的结果，并且以 7 mA 作为判断椎弓根螺钉是否穿破皮质的阈值。所有患者术后均行 CT 扫描以评估螺钉

位置。将肌电图结果与 CT 评估结果作相关性分析，发现肌电图检测皮质穿破的敏感性为 50%，特异性为 85%[64]。当将刺激阈值提高到 11 mA 用于判断胸椎椎弓根螺钉皮质是否穿破时，刺激诱发肌电图的阴性预测值为 98%[65]。为了使诱发肌电图的结果更为可靠，要确保刺激探针与螺钉直接接触。若与软组织接触，则会人为地增加信号的阻抗，如果皮质穿破时会出现假阴性结果[66-67]。

2009 年，脊柱侧凸研究会发布了一份关于脊柱畸形手术术中应用神经监测的立场声明。鉴于大量的文献表明联合监测方法在监测潜在的神经损伤方面具有很高的敏感性和特异性，学会主张推荐神经生理监测作为监测和预防神经损伤的首选方法。虽然唤醒测试也可以使用，但是它应该作为一种辅助手段[68]。

病例报告

病例1

病例 1 为 14 岁男性患者，诊断为 AIS，未接受过治疗（图 11.6）。患者体健，无既往病史。肌力正常，感觉正常。腹壁反射在 4 个象限对称缺失，检查时无上运动神经元体征。X 线片提示 Lenke 2BN 侧凸，矢状面 X 线示胸椎前凸（图 11.7）。全脊柱

MRI 检查提示脊柱和脑干正常。鉴于患者的曲度大小和骨骼成熟度考虑，不建议采用支具治疗。随访的 X 线片提示患者畸形有进展，建议手术治疗（图 11.8）。

在手术过程中，基线 SSEP、棘突 NMEP 和 tcMEP 信号均正常。在 T2 到 T12 左右两侧椎弓根螺钉置钉过程中，监测信号没有发生改变。先置入左侧棒，然后进行旋棒以对主胸弯进行初步矫正。置入右侧棒之后，通过右侧的牵张和左侧的压缩，近胸弯得到矫正。手术操作至此，双侧下肢的 tcMEP 信号完全丢失（图 11.9）。另外，NMEP 信号的波幅与基线相比下降了 81%，SSEP 信号的波幅下降了 50% 以上。患者体温正常、氧合良好，平均动脉压（MAP）全过程持续大于 60 mmHg。鉴于监测信号严重且持续地丢失，术者移除左右两侧的棒。tcMEP 随即得到改善，并在脊髓牵张力释放几分钟后基本恢复到基线水平（图 11.9）。接下来决定对患者进行原位融合。患者神经监测信号之后没有进一步的改变，醒来后无神经功能障碍。

患者术后的临床病程较为简单。在住院期间和后续每次随访中，患者所有肌力正常，每个皮节感觉良好。手术后 6 周，患者回到学校学习。术后 2 年，患者无疼痛史，未表现出神经功能障碍（图 11.10）。X 线片显示术中矫形得到了很好的维持，未发现植入物的失败或侧凸的进展（图 11.11）。

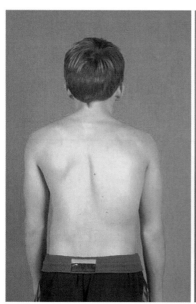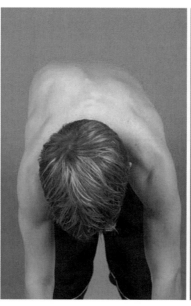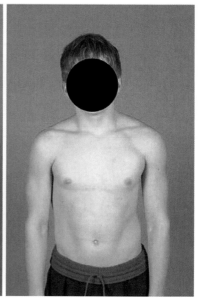

图 11.6　病例 1 术前的临床照片

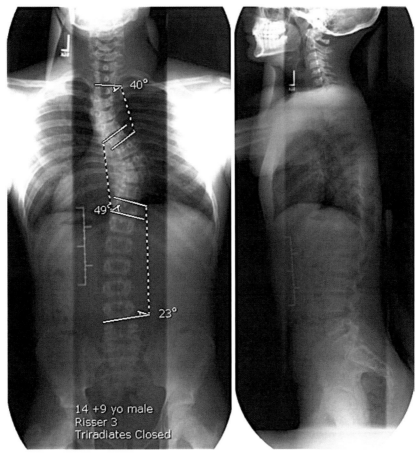

图 11.7　病例 1 术前最初的胸腰椎正位和侧位 X 线片

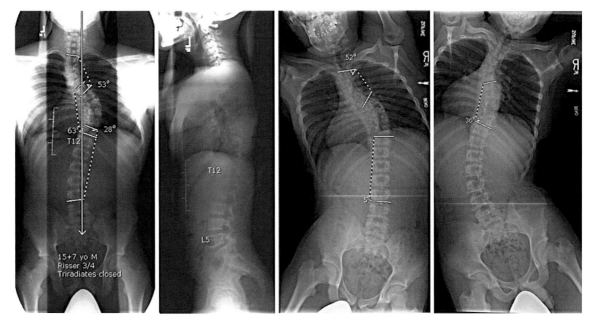

图 11.8　病例 1 术前即刻的脊柱全长正侧位 X 线片和屈曲位 X 线片

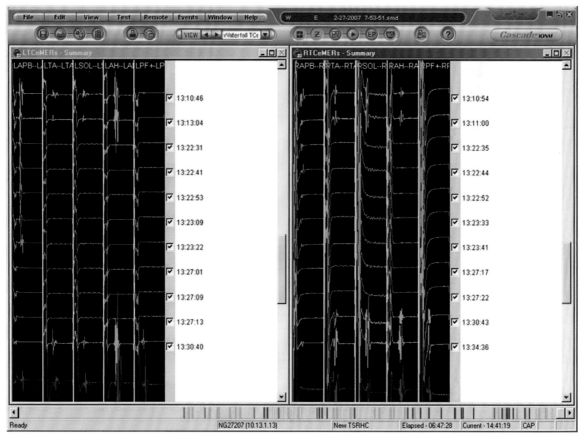

图 11.9 术中的经颅运动诱发电位（tcMEP）波形，在 13:10:46 和 13:13:04 时的绿色信号表明该患者目前的 tcMEP 振幅在基线值的 50% 范围内。在 13:22:31 时，双侧下肢的 tcMEP 信号突然丢失，直到 13:30:43 时，信号才恢复到基线水平，此时患者的内固定棒已经移除，重新进行基线监测。由于在曲线矫正时信号迅速恢复，所以决定继续进行原位融合手术，并且之后的手术进程中信号保持稳定

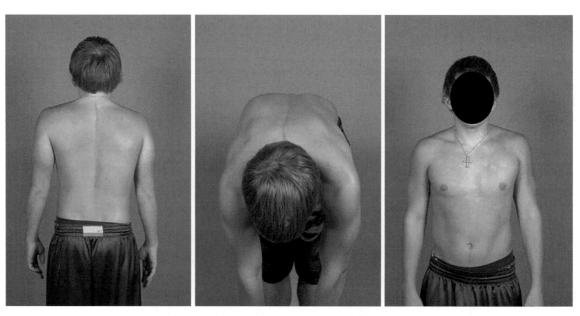

图 11.10 病例 1 胸腰椎术后 2 年的临床照片

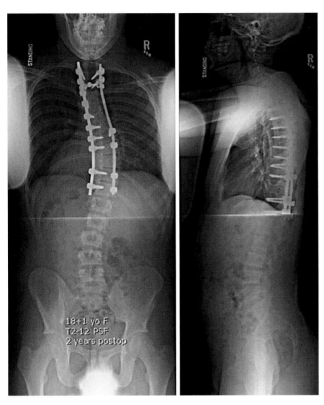

图 11.11 病例 1 术后 2 年的胸腰椎正位和侧位 X 线片

病例2

病例 2 在 11 岁时在学校筛查出脊柱侧凸。患者有左胸痛、背痛和沿着左胸壁的灼烧样疼痛病史。当患者行走时间过长时，下肢感觉逐渐异常。患者否认运动无力、失去平衡性或协调性，否认大小便失禁或会阴感觉异常。在检查中发现患者右躯干明

显倾斜，前倾测试可见右胸廓巨大隆起（图 11.12 ）。患者所有肌群肌力正常，所有的胸、腰和骶部皮肤体感觉良好，深肌腱反射正常，腹壁反射对称。患者无上运动神经元的体征，无异常的胎记或脊柱闭合不全的皮肤表现。X 线片提示 Lenke 4AN 侧凸（图 11.13 ）。考虑到患者有疼痛和间歇性感觉异常的病史，请神经科医师会诊并进行全脊髓和大脑的 MRI 检查。MRI 显示额叶和顶叶白质中存在非特异性胶质增生。根据放射学和神经病学分析，这种变化与子宫内 CMV 感染的变化相一致。没有证据表明有椎管内神经轴异常或 Chiari 畸形。

我们与患者家属讨论了手术治疗，家属表示需要时间考虑手术风险和治疗获益。当我们对患者进行随访时，患者右主胸弯进展至 103°（图 11.14 ）。考虑到侧凸的大小和僵硬性，我们建议在胸腔镜下对 T6-T12 进行前路松解，然后行 T2-L3 脊柱后路融合术。

手术时，患者取俯卧位。通过 Mayfield 弓进行牵引，同时在髂嵴周围进行皮肤牵引。在两腿各牵引 15 磅下，我们测得 SSEP 和 tcMEP 信号基线，且信号稳定。分别在 T6-T7、T7-T8、T8-T9 和 T9-T10 行胸腔镜椎间盘切除术。保留各椎体的节段血管完整。在完成 T9-T10 椎间盘切除术后，双下肢的 tcMEP 信号丢失（图 11.15 ）。SSEP 信号也同样减弱。患者血压为 60/40 mmHg，平均动脉压为 50 mmHg。在后续 30 min 内，血压上升到 100/70 mmHg，同时右下肢的 tcMEP 信号有微小变化，提示信号恢复可能。左下肢的 tcMEP 信号保持低平（图 11.15 ）。

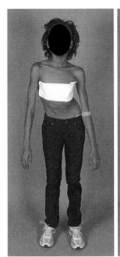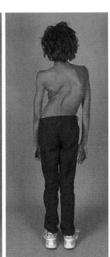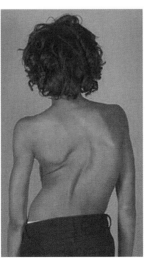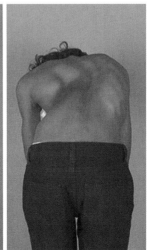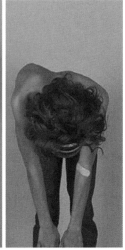

图 11.12 病例 2 术前的临床照片，注意到患者有明显的右侧躯干偏移以及前倾测试时的胸椎凸起（照片由德克萨斯苏格兰礼仪医院提供）

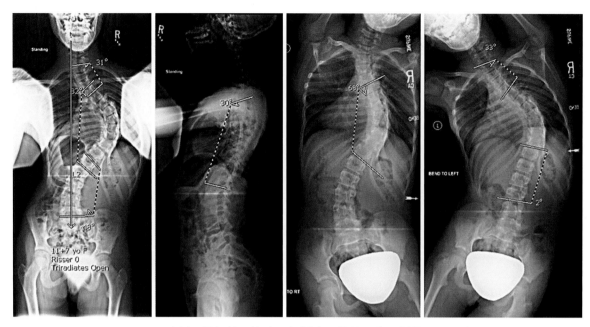

图 11.13 病例 2 最初的 X 线片，包括胸腰椎的正位、侧位和屈曲位片

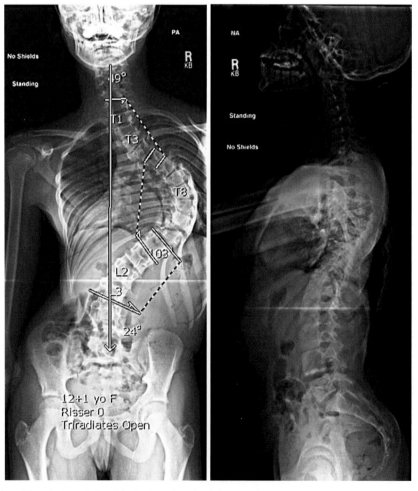

图 11.14 病例 2 术前即刻 X 线片，注意到患者的主胸弯幅度较大和躯干偏移，在全脑干和脊柱的 MRI 检查中未发现椎管内神经系统异常的证据

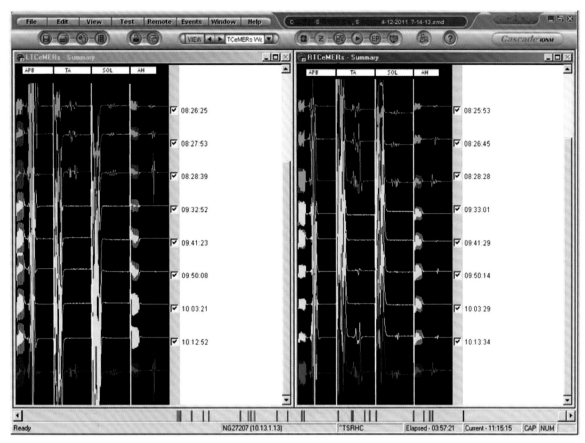

图 11.15　病例 2 在前路胸腔镜下减压过程中的术中 tcMEP 信号。考虑到患者脊柱畸形的度数、僵硬度以及明显的平背畸形，建议采用前路减压和后路脊柱内固定与融合的组合治疗。基线信号稳定。然而，在 09:32:52 时，双下肢 tcMEP 信号完全丢失，这发生在 T8-T9 椎间盘切除手术完成时。术中处理低血压，到 10:13:34 时，右胫骨前肌、比目鱼肌和蹈趾展肌的信号略有改善。右下肢 tcMEP 信号未见变化。手术终止，计划后续再进行后路手术。患者在手术室内苏醒，并能够活动所有肢体。术后患者肌群肌力恢复，所有脊神经节区域的感觉完好

SSEP 信号没有明显恢复。我们决定结束手术，放置胸管引流，冲洗并关闭切口。患者醒后无神经功能障碍。

患者术后第 1 天进行 MRI 检查，未见鞘内异常。患者临床表现良好，主要肌群肌力正常，双侧胸椎和腰椎支配区皮肤感觉良好，无上运动神经元的体征。患者术后第 2 天拔除胸管，第 3 天出院回家。

前路松解约 4 周后，患者回来继续接受手术：T2-L3 行后路脊柱融合术，T6-T7、T7-T8、T8-T9、T9-T10 和 T10-T11 行 Ponte 截骨术。手术期间，患者平均动脉压维持在 70 mmHg 以上。在手术全过程中，SSEP 和 tcMEP 信号基线保持不变（图 11.16）。患者醒来时无神经功能障碍。

第二次手术后患者恢复良好。术后 2 年随访，患者无背部疼痛和主观感觉异常，主要肌群肌力正常，胸腰部皮肤感觉良好。临床和影像学的评估都显示患者手术矫形维持良好，无证据提示内植物失败或弯曲进展（图 11.17 和图 11.18）。

讨论

术中脊髓监测信号改变有很多潜在原因。信号改变可以反映畸形矫正过程中的内固定直接机械损伤或牵拉损伤，主要是由脊髓的血流量减少造成。通过植入物重置或牵拉的去除可以使信号振幅或潜伏期恢复到基线水平，这已经被广泛报道[32, 34, 40, 48, 69]。体温过低、长时间的低血压和失血可能是脊髓缺血的诱因，也可能是脊髓缺血的唯一原因[45]。了解每种麻醉药物对神经生理监测模式的影响有助于麻醉、神经生理和外科手术团队在术前做好准备，以便在整个手术过程中可靠地进行术中监测[17, 70-71]。

团队的工作是 AIS 手术安全必不可少的，发生监测信号变化（SSEP 潜伏期增加 10% 或波幅减少 50%，tcMEP 波幅减少 65%）的应对预案也很重要。

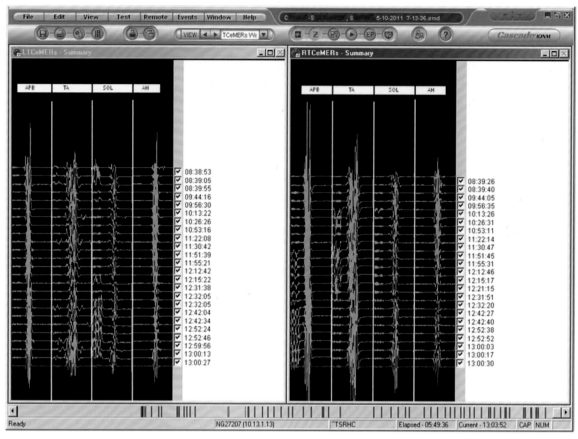

图 11.16 病例 2 在脊柱后路内固定植入融合手术中的 tcMEP 信号。在前路减压术后约 4 周，患者接受 T2-L3 的脊柱后路内固定与融合手术，其中 T6-T11 进行了 Ponte 截骨术。整个手术过程中 tcMEP 信号保持稳定，患者苏醒后神经功能完好

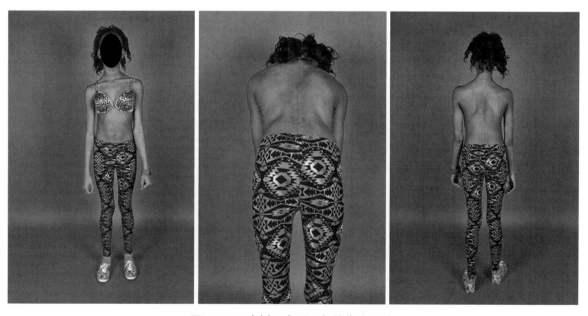

图 11.17 病例 2 术后 2 年的临床照片

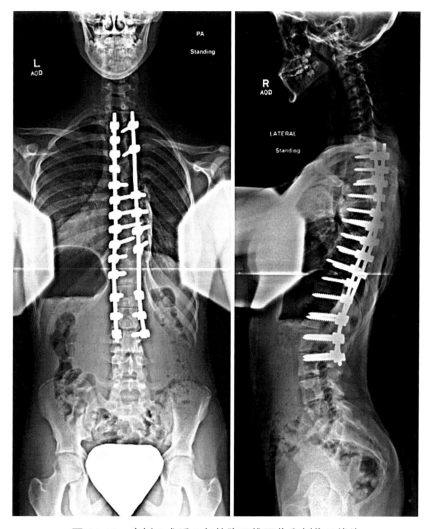

图 11.18　病例 2 术后 2 年的胸腰椎正位和侧位 X 线片

应对方案应包括以下措施[4, 7, 14-15]：

（1）确定是否有技术故障，如电极错位。

（2）排除麻醉相关因素，包括吸入性麻醉药和（或）肌松剂的使用。

（3）将平均心房压提高到 80 mmHg 以上。考虑使用血液制品替代晶体进行复苏，既可以补充患者的血压，又可以提高到达脊髓的携氧能力。

（4）增加吸入氧气的浓度。

（5）反向操作内固定的最后几个步骤（反向操作任何撑开或矫正，移除最后置入的椎弓根螺钉，松开术中所有的牵引）。

（6）保暖患者（比如房间保暖、用温生理盐水冲洗伤口）。

（7）检查血红蛋白和血细胞比容，必要时输血治疗术中贫血。

（8）实验室检查排除代谢异常。

（9）可以选择（A）进行术中唤醒测试或（B）完成所有手术矫正操作并关闭切口，在患者清醒后进行常规神经学评估，并计划在适当时间返回手术室。

为了更好地恢复信号，上述许多步骤可以同时执行。此外，为了能够制订和提供及时的应对方案，我们应了解神经生理信号是如何发生改变的，这一点也很重要。例如，使得上肢和下肢 tcMEP 信号振幅均匀降低的综合原因有麻醉剂、低体温和（或）低血容量及低氧血症。在上肢的监测信号保持在基线水平下，若双下肢或任意一肢监测信号发生局部改变，那么可能提示脊髓存在局部损伤或即将发生损伤[44]。在术后出现神经功能缺损的患者中，SSEP 信号改变同时没有 tcMEP 信号改变的情况并不常见。然而，tcMEP 信号改变而同时 SSEP 信号没有消失改变被诸多文献报道，这种情况需要考虑是否有脊髓功能损伤的可能[16, 20, 26, 32-34, 36-38]。

在我们单位，术中神经生理监测是脊柱手术的关键组成部分。对于 AIS 病例，目前我们都使用连续的 SSEP 和 tcMEP 进行监测。我们的神经生理专家在 NMEP 方面也有丰富的经验。一些手术医生还会使用 NMEP 信号监测作为 SSEP/tcMEP 的补充。我们通常不会使用刺激诱发的肌电图来判断螺钉置入的准确性，但会在特定的情况下使用自发性肌电图，例如在治疗腰椎滑脱时，尤其是在滑脱复位过程。

我们的神经生理专家会将监测数据投影到手术区域的视频屏幕上，使整个医疗团队在手术全过程中可以看到整个信号记录（图 11.19）。神经生理专家和手术团队之间可以公开讨论，提高了对监测信号变化的认识和反应能力。这对于手术医生进行复杂重建时尤其重要，特别是在全椎体切除过程中，主要原因有三个。首先，全椎体切除过程非常复杂，这是技术人员不容易识别的重要步骤。其次，IONM 发生显著改变的概率高达 30%，需要整个手术团队的快速应对。当发生这种改变时，要更容易识别出功能的恢复。最后，什么才算是 tcMEP 的重要信号改变还没有被完全定义，而微小的信号改变也可能很重要，手术医生对微小改变的应对可能至关重要。

正如手术团队可以在手术全程看到神经监测信号数据一样，手术室也作相关配置使得神经生理专家可以观察手术（图 11.20）。我们的神经生理专家手术全程都在手术室里，并能在视频投影屏幕上观看手术，便于他们记录手术的每个步骤。如果监测数据发生变化，生理学家便能回读信号改变之前操作的精确记录。

术中神经监测信号的变化对手术团队来说压力十分巨大。这时需要团队立即协作起来，想办法采取必要的步骤来阻止并逆转这些改变，以防止永久性的神经损伤。为了确保信号变化时所有正确的措施都按照有效的方式来执行，最好方法是制订一套应对任何神经监测变化的方案。在我们单位，将脊柱畸形手术医生编制的清单分发给术者、麻醉、护理、神经病学和神经生理学的工作人员，以便参与手术的每一名成员都知道并理解在术中发生神经监测信号变化时的方案措施 [7, 68]。操作方案张贴在每个手术套间中，以便循回护士或其他手术团队成员可以立即查看，并确认对患者采取了所有正确的处置步骤（图 11.21）。

在极少数情况下，通过标准措施无法改善神经生理监测信号的变化，这时我们倾向于关闭切口，并在患者苏醒后对其进行全面的神经功能评估。我们感觉术中唤醒试验对于评估患者实际神经功能有

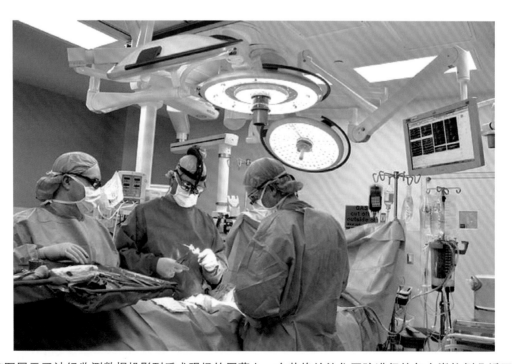

图 11.19　该图展示了神经监测数据投影到手术现场的屏幕上。在苏格兰礼仪医院进行的每个脊柱侧凸矫正手术中，术中神经监测数据会投影到一个视频屏幕上，手术医生可以自如地观察实时情况。这使得手术团队和神经监测团队能够同时观察 SSEP 或 tcMEP 信号的任何变化。我们认为手术医生直接参与术中神经监测有助于保持手术团队和神经监测团队之间良好的沟通交流，从而更好识地别和处理任何信号的变化（照片由德克萨斯苏格兰礼仪医院提供）

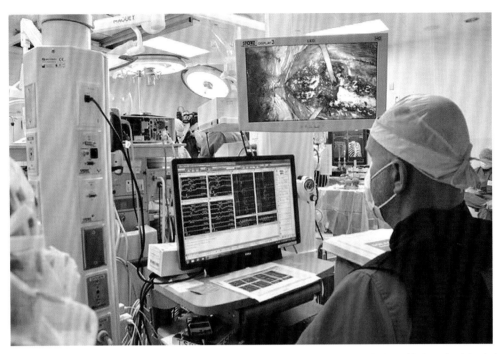

图 11.20　该图展示了在一例复杂脊柱畸形矫正手术中的神经监测。神经生理学专家在整个手术过程中都在手术室内。图中所示的计算机屏幕投影了当前手术的 SSEP 数据（左侧）和 tcMEP 数据（右侧）。一个投影手术的视频屏幕和信号屏幕一同放置在神经生理学专家面前，这样神经生理学专家可以跟随手术进程，监测和记录每个步骤的信号变化。这些记录显示在计算机屏幕的底部（照片由德克萨斯苏格兰礼仪医院提供）

脊柱稳定患者对 IONM 变化的反应检查表

控制房间环境	麻醉 / 系统状况	技术 / 神经生理学	外科
·术中暂停 - 停止病例并通知病房 ·消除不必要的外界刺激（如音乐、对话等） ·召集主治麻醉医生、高级神经生理学专家和有经验的护士 ·如果术中/术后成像不能立即可用，需要预测其需求	·优化 　·平均动脉压（MAP） 　·血红蛋白 　·血液 pH/pCO_2 ·寻求正常体温 ·与主治麻醉师探讨是否需要进行唤醒测试	·麻醉药现状探讨 ·检查神经肌肉阻滞程度和麻痹程度 ·检查电极和连接 ·确定信号变化的模式和时间 ·检查肢体/颈部位置：检查肢体位置，尤其是单侧信号丢失时	·讨论信号丢失前的事件和操作，并考虑反向操作，例如 　·移除牵引力（如适用） 　·减少或去除牵引力或其他矫正力 　·去除矫形棒 　·去除螺钉/探针探钉道 ·评估是否存在脊髓压迫，检查截骨术/椎板切除术部位 ·术中/围术期成像（O 臂、荧光、X 线）评估植入物
	麻醉 / 系统		
	·重新审视系统性因素，并确认这些因素已得到优化 ·唤醒试验 ·咨询同事 ·继续手术或分期进行 ·考虑使用静脉类固醇方案：例如第 1 h 内给予 30 mg/kg 甲泼尼龙，然后剩下 23 h 内 5.4 mg/(kg·h)		

图 11.21　该图展示了苏格兰礼仪医院对于如何应对神经监测变化的操作规程。这张图表张贴在每个手术室里。当术中神经监测发生变化时，手术室内的护士会大声宣读每一步。该操作规程按照逐步的方式进行，以尽可能高效地恢复患者的神经监测信号到基线水平（图片由德克萨斯苏格兰礼仪医院提供）

限，无法提供足够的信息让我们轻松地继续手术。当手术期间神经生理监测出现持续性的信号变化时，尽管有纠正措施，我们还是会关闭切口并唤醒患者。在这些情况下，我们会在手术后请神经科会诊，同时对患者进行脊柱 MRI 或 CT 扫描检查，以全面了解患者术后的神经状态和寻找信号变化的潜在原因。是否保留螺钉是一个困难的决定，这取决于信号显著变化的时机、置钉的难度以及评估螺钉位置的影像学。一般情况下，如果对螺钉位置有任何顾虑，尤其是要计划进行 MRI 检查时，应拔除螺钉。患者何时再次接受手术治疗取决于患者的神经状况和临床病程。在这些情况下，我们会与患者的父母和（或）监护人对决策进行充分的沟通，让他们理解和参与治疗决策，为孩子的最大获益而共同努力。

此外，对于在术后患者出现神经功能缺失的罕见情况，我们有一套应对方案。这套方案在整个手术和护理人员中人手一份，复苏室、观察病房以及住院病房都会张贴出来（图 11.22）。这样做的目的是让我们的工作人员能够有效地应对术后患者出现任何新的神经功能缺失。

图 11.22　该图展示了术后运动功能减退检查表。这一操作规程将分发给全院工作人员，并张贴在术后恢复室和一般住院病房。类似于术中神经监测操作规程，当患者在术后出现新发的神经系统症状时，一份干预操作规程的清单可以让整个患者护理团队以协调、高效的方式行动，对问题作出响应并逆转症状（图片由德克萨斯苏格兰礼仪医院提供）

我们认为多模式的术中监测技术联合已建立的术中信号变化和术后神经功能缺失应对方案，使我们能够及时采取相应的对策，将患者永久性神经损伤的风险降至最低。

（Elizabeth W. Hubbard, Daniel J. Sucato 著

陈绍丰 译　魏显招 审校）

要点总结

- 随着我们矫正脊柱畸形能力的提高，预防和监测脊髓损伤已成为患者治疗的重要组成部分。
- 使用 SSEP 和 tcMEP 进行联合监测，无论是否使用辅助肌电图，使得手术团队可以在畸形矫正的过程中实时监测脊髓的感觉和运动功能。
- 一套对术中和术后神经功能变化的应对方案，有助于手术、麻醉和护理团队有效地采取相应措施，以最大限度地降低患者永久性神经损伤的风险。

参考文献

1. MacEwen GD, Bunnell WP, Sriram K. Acute neurological complications in the treatment of scoliosis. A report of the Scoliosis Research Society. J Bone Joint Surg Am. 1975;57(3):404–8.
2. Vauzelle C, Stagnara P, Jouvinroux P. Functional monitoring of spinal cord activity during spinal surgery. Clin Orthop Relat Res. 1973;93:173–8.
3. Hall JE, Levine CR, Sudhir KG. Intraoperative awakening to monitor spinal cord function during Harrington instrumentation and spine fusion. Description of procedure and report of three cases. J Bone Joint Surg Am. 1978;60(4):533–6.
4. Pahys JM, Guille JT, D'Andrea LP, et al. Neurologic injury in the surgical treatment of idiopathic scoliosis: guidelines for assessment and management. J Am Acad Orthop Surg. 2009;17(7):426–34.

5. McCarthy RE, Lonstein JE, Mertz JD, et al. Air embolism in spinal surgery. J Spinal Disord. 1990;3(1):1–5.

6. Wills J, Schwend RM, Paterson A, et al. Intraoperative visible bubbling of air may be the first sign of venous air embolism during posterior surgery for scoliosis. Spine (Phila Pa 1976). 2005;30(20):E629–35.

7. Branigan TD, Roach JW. Principles of, indications for and responses to changes in neuromonitoring. Scoliosis Research Society E-Text: The Primary Resource for Education in the Field of Spine Deformity Care. Milwaukee: Scoliosis Research Society; 2015.

8. Ben-David B, Taylor PD, Haller GS. Posterior spinal fusion complicated by posterior column injury. A case report of a false-negative wake-up test. Spine (Phila Pa 1976). 1987;12(6):540–3.

9. Hoppenfeld S, Gross A, Andrews C, et al. The ankle clonus test for assessment of the integrity of the spinal cord during operations for scoliosis. J Bone Joint Surg Am. 1997;79(2):208–12.

10. Ewen A, Bart BB, Goresky GV. The ankle clonus test for assessment of the integrity of the spinal cord during operations for scoliosis. J Bone Joint Surg Am. 1999;81(7):1044.

11. Ewen A, Cox RG, Davies SA, et al. The ankle clonus test is not a clinically useful measure of spinal cord integrity in children. Can J Anaesth. 2005;52(5):524–9.

12. Nash CL Jr, Lorig RA, Schatzinger LA, et al. Spinal cord monitoring during operative treatment of the spine. Clin Orthop Relat Res. 1977;126:100–5.

13. Purves D. Neuroscience. 4th ed. Sunderland: Sinauer; 2008.

14. Devlin VJ, Schwartz DM. Intraoperative neurophysiologic monitoring during spinal surgery. J Am Acad Orthop Surg. 2007;15(9):549–60.

15. Auerbach JD, Samdani AF, Dormans JP. Electrophysiological monitoring. In: Newton PO, O'Brien MF, Shufflebarger HL, Betz RR, Dickson RA, Harms J, editors. Idiopathic scoliosis. New York: Thieme; 2010.

16. Dawson EG, Sherman JE, Kanim LE, et al. Spinal cord monitoring. Results of the Scoliosis Research Society and the European Spinal Deformity Society survey. Spine (Phila Pa 1976). 1991;16(8 Suppl):S361–4.

17. Nuwer MR, Dawson EG, Carlson LG, et al. Somatosensory evoked potential spinal cord monitoring reduces neurologic deficits after scoliosis surgery: results of a large multicenter survey. Electroencephalogr Clin Neurophysiol. 1995;96(1):6–11.

18. El-Hawary R, Sucato DJ, Sparagana S, et al. Spinal cord monitoring in patients with spinal deformity and neural axis abnormalities: a comparison with adolescent idiopathic scoliosis patients. Spine (Phila Pa 1976). 2006;31(19):E698–706.

19. Epstein NE, Danto J, Nardi D. Evaluation of intraoperative somatosensory-evoked potential monitoring during 100 cervical operations. Spine (Phila Pa 1976). 1993;18(6):737–47.

20. Dinner DS, Luders H, Lesser RP, et al. Intraoperative spinal somatosensory evoked potential monitoring. J Neurosurg. 1986;65(6):807–14.

21. Forbes HJ, Allen PW, Waller CS, et al. Spinal cord monitoring in scoliosis surgery. Experience with 1168 cases. J Bone Joint Surg Br. 1991;73(3):487–91.

22. Lubicky JP, Spadaro JA, Yuan HA, et al. Variability of somatosensory cortical evoked potential monitoring during spinal surgery. Spine (Phila Pa 1976). 1989;14(8):790–8.

23. Bieber E, Tolo V, Uematsu S. Spinal cord monitoring during posterior spinal instrumentation and fusion. Clin Orthop Relat Res. 1988;229:121–4.

24. Scoliosis research society position statement. Somatosensory evoked potential monitoring of neurologic spinal cord function during spinal surgery. Milwaukee: Scoliosis Research Society; 1992.

25. Yamada T, Yeh M, Kimura J. Fundamental principles of somatosensory evoked potentials. Phys Med Rehabil Clin N Am. 2004;15(1):19–42.

26. Helmers SL, Hall JE. Intraoperative somatosensory evoked potential monitoring in pediatrics. J Pediatr Orthop. 1994;14(5):592–8.

27. Strahm C, Min K, Boos N, et al. Reliability of perioperative SSEP recordings in spine surgery. Spinal Cord. 2003;41(9):483–9.

28. Chatrian GE, Berger MS, Wirch AL. Discrepancy between intraoperative SSEP's and postoperative function. Case report. J Neurosurg. 1988;69(3):450–4.

29. Hermanns H, Lipfert P, Meier S, et al. Cortical somatosensory-evoked potentials during spine surgery in patients with neuromuscular and idiopathic scoliosis under propofol-remifentanil anaesthesia. Br J Anaesth. 2007;98(3):362–5.

30. Ryzhova OE, Tikhodeev SA, Vishnevskii AA, et al. Evaluation of the capacities of neurophysiological intraoperative monitoring in reconstructive surgery on the vertebral column. Zh Vopr Neirokhir Im N N Burdenko. 2003;1(1):27–31; discussion -2.

31. Tsai TM, Tsai CL, Lin TS, et al. Value of dermatomal somatosensory evoked potentials in detecting acute nerve root injury: an experimental study with special emphasis on stimulus intensity. Spine (Phila Pa 1976). 2005;30(18):E540–6.

32. Pastorelli F, Di Silvestre M, Plasmati R, et al. The prevention of neural complications in the surgical treatment of scoliosis: the role of the neurophysiological intraoperative monitoring. Eur Spine J. 2011;20(Suppl 1):S105–14.

33. Ginsburg HH, Shetter AG, Raudzens PA. Postoperative paraplegia with preserved intraoperative somatosensory evoked potentials. Case report. J Neurosurg. 1985;63(2):296–300.

34. Hilibrand AS, Schwartz DM, Sethuraman V, et al. Comparison of transcranial electric motor and somatosensory evoked potential monitoring during cervical spine surgery. J Bone Joint Surg Am. 2004;86-A(6):1248–53.

35. Lesser RP, Raudzens P, Luders H, et al. Postoperative neurological deficits may occur despite unchanged intraoperative somatosensory evoked potentials. Ann Neurol. 1986;19(1):22–5.

36. Pelosi L, Lamb J, Grevitt M, et al. Combined monitoring of motor and somatosensory evoked potentials in orthopaedic spinal surgery. Clin Neurophysiol. 2002;113(7):1082–91.

37. Schwartz DM, Auerbach JD, Dormans JP, et al. Neurophysiological detection of impending spinal cord injury during scoliosis surgery. J Bone Joint Surg Am. 2007;89(11):2440–9.

38. de Haan P, Kalkman CJ. Spinal cord monitoring: somatosensory- and motor-evoked potentials. Anesthesiol Clin North Am. 2001;19(4):923–45.

39. Macdonald DB. Intraoperative motor evoked potential monitoring: overview and update. J Clin Monit Comput. 2006;20(5):347–77.

40. Feng B, Qiu G, Shen J, et al. Impact of multimodal intraoperative monitoring during surgery for spine deformity and potential risk factors for neurological monitoring changes. J Spinal Disord Tech. 2012;25(4):E108–14.

41. Glassman SD, Zhang YP, Shields CB, et al. Transcranial magnetic motor-evoked potentials in scoliosis surgery. Orthopedics. 1995;18(10):1017–23.

42. Luk KD, Hu Y, Wong YW, et al. Evaluation of various evoked potential techniques for spinal cord monitoring during scoliosis surgery. Spine (Phila Pa 1976). 2001;26(16):1772–7.

43. MacDonald DB. Safety of intraoperative transcranial electrical stimulation motor evoked potential monitoring. J Clin Neurophysiol. 2002;19(5):416–29.

44. MacDonald DB, Al Zayed Z, Khoudeir I, et al. Monitoring scoliosis surgery with combined multiple pulse transcranial electric motor and cortical somatosensory-evoked potentials from the lower and upper extremities. Spine (Phila Pa 1976). 2003;28(2):194–203.

45. Noonan KJ, Walker T, Feinberg JR, et al. Factors related to false- versus true-positive neuromonitoring changes in adolescent idiopathic scoliosis surgery. Spine (Phila Pa 1976). 2002;27(8):825–30.

46. Salem KM, Goodger L, Bowyer K, et al. Does transcranial stimulation for motor evoked potentials (TcMEP) worsen seizures in epileptic patients following spinal deformity surgery? Eur Spine J. 2015;25:3044–8.

47. Schwartz DM, Dormans JP, Drummond DS, et al., editors. Transcranial electric motor evoked potential monitoring during spine surgery: is it safe? Edinburg: Scoliosis Research Society; 2007.

48. Padberg AM, Wilson-Holden TJ, Lenke LG, et al. Somatosensory- and motor-evoked potential monitoring without a wake-up test during idiopathic scoliosis surgery. An accepted standard of care. Spine (Phila Pa 1976). 1998;23(12):1392–400.

49. Wilson-Holden TJ, Padberg AM, Parkinson JD, et al. A prospective comparison of neurogenic mixed evoked potential stimulation methods: utility of epidural elicitation during posterior spinal surgery. Spine (Phila Pa 1976). 2000;25(18):2364–71.

50. Pereon Y, Bernard JM, Fayet G, et al. Usefulness of neurogenic motor evoked potentials for spinal cord monitoring: findings in 112 consecutive patients undergoing surgery for spinal deformity. Electroencephalogr Clin Neurophysiol. 1998;108(1):17–23.

51. Su CF, Haghighi SS, Oro JJ, et al. "Backfiring" in spinal cord monitoring. High thoracic spinal cord stimulation evokes sciatic response by antidromic sensory pathway conduction, not motor tract conduction. Spine (Phila Pa 1976). 1992;17(5):504–8.

52. Toleikis JR, Skelly JP, Carlvin AO, et al. Spinally elicited peripheral nerve responses are sensory rather than motor. Clin Neurophysiol. 2000;111(4):736–42.

53. Deletis V. The 'motor' inaccuracy in neurogenic motor evoked potentials. Clin Neurophysiol. 2001;112(8):1365–6.

54. Minahan RE, Sepkuty JP, Lesser RP, et al. Anterior spinal cord injury with preserved neurogenic 'motor' evoked potentials. Clin Neurophysiol. 2001;112(8):1442–50.

55. Wilson-Holden TJ, Padberg AM, Lenke LG, et al. Efficacy of intraoperative monitoring for pediatric patients with spinal cord pathology undergoing spinal deformity surgery. Spine (Phila Pa 1976). 1999;24(16):1685–92.

56. Schwartz DM, Drummond DS, Ecker ML. Influence of rigid spinal instrumentation on the neurogenic motor evoked potential. J Spinal Disord. 1996;9(5):439–45.

57. Dimopoulos VG, Feltes CH, Fountas KN, et al. Does intraoperative electromyographic monitoring in lumbar microdiscectomy correlate with postoperative pain? South Med J. 2004;97(8):724–8.

58. Leppanen RE. Intraoperative monitoring of segmental spinal nerve root function with free-run and electrically-triggered electromyography and spinal cord function with reflexes and F-responses. A position statement by the American Society of Neurophysiological Monitoring. J Clin Monit Comput. 2005;19(6):437–61.

59. Gunnarsson T, Krassioukov AV, Sarjeant R, et al. Real-time continuous intraoperative electromyographic and somatosensory evoked potential recordings in spinal surgery: correlation of clinical and electrophysiologic findings in a prospective, consecutive series of 213 cases. Spine (Phila Pa 1976). 2004;29(6):677–84.

60. Holland NR, Kostuik JP. Continuous electromyographic monitoring to detect nerve root injury during thoracolumbar scoliosis surgery. Spine (Phila Pa 1976). 1997;22(21):2547–50.

61. Clements DH, Morledge DE, Martin WH, et al. Evoked and spontaneous electromyography to evaluate lumbosacral pedicle screw placement. Spine (Phila Pa 1976). 1996;21(5):600–4.

62. Lewis SJ, Lenke LG, Raynor B, et al. Triggered electromyographic threshold for accuracy of thoracic pedicle screw placement in a porcine model. Spine (Phila Pa 1976). 2001;26(22):2485–9; discussion 90.

63. Lenke LG, Padberg AM, Russo MH, et al. Triggered electromyographic threshold for accuracy of pedicle screw placement. An animal model and clinical correlation. Spine (Phila Pa 1976). 1995;20(14):1585–91.

64. Reidy DP, Houlden D, Nolan PC, et al. Evaluation of electromyographic monitoring during insertion of thoracic pedicle screws. J Bone Joint Surg Br. 2001;83(7):1009–14.

65. Shi YB, Binette M, Martin WH, et al. Electrical stimulation for intraoperative evaluation of thoracic pedicle screw placement. Spine (Phila Pa 1976). 2003;28(6):595–601.

66. Dickerman RD, Guyer R. Intraoperative electromyography for pedicle screws: technique is the key! J Spinal Disord Tech. 2006;19(6):463.

67. Anderson DG, Wierzbowski LR, Schwartz DM, et al. Pedicle screws with high electrical resistance: a potential source of error with stimulus-evoked EMG. Spine (Phila Pa 1976). 2002;27(14):1577–81.

68. Neuromonitoring Information Statement. SRS information statement 2009. Milwaukee: Scoliosis Research Society; 2009.

69. Lewis SJ, Gray R, Holmes LM, et al. Neurophysiological changes in deformity correction of adolescent idiopathic scoliosis with intraoperative skull-femoral traction. Spine (Phila Pa 1976). 2011;36(20):1627–38.

70. Bernard JM, Pereon Y, Fayet G, et al. Effects of isoflurane and desflurane on neurogenic motor- and somatosensory-evoked potential monitoring for scoliosis surgery. Anesthesiology. 1996;85(5):1013–9.

71. Mahmoud M, Sadhasivam S, Salisbury S, et al. Susceptibility of transcranial electric motor-evoked potentials to varying targeted blood levels of dexmedetomidine during spine surgery. Anesthesiology. 2010;112(6):1364–73.

第12章　休门氏后凸畸形手术并发症

引言

1921 年，丹麦放射科医生 Holger Scheuermann 首先描述了与椎体终板改变相关的胸段或胸腰段脊柱结构性圆背畸形这一病理改变[1]。在 Calve 和 Perthes 分别描述了幼年变形性髋骨骨软骨炎 11 年之后，Scheuermann 在其最初的文章中推测在椎体环形骨突存在类似过程，并将其命名为幼年变形性椎骨骨软骨炎。迄今为止，这一僵硬性后凸畸形的病因仍未明确。Schmorl 提出以他命名的垂直方向椎间盘突出可能是破坏薄弱软骨终板的重要致损因素，导致椎体楔形变。近来，也有假说提出此病为遗传来源。休门氏后凸畸形（Scheuermann's kyphosis, SK）的诊断标准最接近 Sorensen 提出的标准即连续三节相邻椎体楔形变至少 5° 伴后凸角度大于 45°。然而，患者也可能表现为胸椎后凸增加或腰椎前凸丢失。因此，典型的终板不规则改变比精确的影像学测量更为重要。

患者多为青少年男性，表现为脊柱畸形和（或）后凸顶点、颈部、上背部或下背部的疼痛。后凸顶点一般位于 T7 和 T9 椎体之间，胸腰段的后凸畸形也有顶点靠尾部位于 T10，并可能伴有更剧烈的疼痛[2]。体格检查发现胸椎后凸在前屈试验时加重，在过伸时仅部分减轻。同时患者可能存在腰椎或颈椎的代偿性过度前凸，伴有腘绳肌紧张。影像学表现为多发许莫氏结节、椎间隙变窄以及终板不规则变。应仔细查看患者的站立前后位和侧位片是否存在腰椎滑脱（50%）或脊柱侧凸（33%）[3]。侧屈位 X 线片有助于评估后凸的僵硬度并制订手术计划。MRI 用于术前计划，以防止融合邻近受累的椎间节段，排除胸椎或胸腰椎间盘突出以防矫形过程中造成脊髓牵拉，检查有无脊髓异常以及椎管狭窄[4]。对严重后凸的患者需术前进行肺功能检查，因为研究显示后凸角度大于 90° 的患者中有 50% 会存在呼吸功能明显减退，小于 80% 预期值[5]。

对于没有明显疼痛的轻中度非进展型休门氏后凸患者，其诊治一般侧重于保守治疗。对于骨骼未成熟的患者，支具可以提供有效的矫形[6]。但是，一旦停止使用支具，矫形效果会逐渐丢失[7]。急性疼痛时，可以使用短效的抗炎镇痛药。此外，针对骨盆倾斜的物理治疗和胸椎过伸运动可缓解肌肉紧张相关的不适感。需要考虑手术治疗的情况为后凸角度超过 75°（胸腰段后凸可更少）且有症状的患者，或疼痛明显、角度进展增加的患者，或具有神经系统损害的患者。

SK 患者的手术目的是将后凸畸形矫正至正常范围，同时考虑患者的骨盆入射角以及改善背部疼痛。尽管也有单纯前路手术的报道，但可选的手术入路包括单纯后路或者前后路联合。后入路是主要手术方式，其可在畸形顶椎区域行多节段后柱截骨术并置入内固定实现矫形。现在的椎弓根螺钉可提供强大的三柱固定，减少假关节形成、内固定失败以及矫形效果差等的发生率，避免了环形截骨。前路松解联合后路内固定的手术通常只用于前柱已经强直或椎间盘突出导致矫形操作存在脊髓受压风险的患者。

病例报告

患者为 14 岁男性，因圆背畸形伴背部疼痛到诊所就诊。他的疼痛与活动相关，且在夜晚加重。锻炼、支具以及非甾体抗炎药对控制疼痛和后凸进展都无效。系统性回顾筛查没有发现其他系统脏器异常，也没有结缔组织病史或神经系统症状。

体格检查

体格检查可发现胸椎明显后凸畸形，无躯干偏移或单侧肋骨隆起。无背部或其他部位的皮肤病变。患者体型等其他均正常。尽管患者直立位时局部后凸畸形，但其矢状位和冠状位的整体力线良好且平衡。

前屈试验发现患者后凸畸形加重。神经系统检查包括运动、感觉、四肢反射等均正常。患者步态也正常。

影像学表现

　　站立侧位片显示患者 T3-T11 胸椎后凸角度为 81°，顶椎位于 T8（图 12.1 和图 12.2）。影像学显示多节椎体楔形变，终板不规则以及许莫氏结节。矢状面的稳定椎即被骶骨后角垂线平分的胸腰段椎体是 L2。未见腰椎滑脱，前后位 X 线片显示无冠状面畸形。过伸位侧位 X 线片显示弯曲较僵硬，只能矫正至 55°。MRI 显示椎管明确，没有脊髓及其他异常（图 12.3）。

治疗方案

　　在报告此病例时，该患者已接受支具治疗 6 个月，但因后凸畸形加重导致治疗失败。由于脊柱僵硬、疼痛及高度后凸畸形，患者符合多项手术干预的适应证。

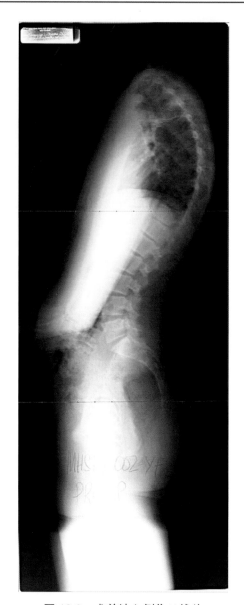

图 12.2　术前站立侧位 X 线片

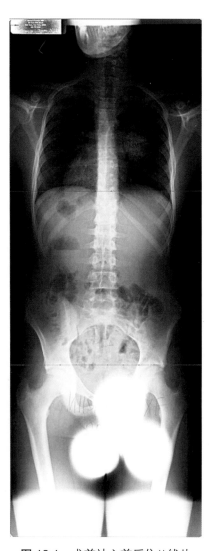

图 12.1　术前站立前后位 X 线片

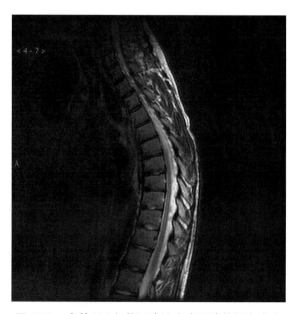

图 12.3　术前 MRI 矢状面确认患者无胸椎间盘突出

通常情况下对 SK 患者融合节段的选择，上固定椎（upper instrumented vertebra, UIV）应为后凸 Cobb 角的近端椎。下固定椎（lower instrumented vertebra, LIV）的选择应当包括跨越远端椎的第一个前凸的椎间盘。最近的研究表明，当下固定椎包括矢状面稳定椎（sagittal stable vertebra, SSV）时，即被骶骨后上角垂线平分的最近端椎体，可减少远端交界性后凸的问题[8]。

在本例患者中，近端椎为 T3，矢状面稳定椎为 L2。患者接受了 T3 到 L2 的后路固定融合，行后凸顶椎区域多节段后柱截骨。手术按计划顺利完成。患者情况良好，术后站立位 X 线片显示后凸角度由 81°减为 42°。

手术疗效

患者术后 6 周随访诉疼痛完全缓解，但在术后 1 年复诊时主诉久坐或长距离行走后背部有新发的疼痛。进一步问诊确定患者没有急性创伤或者感染的临床症状。患者站立位脊柱视诊检查见手术切口愈合良好，没有红斑或硬结。脊柱整体序列平衡，但发现患者在切口近端存在相对小的局部后凸畸形。触诊发现这一隆起坚硬、无压痛。此次神经系统检查没有明显发现。X 线片正侧位显示内固定近端椎间隙高度改变。从 T2 椎体前下角软骨下硬化可以判断 T2-T3 椎间盘发生了塌陷，导致急性后凸畸形（图 12.4）。进一步仔细检查术前影像学片子，显示上端椎其实是 T2。建议该患者行翻修手术，向近端延长融合节段以解决近端交界性后凸的问题。

并发症处理

由于患者没有严重背痛和明显的畸形，所以患者家属在理解将来可能出现后凸畸形或背痛进一步加重后选择继续观察随访。如果出现加重的情况，治疗的建议是延长近端融合节段。经过 2 年随访，患者的后凸角度没有明显进展（图 12.5 和图 12.6）。

近端交界性后凸

已有多篇文献报告了近端交界性后凸（proximal junctional kyphosis, PJK）的不同定义。1989 年，Berhardt 和 Bridwell 报道了一组胸椎和腰椎矢状面上正常的每节相邻椎体之间的成角[9]。以这些数据为

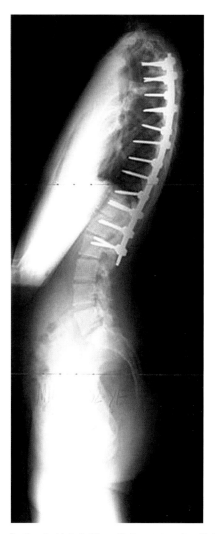

图 12.4 术后 1 年站立侧位 X 线片显示 T2-T3 椎间盘塌陷伴急性后凸

基础，Lee 等创建了 PJK 的影像学定义，即 T2 到上固定椎（UIV）的后凸角度比预期至少大 5°[10]。其他方法包括测量 UIV 的下终板和其上方 2 个节段椎体的上终板所形成的后凸角。如果后凸角度大于 10°，则认为是不正常。SK 矫形术后 PJK 的真实发生率难以确认，因为许多文章并未描述其诊断标准；但是有报道称其发生率高达 31%[11]。PJK 是翻修手术的危险因素。翻修通常需要延长 1~2 个融合节段；但是，这也会降低患者的 SRS-24 和 Oswestry 功能障碍指数评分[12]。因此，理解 PJK 的病因对于预防该并发症非常重要。

通过悬梁臂技术，使硬棒固定脊柱近端，再以顶椎为支点撬动远端固定点可以矫正 SK 的后凸畸形，然后对顶椎区节段加压以进一步矫正后凸。这一操作将应力集中在内固定近端，而这些应力被认为是交界处椎间盘退变的原因。另一项顶椎节段加

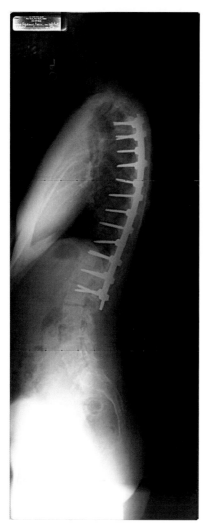

图 12.5 术后 2 年侧位 X 线片显示后凸未进展

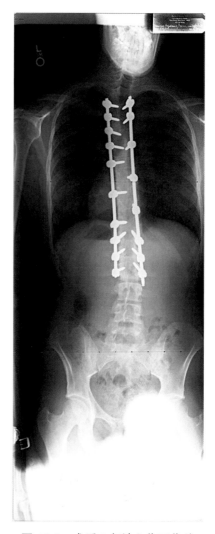

图 12.6 术后 2 年站立位正位片

压的操作被认为可以将应力均匀地分散于内固定。但是一系列回顾性研究显示，无论是复位技术还是内固定使用（Harrington 棒 *vs.* Luque 棒 VS. Cotrel-Dubousset *vs.* 钉钩混合系统），PJK 的发生率都没有明显差异[13]。矫形的程度也被认为是 PJK 发生的影响因素之一，特别是当矫形率大于 50% 时容易发生 PJK。PJK 的大小与术前及末次随访的后凸严重程度具有线性关系，但 PJK 的实际发生率与矫形程度无相关性。Denis 等发现当融合节段包含上端椎，邻近黄韧带保留完整时，即使矫正率超过 50% 也没有发生 PJK[13]。

PJK 发生最常见的原因是由于没有准确判断上端椎导致 UIV 选择不当。标准的侧位片通常无法很好地显示近端胸椎。一种克服这一现象的技术是利用"最适合线"来估计端椎。这一技术是指在沿上颈椎和中胸椎的清晰椎体画一条曲线连接成前缘或后缘，这样就可以评估相应节段轨迹，因为从后凸到

前凸应该有个平滑的转换。拐点通常落在这一段的中点，穿过所画线上拐点的垂线可平行于上端椎的终板[13]。这一技术的实质是保证融合节段不会终止在后凸的节段上。

PJK 导致的脊柱不稳可被认为是近端交界性失败（proximal junctional failure, PJF）。目前，没有严格的标准判定 PJK 患者何时变为 PJF。通常来说，PJK 被认为是畸形复发，而 PJF 则意味着机械性失败，伴有或潜在有可能的神经损伤，是翻修手术的强烈指征。目前最广为接受的 PJF 的定义是 UIV 与其上方 2 个椎体后凸角变化大于 10°，伴有以下一项或多项表现：UIV 或其上方椎体骨折，后方骨 - 韧带结构破坏，或 UIV 内固定拔出[14]。根据患者的影像学表现及是否存在下肢放射痛伴 / 不伴运动无力或脊髓症状等神经损害，可判断这些患者是否需要紧急或急诊手术。决定延长融合节段数量可基于多方面因素，包括不稳的程度、畸形位置及骨质量。如存

在神经症状，除了延长近端融合节段外，还需进行神经根或脊髓减压。当处理儿童患者时，尤其是那些 SK 患者，PJF 的发生率极低。但是，由于可能存在灾难性后果，因此正确理解和处理 PJF 非常重要。

SK 矫形术后，剩下的活动节段需要代偿保留矢状面序列。这一自我调节能力取决于剩余活动节段的数量和患者的骨盆入射角（pelvic incidence, PI）。PI 与交界性后凸的发生无明显关联；但是当 PJK 发生的时候，其严重程度与 PI 的大小有直接关系[15]。当一个高 PI 的患者胸椎后凸被过度矫正，为了局部和整体上达到协调的矢状位脊柱骨盆序列，腰椎和近端未固定胸椎会承受显著的应力。过度的应力可导致近端或远端交界性后凸。一项系列研究中，在发生 PJK 和未发生 PJK 的患者中，胸椎后凸与 PI 的比值分别为 2.1 和 1.2[15]。在大部分患者中，出现轻微的交界性后凸不会有什么问题，但是这可能导致后续的问题，如内固定失败、假关节形成和迟发性疼痛等，最终导致需要二次手术干预。相反，胸椎后凸矫正不足会引起腰椎代偿性过度前凸，进而加速椎间盘退变，长时间后会引起疼痛和功能障碍[12]。因此，当计划术中矫形程度时，需要充分考虑合适的后凸矫形程度，以匹配患者原有的由 PI 决定的矢状面形态。高 PI 的患者在矢状面上曲度应更大，低 PI 患者的矢状面应更直。

要点总结

- 儿童或成人在短节段或长节段融合内固定后都可能发生 PJK。
- 为了防止 PJK，多种手术技术被改良探索如椎板钩、融合近端椎体骨水泥强化等，但 PJK 并发症仍然存在
- 对于 SK 患者，降低 PJK 发生最有效的策略是术前仔细评估 X 线片，正确判断上端锥的位置，当影像模糊无法看清上胸椎时，可利用最适合线的方法判断。
- 从技术角度上来说，保留近端交界区域黄韧带可预防 PJK 发生，而矫形程度大于 50% 不是 PJK 发生的危险因素。
- 作为一个技术点，棒的近端应有一些后凸（棒折弯角），不应该太直。
- 后凸畸形的矫正程度应与腰椎前凸和 PI 相适合，尽管这些数值之间的确切关系仍未被阐明。
- 应适时告知患者及其家属 PJK 发生的风险，并教育他们知晓 PJK 的自然史，以便于早期及时发现和判断。

（Abhishek Kumar, Dante Leven, Yuan Ren, Baron Lonner 著
周潇逸 译　魏显招 审校）

参考文献

1. Scheuermann HW. Kyphosis Dorsalis Juvenilis. Clin Orthop Relat Res. 1977;128:5–7.
2. Wenger DR, Frick SL. Scheuermann kyphosis. Spine. 1999;24(24):2630.
3. Ogilvie JW, Sherman J. Spondylolysis in Scheuermann's disease. Spine. 1987;12(3):251–3.
4. Bradford DS, Garcia A. Neurological complications in Scheuermann's disease. J Bone Joint Surg Am. 1969;51(3):567–72.
5. Abbi G, Lonner BS, Toombs CS, Sponseller PD, Samdani AF, Betz RR, et al. Preoperative pulmonary function in patients with operative Scheuermann kyphosis. Spine Deformity. 2014;2(1):70–5.
6. Zaina F, Atanasio S, Ferraro C, Fusco C, Negrini A, Romano M, Negrini S. Review of rehabilitation and orthopedic conservative approach to sagittal plane diseases during growth: hyperkyphosis, junctional kyphosis, and Scheuermann disease. Eur J Phys Rehabil Med. 2009;45(4):595–603.
7. Tribus CB. Scheuermann's kyphosis in adolescents and adults: diagnosis and management. J Am Acad Orthop Surg. 1998;6(1):36–43.
8. Cho KJ, Lenke LG, Bridwell KH, Kamiya M, Sides B. Selection of the optimal distal fusion level in posterior instrumentation and fusion for thoracic hyperkyphosis: the sagittal stable vertebra concept. Spine. 2009;34(8):765–70.
9. Bernhardt M, Bridwell KH. Segmental analysis of the sagittal plane alignment of the normal thoracic and lumbar spines and thoracolumbar junction. Spine. 1989;14(7):717–21.
10. Lee GA, Betz RR, Clements DH III, Huss GK. Proximal kyphosis after posterior spinal fusion in patients with idiopathic scoliosis. Spine. 1999;24(8):795–9.
11. Lowe TG, Kasten MD. An analysis of sagittal curves and balance after Cotrel-Dubousset instrumentation for kyphosis secondary to Scheuermann's disease: a review of 32 patients. Spine. 1994;19(15):1680–5.
12. Koller H, Juliane Z, Umstaetter M, Meier O, Schmidt R, Hitzl W. Surgical treatment of Scheuermann's kyphosis using a combined antero-posterior strategy and pedicle screw constructs: efficacy, radiographic and clinical outcomes in 111 cases. Eur Spine J. 2014;23(1):180–91.
13. Denis F, Sun EC, Winter RB. Incidence and risk factors for proximal and distal junctional kyphosis following surgical treatment for Scheuermann kyphosis: minimum five-year follow-up. Spine. 2009;34(20):E729–34.
14. Hart RA, McCarthy I, Ames CP, Shaffrey CI, Hamilton DK, Hostin R. Proximal junctional kyphosis and proximal junctional failure. Neurosurg Clin N Am. 2013;24(2):213–8.
15. Lonner BS, Newton P, Betz R, Scharf C, O'Brien M, Sponseller P, et al. Operative management of Scheuermann's kyphosis in 78 patients: radiographic outcomes, complications, and technique. Spine. 2007;32(24):2644–52.

第13章 胸椎畸形（Pott病）手术并发症

引言

近几十年来，随着我们认识的加深，研究方法、手术技术和内植物的进步，脊柱结核的治疗得到不断发展。Pott病是以18世纪英国外科医生Percivall Pott的名字命名的，但他不是第一个关注到这个疾病的人，早在2000多年前，Hippocrates在 On Places in Man 一书中就有所提及[1]。然而，Pott首次对该病进行详细的描述，因此以他的名字命名。他敏锐地观察到脊柱结核是一种常常并发神经功能损伤的脊柱畸形[2]。虽然脊柱结核急性期可导致神经损伤，但预后通常较好。相反，最应关注的是进行性畸形这一远期并发症，即脊柱后凸。因此，脊柱结核急性期恰当的治疗，对防止后凸缓慢进展导致的严重神经损伤并发症至关重要。这包括彻底清除感染病灶和详细的后凸矫正手术预案。正如将在本章中提到的，结核性脊柱后凸的迟发性神经系统损伤处理相当困难，因此需要采取先发制人的干预方法。

脊柱结核是一种低度破坏性的占位性病变，因此在结核病流行的发展中国家和发达地区，始终将其列为慢性溶骨性脊柱病变的鉴别诊断之首[3]。脊柱结核是由结核分枝杆菌引起的，该菌是一种抗酸需氧杆菌，倍增时间为20 h。结核分枝杆菌复制缓慢，在细胞介导的免疫反应引起组织学病变，即结核性肉芽肿，也称为结核结节。阳光下直接曝晒5 min即可灭菌，但在宿主体内，结核分枝杆菌可以在"不太理想"的条件下休眠，当环境变得更有利时，就会重新激活[4]。在某些个体中，结核分枝杆菌的这种特点导致脊柱结核的"迟发性"发病，因此在急性期根除结核至关重要。

细菌迟发性激活可导致"软性后凸"的形成，意味着由于持续的骨质破坏、感染性脓肿造成相对柔软的病损。这与"硬性后凸"相区分，即有坚硬的骨赘。两者均是导致迟发性Pott截瘫的潜在原因[5]。

脊柱结核是一种慢性低度感染，发病隐匿。急性期可有三种表现，单独或同时出现：背痛、畸形或神经功能损害。这三者的严重程度和许多因素有关，但主要取决于脊柱的病变部位（如颈椎、胸椎或腰骶椎）和年龄。

脊柱结核可存在感染相关的症状，但发热可能并不一直存在。此外，应留意患者出现精神萎靡、食欲不振、不明原因体重下降和盗汗等症状。这些症状可能持续数周甚至数月，发展中国家的患者由于医疗资源匮乏，持续的时间甚至更长。

脊柱结核的背痛通常不像硬膜外脓肿剧烈，后者被称之为"最严重的疼痛"，但也可能因炎症和骨质破坏的程度而有所不同[6]。一项颈椎结核的研究报告指出，颈部疼痛往往更严重，而且通常是主要症状[7]。无论是纵隔腔还是腹膜后脓肿，都可能引起占位效应，不能被清除的脓肿通过皮肤破溃形成窦道排出[8]。破溃的窦道虽然影响外观，但可以帮助减轻脊髓受压。由于医疗条件的改善和早期诊治，现在窦道形成的情况相对少见。

脊柱畸形的严重程度取决于每个节段塌陷的程度和累及的节段数。前方椎体比后方附件更易受累，当出现明显的"手风琴式"塌陷时，就会导致扁平椎[9]。"手风琴式"塌陷可能掩盖骨质破坏，因为形态上的畸形更不明显。后方附件受累的发生率尚不清楚，估计在2%～10%。此外，不同年龄患者椎间盘受累程度也有所不同——老年患者椎间盘得以保留，但年轻患者血管更丰富，椎间盘早期受累更常见。对于一定程度的椎体楔形变，累及节段越多，后凸角度越大。幸运的是，从MRC试验中，我们发现并非所有脊柱结核患者都出现明显的后凸畸形[10]。大约1/4的脊柱结核患者（即累及颈椎、胸椎和腰椎）有40°或更大的后凸角度。

既往的数据表明，累及胸椎、胸腰椎的患者不仅后凸角度更大，而且也更容易进展[11]。Tuli分析了9份报告发现，3%的患者后凸角度进展超过30°[12]。

10%～47%的脊柱结核患者可能出现神经功能损害[13]。Bosworth等于1953年报道的纽约海景医院的510例脊柱结核中，24%的患者出现截瘫[14]。有趣的是，海景医院在当时是一所转诊终端的医院，有人推测，如果统计数据包括美国所有的临床中心，截瘫患者的比例可能不会那么高。研究还发现，10岁以下儿童的脊髓弹性好，神经功能恢复更好。

在 Hsu 和 Leong 对累及下颈椎的 40 例患者的研究中，10 岁以下儿童神经功能保留相对较好[7]，这些患儿病灶甚至更加广泛，脓肿更大，但仅有 17%（4/24）10 岁以下患者出现截瘫或四肢瘫痪。该研究中 81% 的 10 岁以上患者存在瘫痪，表现与成人类似，脓肿局限且较少。值得注意的是，所有患者均在 3 个月内出现症状，截瘫或四肢瘫痪患者经过前路彻底清创和支撑性植骨后，均在 4 个月内康复。

既往研究表明，脊柱结核神经功能损害发生率在发达国家（10%~20%）和不发达国家（20%~41%）之间存在差异[15]。欠发达国家由于医疗资源缺乏，患者往往接受脊柱外科手术的时间较晚，因此神经功能损害的比例更高。

从解剖学上讲，胸椎结核神经功能损害的发生率较高。部分原因是胸椎病变容易使胸段脊髓发生狭窄，另一原因在于该部位手术相对困难。Punjabi 等使用新鲜解剖的人类脊柱发现，胸椎中间区域（T4-T9 或 T10）的横截面积比近端和远端相对较小[16]，两端的颈椎和腰椎椎管宽得多。相对于脊柱其他部位，胸髓的血供也较少而被称为"关键血供区"。这些综合因素使得当胸椎管径变小时，胸段脊髓特别容易发生损伤。因此，这个区域手术时必须非常小心，以防止损伤脊髓。胸椎周围主要由肺、心脏和胸腔包绕，邻近重要器官（肺和主要血管包括动脉、静脉及淋巴管）也限制了医生在胸椎前方的手术操作。

结核感染被称之为"模仿大师"，其放射学特征易与肿瘤或化脓性感染混淆。在 X 线平片中，骨质破坏可能出现较晚，但往往集中在椎体前方。脊柱结核不像普通细菌感染突然暴发，其病理过程进展缓慢，发现时往往已经有明显的脊柱后凸甚至弯曲[17]。

CT 扫描可用于明确骨质破坏的程度，也可用于观察软组织肿块和神经受压情况，但 MRI 由于其更高的分辨率和对软组织更好的区分度，多年前已取代了 CT 的这些作用。脊柱结核 MRI 的一个特征性表现是前纵韧带下脓液扩散，后纵韧带下相对少见（图 13.1）。"椎间盘保留"常出现在老年脊柱结核患者的 MRI 上。椎间盘受累病变的早晚取决于血供状况，而血供状况又与患者的年龄有关[9]。钆造影剂 MRI 增强可以辅助鉴别化脓性感染，发现椎间盘内

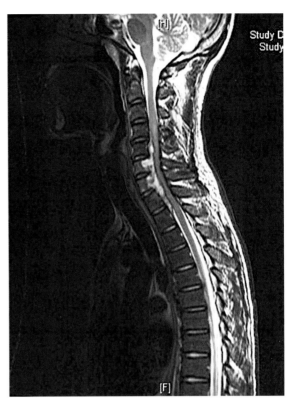

图 13.1　脊柱结核脓液的韧带下扩散和"椎间盘保留"

及椎体脓肿、硬膜炎症病变[18]。

对椎体前、后组织结构的详细评估对手术计划至关重要。椎体后方的脊髓、神经根需要充分减压，以确保症状得到缓解。椎体前方如果涉及大血管或腹膜后器官，则需要更加谨慎。如果不熟悉胸腔或腹腔内容物，术前可请血管或普通外科医生会诊。入院的基本评估应包括 X 线、CT 和 MRI（首选对比增强），对于资源有限的地方，CT 也可满足需要。

医学研究委员会（MRC）公布的 1973—1999 年的研究确定了抗结核治疗对脊柱结核的重要性和持续性。此外，报告还指出，单独的非手术治疗足以达到"理想的效果"。然而，进一步研究和长期随访表明，彻底清创和前柱重建比单纯清创效果更好。"香港术式"能更快地实现骨性融合和脓肿清除，特别是对于存在严重疾病和畸形的患者[19-20]。现代后路内固定植入手术可降低石膏或支具的佩戴需求，进而减少对日常生活和工作的影响。近年来随着对患者生活质量关注度的提高，过去视为是"有利的"方法已逐渐变得"难以接受"。

需要强调的是，无论手术与否，长期的抗结核治疗仍是根除感染不可或缺的部分。手术时应充分考虑原发病灶的位置、受累节段数、周围组织累及

情况以及脊柱后凸程度。这些决定了手术入路、范围及需要何种形式的内植物。

病例报告

患者为 50 岁女性，有儿童期脊柱结核手术史，入院前 1 年左下肢麻木，步态不稳。患者在 4 岁时做过脊柱前路融合术，本次发病前神经系统无明显异常。入院的主诉是近 6 个月以来排尿异常以及左侧腹股沟以下感觉减退。

入院后查体未发现锥体束征、闭目难立征、脊髓病变相关手部体征阳性。胸椎中段有明显的后凸，伴轻微的双肩不等高。宽基步态，左踝背伸和踇背伸肌力轻度减退（4 级）。X 线片示 T5-T7 椎体后凸，Cobb 角约为 80°，同时伴 25° 脊柱侧凸（图 13.2a，b）。胸椎 MRI 无明显狭窄，椎体内未见提示结核复发的增强信号。然而，在顶椎的近端和远端可见管状空腔（图 13.3a，d）。腰椎 MRI 未见可解释左下肢运动和感觉障碍的狭窄。

经过充分的术前讨论，由于手术效果的不确定性，患者拒绝了后凸切除内固定术的建议，并继续在专家门诊随访，病情在接下来的 4 年里保持稳定。

随后患者在家因跌倒再次入院，自述跌倒前 2 个月双下肢麻木，从大腿到腰部、耻骨上方逐渐进展。患者跌倒前因下肢无力需拄拐行走。同时，患者括约肌控制能力也逐渐减退，出现了几次大小便失禁。查体未见后凸部位压痛及移位。左下肢肌力减退（4 级），T12 平面以下感觉受损，伴有锥体束征。

患者随访 4 年 X 线片无明显变化，但 MRI 上的管状空腔有细微的扩大。我们进一步讨论认为，可能的原因是严重的脊柱后凸伴发硬膜、蛛网膜急性感染后引起的脊髓牵拉，后者导致脑脊液阻塞和空腔逐渐扩大。由于明显的神经功能障碍，患者同意手术治疗。术中我们发现畸形区域硬膜外和硬膜内广泛粘连。同时发现一个髓内囊肿，但没有明显的压力梯度。将囊肿穿刺引流后未放置引流管。粘连彻底松解可见脊髓恢复正常搏动（图 13.4a，b）。

患者术后即刻下肢肌力减退至 3 级，躯干下部及下肢感觉异常加重。下肢运动诱发电位和体感诱发电位术中波动较大，但无整体恶化。

我们建议继续观察。幸运的是，患者术后 1 个月下肢肌力逐渐恢复到 5 级。由于本体感觉和平衡能力一直很差，患者只能拄拐行走以保持一定的稳定性。在随访数月全面评估后，考虑到患者脊髓较脆弱，我们决定不再进一步干预。

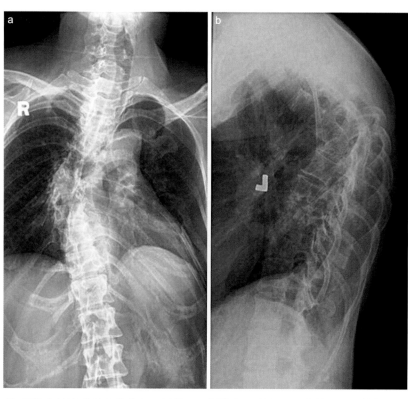

图 13.2 患者首次就诊时的 X 线片（a. 正位；b. 侧位）。后凸 Cobb 角约 80°，伴有 25° 脊柱侧凸

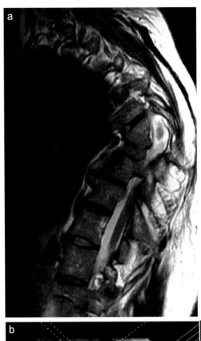

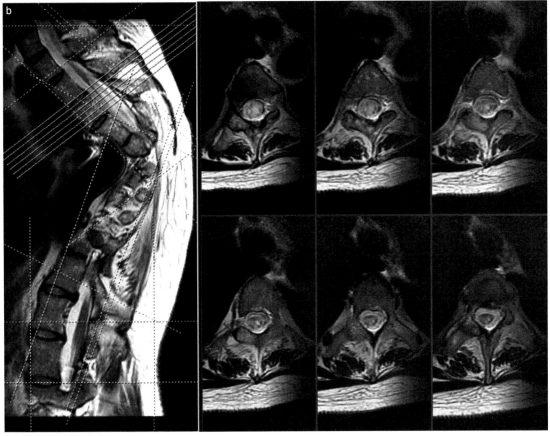

图 13.3　MRI 显示后凸部位椎管和脊髓的关系。对应椎体骨质未见信号增强（a）。管状空腔在后凸近端（b）

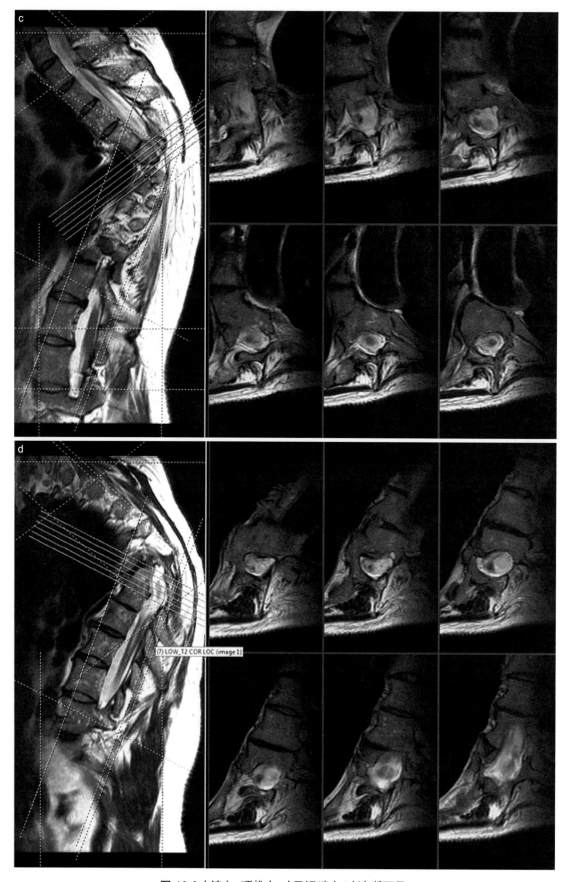

图 13.3（续） 顶椎（c）及远端（d）清晰可见

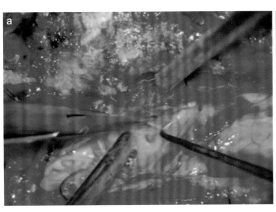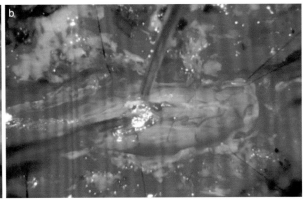

图 13.4　（a）后凸区域硬膜内粘连松解。（b）粘连松解后可见脊髓自由浮动

讨论

胸椎结核后凸畸形的治疗陷阱重重，手术医生可能无法挽救每一种情形。充分了解病情，慎重决策治疗方案，可以在很大程度上避免并发症的发生。脊柱结核最可怕的并发症之一是 Pott 病"迟发性瘫痪"，特别是与"硬性"后凸相关的截瘫。因此，为了避免严重、僵硬的后凸畸形患者出现神经系统岌岌可危的困境，脊柱外科医生应该早期干预治疗。对于 Cobb 角较大的迟发性神经功能损害的患者，图 13.5 有助于指导治疗。下面我们还将讨论一系列问题，这些问题会帮医生找到合理的答案。

进一步讨论之前，有必要明确与结核病相关的截瘫概念，文献中存在很多混淆。包括 Sorrel、Seddon、Butler、Griffiths、Roaf、Guirguis 和 Hodgson 等在内的不同作者，都曾对结核相关截瘫的概念作出阐述 [21-22]。Sorrel 和 Sorrel-Dejerine 首次将 Pott 病的截瘫分为"早发性"和"迟发性"，取决于从发现脊柱结核到出现截瘫症状的时间间隔。两者之间的时间界点是 2 年，这也反映了他们在 20 世纪 20 年代发表该论文时的情况，当时患者在获得良好的治疗前耽误了相当长的时间。40 年后，Guirguis 尝试推广"可逆性"的理论，将患者分为"可逆性截瘫"和"不可逆性截瘫"，更多的是观察治疗（单独使用抗生素或联合手术）后的神经恢复情况 [23]。他承认两者在病程长短和病理改变上有很多相似之处。

在 Guirguis 发表观点的同年，Hodgson 和 Yau 回顾了大量的 Pott 病手术患者（随访超过 11 年）后提出了"活动期截瘫"与"静止期截瘫"的概念 [22]。这一分类取决于术中所见，但现在通过 MRI 对比增强，我们术前可以明确是否处于活动期。诚然，还缺少 MRI 鉴别结核处于活动期或静止期的准确性研究。同时，既往和随后的病例也证实，该分类中"静止期"出现的迟发性截瘫预后较差 [5, 15, 24]。

对 Hodgson 和 Yau 的分类存在不少误解，甚至在最近的出版物中都很常见。许多学者错误地认为"活动期截瘫"仅指脊柱结核急性期，而"静止期截瘫"仅见于脊柱结核慢性期 [15]。后者可能是正确的，但前者未必如此。来自香港大学的 Hsu 等进一步阐明了 Hodgson 和 Yau 的观点，他们公布的病例显示 64% 的慢性病例（距首次症状时间平均为 18 年）出现活动性改变，并在术中发现持续感染 [5]。因此，活动期和静止期截瘫是与迟发性截瘫不同的病理概念，指导着脊柱结核的治疗和预后。

脊柱结核后凸畸形是"急性"还是"慢性"

首先也是最容易回答的问题是脊柱结核处于急性期还是慢性期。如果是急性，则治疗的主要目标是：①根除感染；②后凸 Cobb 角 < 60° 以维持脊柱稳定。对于较大风险的迟发性截瘫的后凸 Cobb 角临界值，目前尚缺乏系统性研究，但大多数学者认为是 60° [12, 25-26]。

脊柱结核急性期可出现干酪样肉芽肿，现代的内固定和手术技术通常较容易将"软性"后凸 Cobb 角矫正到 40° 以下（"正常"范围内）。

对于处在脊柱生长期的儿童，是否进行干预较为复杂，而 Rajasekaran 的 X 线片"脊柱风险"征象有助于识别哪些人更容易发展为明显的后凸畸形 [27]。

脊柱结核急性期胸椎后凸畸形适当的手术治疗，几乎可以避免"迟发性截瘫"的问题。遗憾的是，我们报告的病例可能并未接受最优的治疗方案，与患

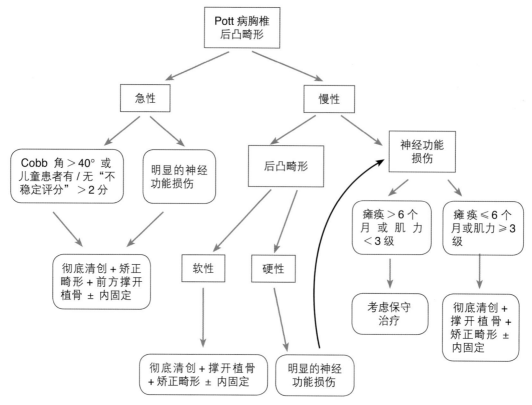

图 13.5 胸椎结核后凸畸形的指导治疗方法

者欠理想的预后相关。慢性期胸椎后凸畸形的治疗更为复杂，治疗的目标取决于脊柱结核是"活动期"还是"静止期"，神经功能损害的时间长短、严重程度，以及潜在的病理改变。与 Pott 病迟发性截瘫相关的结核活动期，手术目的之一是控制感染。接下来的几部分将进一步讨论这些问题。

是否有明显的神经功能损伤

对于迟发性脊柱结核后凸畸形（即慢性期），有两个关键问题需要评估：首先，患者是否存在神经功能损伤及程度；其次，Pott 病迟发性截瘫是由"软性"还是"硬性"后凸导致的。

脊柱结核神经功能损伤采用不同的分级系统，以致很难比较不同手术入路的效果。Tuli 提出了一种不同于 Frankel 和 ASIA 的分类方法，可以反映脊柱结核患者脊髓受压程度、功能状态和常见进展方式。随后 Jain 将其修改为 5 分评估法[28]。然而，多数大样本的研究是在 20 世纪中期进行的，也就是 Tuli 和 Jain 提出之前。彼时 MRC 肌肉量表（1943 年首次公布）还没有被广泛采用。因此，最常用的分类方法是"完全"和"不完全"截瘫——区分在于缺乏支撑的情况下是否仍能行走。

由于评估神经功能缺损的标准差异，很难确定需要手术减压的指征。有的患者即使是神经功能严重受损，但术后恢复得很好。甚至还有"完全"截瘫的患者，虽然需要更长时间（有的长达 36 个月达到平台期），也能很好地恢复[19]。尽管如此，早期干预对于脊柱结核神经功能损伤后漫长的康复过程仍体现出优势。

关于脊柱结核急性期的治疗，我们可以清楚地看到，彻底清创和前柱重建（也被称为香港术式），可以更快地实现骨性愈合和脓肿清除[19]。如果处理得当，有助于阻止严重脊柱后凸畸形的进展，以及进一步发展可能导致的"迟发性截瘫"。必须提到的是，目前还没有研究表明脊柱后凸程度与神经功能损伤之间存在直接相关[15]。但如前文所述，Cobb 角＞60°会增加迟发性截瘫的风险。因此，防止畸形进展的重要性在于避免远期发生更加严重的并发症。

然而，发展中国家出于经济考虑，在资源有限的情况下，有些可能会选择 Tuli 提出的"折中方案"，即只有在抗生素试验性治疗数周后神经功能未得到改善，才进行手术干预[29]。在发达国家，生活质量和休假时间比医疗费用更重要，手术的门槛通常要低得多。如果发展中国家政府考虑一个没有接受最佳治疗的脊柱结核患者的总成本，那么肯定会看到机会成本增加的速度有多快。在结核后凸畸形急性期的治疗仅需完全离岗数月，但在患者50多岁的时候，如果畸形起初未得到有效的治疗，就会面临迟发性截瘫行走不稳的风险。

关于迟发性Pott截瘫神经功能缺损的原因及不同机制，还没有达成明确共识。在1988年的一篇开创性论文中，Hsu等提出无论脊柱结核是活动期抑或是静止期，前方直接致压是最可能的截瘫原因。此外，后凸顶点在脊柱结核活动期并不总是发病部位，仅占所有患者的86%；一些病例发生在后凸稳定区域的邻近部位。因此，手术治疗应针对病因，即直接减轻脊髓的前方压迫，无论是清创还是直接后凸切除内固定术[30]。

在既往或者近期的许多文章中，均提到脊髓压迫和脊髓牵拉是严重后凸畸形中脊髓功能障碍的两种主要机制[31-32]。但其中大多数都是基于现有理论的推测，几乎没有证据表明这是两种截然不同的机制。研究人员在颈部脊髓功能性MRI研究方面取得了进展，未来可能会为这些问题提供答案[33-36]。正如Luk所提到的，对薄如纸张、紧贴脊柱后凸顶点的脊髓是极其困难的，因此，未来的研究方向可能是毗邻脊髓、头侧及尾侧更完整的组织结构。依赖高分辨率MRI（通常3 T）这一新的研究工具，将来可能会回答神经损伤是在后凸顶点还是其他部位的问题。通过对潜在病理改变的深入研究，我们可能会得出更好的治疗方案，比如是否处理远端不稳或切除压缩成角的顶椎。

随着神经电生理监测和内固定器械的进步，我们可以使用各种截骨术来纠正严重的后凸畸形[38-40]。然而，当伴有神经功能缺损的严重畸形病例存在以下特征时，预后相对较差：重度畸形、高龄、就诊较晚[24, 31-32, 41]。根据Moon等的报道，确切地说，如果瘫痪超过6个月，神经功能几乎不能恢复。在Zhang报告的病例中，虽然只将后凸从105°矫正到80°，但脊髓损伤ASIA分级从C级降到了B级。

电生理研究可辅助判断神经功能损伤程度，以及手术减压是否有利于改善。Kalita等随访了包括早发性和迟发性截瘫的43例患者，症状平均持续时间为0.7~36个月，结论是轻度神经损伤但运动和感觉诱发电位正常的患者可能完全恢复[42]。

简言之，脊柱结核神经功能损伤往往很少单独存在，可能伴发硬膜外脓肿、骨质破坏或畸形。手术中常常需要同时减压、矫正畸形和稳定脊柱（内固定和植骨）。急性期手术决策直截了当，但关键是如何适当地治疗以防止迟发性截瘫的并发症。手术入路和内固定器械的选择取决于外科医生的专长和经验，在早期治疗都相对容易实现。

然而，在慢性期一旦出现迟发性截瘫，是否决定手术就变得并不那么明确。特别是当已有长期的、"严重的"神经功能障碍时，手术带来的获益甚微。

后凸畸形是"软性"还是"硬性"

与脊柱结核急性期截瘫不同，静止期Pott截瘫术后神经功能恢复率较低。Hsu等研究也表明静止期截瘫患者预后较差[5]。具体来说，大部分患者在"香港术式"后恢复了正常或趋于正常的神经功能，而出现神经系统并发症的"静止期"截瘫患者，术后没有或没有充分得到改善。他们将这种差异归因于后凸是软性还是硬性的。研究发现，由于低度感染脓肿、干酪样坏死或骨（软骨）死骨造成的"软性后凸"更易于减压。

在5例静止期上胸椎结核病例中，Zhang未发现神经功能进行性减退，但患者经椎弓根椎体截骨后脊髓损伤ASIA分级下降了一个水平[41]。

Moon等在一篇脊柱结核严重侧后凸畸形的综述中也提到了"硬性后凸"患者中有类似的发现[24]。

应慎重解读文献中保守治疗成功的病例，因为可能处于脊柱结核活动期而引起迟发性截瘫。Ha等报道，对于严重成角的"硬性"后凸，手术比保守治疗效果更好，但这仅仅适用于小部分（20%）伴有轻度神经功能损害的患者[31]。

病理类型是什么

综上所述，术前应回答的主要问题包括患者是急性或慢性胸椎Pott病，是"软性"或"硬性"后凸畸形。

此外，分析病理时做以下区分有助于制订手术方案。虽然迟发性Pott截瘫普遍与严重的后凸有关，但确切的机制可能不尽相同。具体来说，可能是由于后凸引起的脊髓压缩（软性病灶或骨赘），后凸处或周围狭窄，以及后凸处或周围的骨不连。

在许多病例中，神经损伤是由于前方脊柱严重后凸的压迫导致。在椎弓根内固定器械及脊柱截骨术广泛应用之前，通常的做法是简单地切除骨赘和植骨撑开[30]。但目前许多规律治疗的患者已经不仅是"直接后凸切除矫形内固定",还进行各种截骨以实现更好的畸形矫正[25]。

迟发性截瘫的一个非常罕见的原因是继发于结核性脑膜炎的脊髓空洞症。通常与广泛的蛛网膜粘连相关,因此可在 MRI 上表现为多发性腔隙病灶。从迄今报道的 20 多个病例来看,炎症后病理改变需要较长一段时间(7~28 年不等)。在 Kaynar 等的报告中,建议采用空洞 - 腹腔分流术治疗[43]。回顾我们报告的病例,患者未发现硬膜炎症后脊髓空洞形成,但在引流和粘连松解后放置引流管可能更加妥当。

Halo牵引对脊柱结核后凸畸形治疗是否有用

Halo 牵引是由 Perry 和 Nickel 在 1959 年提出的[44]。Kane 和 Moe 将其与股骨克氏针结合,即 Halo- 股骨牵引,可增加纵向牵引力。但最重要的贡献来自香港大学的 O'Brien 团队,他们发明的 Halo-骨盆牵引技术得到了广泛应用,并通过改进方法使其变得更加安全[45-47]。尽管如此,远端特别是骨盆克氏针置入还存在一些问题,安装过程也比较繁琐。这推动了 Halo 轮椅牵引的发展,并由 Stagnara 正式提出[48]。后一种技术的改进即大家所熟知的 Halo 重力牵引(halo-gravity traction, HGT),是目前应用最广泛的方法。在 Halo 环上方滑轮的另一端具有配重,从而满足远端克氏针牵引的需要。更重要的是,HGT 可以让患者白天自由活动,晚上相对舒适地睡在倾斜的床上。

Halo 牵引的价值存在较多的争议或曲解,很大程度上是由于研究群体较小且具有异质性。此外,不同的牵引方法也并不都能起作用。Cotrel 最初的想法是利用长时间的软组织牵引,辅助矫正不太柔软的侧弯畸形[49]。研究表明术前牵引可以减少患者神经损伤的发生[50]。但如果没有前方或后方松解,脊柱柔韧性与侧屈位片预测的没有显著差异。无论是否进行松解,大多数牵引矫正都可以在前 2~3 周实现[44]。

Halo 牵引也可改善术前肺功能,从而降低围术期并发症发生率。研究发现,儿童和成人通过 Halo牵引后用力肺活量(forced vital capacity, FVC)均有 7%~16% 的改善,特别是联合使用辅助通气[50-51]。但这些都是 Cobb > 80°~100°,柔韧性 < 20%~30% 的严重脊柱后凸或侧弯患者,意味着一些因素可能

会影响牵引效果。高龄、呼吸肌无力、肺实质损伤和开胸前路松解术都可能减少牵引对肺功能的益处。

考虑到上述潜在的好处,HGT 可用于急性期和慢性期的"软性"和"硬性"后凸。当脊柱结核严重畸形在围术期进行牵引时,必须认识到潜在的并发症,包括克氏针穿刺点感染和松动、臂神经和颅神经麻痹,甚至脊髓损伤风险增加。牵引重量为体重的 30%~50%,同时密切监测克氏针、神经功能状态以及是否出现椎体半脱位。

要点总结

- 胸椎 Pott 病是世界上最常见的脊柱畸形原因之一,急性期适当的处理有助于避免出现迟发性截瘫(特别是结核治愈后截瘫)难以处理的窘境,而这与 Cobb > 60° 具有相关性。
- 急性期最好的治疗方法是彻底清创、前路重建和后路内固定,特别是神经功能损伤、严重畸形和(或)对抗结核药耐药的患者。同时,手术彻底清除感染灶和合适的抗结核药物将有助于防止脊柱结核活动期发生迟发性截瘫。
- 对于迟发性 Pott 病,应全面仔细地分析鉴别,包括是感染复发引起的"软性"后凸,还是大而固定的"硬性"后凸,以及较为少见的脊髓空洞症——目前认为有利于神经功能恢复或存在活动性感染才实施手术。
- 应特别考虑以下几点:
  (a)病情处于急性期还是恢复期。
  (b)神经功能损伤的严重程度及持续时间如何。
  (c)手术计划包括截骨类型以及术前 Halo 牵引是否有利。
  (d)患者术中体位尽量避免依赖头部支撑,选择经验丰富的麻醉医生,并采用多模式神经电生理监测。

(Kin Cheung Mak, Kenneth M.C. Cheung 著
李 博 译 魏显招 审校)

参考文献

1. Vasiliadis ES, Grivas TB, Kaspiris A. Historical overview of spinal deformities in ancient Greece. Scoliosis. 2009;4:6.
2. Pearce JM. Pott's spinal caries: Pott's paraplegia. Eur Neurol. 2009;62(4):255.
3. Kumar V, Abbas AK, Aster JC. Robbins and Cotran

pathologic basis of disease. Ninth ed. Philadelphia, PA: Elsevier/Saunders; 2015. xvi, 1391 pages p

4. Burdass D. Tuberculosis - can the spread of this killer disease be halted? [Internet]. Society for General Microbiology; 2003 [updated 2009].

5. Hsu LC, Cheng CL, Leong JC. Pott's paraplegia of late onset. The cause of compression and results after anterior decompression. J Bone Joint Surg Br. 1988;70(4):534–8.

6. Sendi P, Bregenzer T, Zimmerli W. Spinal epidural abscess in clinical practice. QJM. 2008;101(1):1–12.

7. Hsu LC, Leong JC. Tuberculosis of the lower cervical spine (C2 to C7). A report on 40 cases. J Bone Joint Surg Br. 1984;66(1):1–5.

8. Madkour MM, Al Sebai MW, Al Moutaery KR. Spinal Tuberculosis. In: Madkour MM, editor. Tuberculosis. Berlin, Heidelberg: Springer Berlin Heidelberg; 2004. p. 481–92.

9. Garg RK, Somvanshi DS. Spinal tuberculosis: a review. J Spinal Cord Med. 2011;34(5):440–54.

10. A 15-year assessment of controlled trials of the management of tuberculosis of the spine in Korea and Hong Kong. Thirteenth Report of the Medical Research Council Working Party on Tuberculosis of the Spine. J Bone Joint Surg Br. 1998;80(3):456–62.

11. Rajasekaran S. Natural history of Pott's kyphosis. Eur Spine J. 2013;22(Suppl 4):634–40.

12. Tuli SM. Severe kyphotic deformity in tuberculosis of the spine. Int Orthop. 1995;19(5):327–31.

13. Kim CWC, Currier BL, Eismont FJ. Infections of the spine. In: HNG H, Garfin SR, Eismont FJ, Bell GR, Balderston RA, editors. Rothman-Simeone the spine. 6th ed. 1. 6 ed. Philadelphia: Saunders; 2011. p. 1535.

14. Bosworth DM, Della Pietra A, Rahilly G. Paraplegia resulting from tuberculosis of the spine. J Bone Joint Surg Am. 1953;35-A(3):735–40.

15. Jain AK, Kumar J. Tuberculosis of spine: neurological deficit. Eur Spine J. 2013;22(Suppl 4):624–33.

16. Panjabi MM, Takata K, Goel V, Federico D, Oxland T, Duranceau J, et al. Thoracic human vertebrae. Quantitative three-dimensional anatomy. Spine (Phila Pa 1976). 1991;16(8):888–901.

17. Rajasekaran S. Buckling collapse of the spine in childhood spinal tuberculosis. Clin Orthop Relat Res. 2007;460:86–92.

18. Jain AK, Sreenivasan R, Saini NS, Kumar S, Jain S, Dhammi IK. Magnetic resonance evaluation of tubercular lesion in spine. Int Orthop. 2012;36(2):261–9.

19. Mak KC, Cheung KM. Surgical treatment of acute TB spondylitis: indications and outcomes. Eur Spine J. 2013;22(Suppl 4):603–11.

20. Luk KD. Tuberculosis of the spine in the new millennium. Eur Spine J: official publication of the European Spine Society, the European Spinal Deformity Society, and the European Section of the Cervical Spine Research Society. 1999;8(5):338–45.

21. Seddon H. Pott's paraplegia: prognosis and treatment. Br J Surg. 1935;22:769–99.

22. Hodgson AR, Yau A. Pott's paraplegia: a classification based upon the living pathology. Paraplegia. 1967;5(1):1–16.

23. Guirguis AR. Pott's paraplegia. J Bone Joint Surg Br. 1967;49(4):658–67.

24. Moon MS, Moon JL, Moon YW, Kim SS, Kim SS, Sun DH, et al. Pott's paraplegia in patients with severely deformed dorsal or dorsolumbar spines: treatment and prognosis. Spinal Cord. 2003;41(3):164–71.

25. Rajasekaran S. Kyphotic deformity in spinal tuberculosis and its management. Int Orthop. 2012;36:359–65.

26. Jain AK. Tuberculosis of the spine: a fresh look at an old disease. J Bone Joint Surg Br. 2010;92(7):905–13.

27. Rajasekaran S. Kyphotic deformity in spinal tuberculosis and its management. Int Orthop. 2012;36(2):359–65.

28. Jain AK, Sinha S. Evaluation of systems of grading of neurological deficit in tuberculosis of spine. Spinal Cord. 2005;43(6):375–80.

29. Tuli SM. Results of treatment of spinal tuberculosis by "middle-path" regime. J Bone Joint Surg Br. 1975;57(1):13–23.

30. Wong YW, Leong JC, Luk KD. Direct internal kyphectomy for severe angular tuberculous kyphosis. Clin Orthop Relat Res. 2007;460:124–9.

31. Ha KY, Kim YH. Late onset of progressive neurological deficits in severe angular kyphosis related to tuberculosis spondylitis. Eur Spine J. 2016;25(4):1039–46.

32. Bilsel N, Aydingoz O, Hanci M, Erdogan F. Late onset Pott's paraplegia. Spinal Cord. 2000;38(11):669–74.

33. Chan TY, Li X, Mak KC, Cheung JP, Luk KD, Hu Y. Normal values of cervical spinal cord diffusion tensor in young and middle-aged healthy Chinese. Eur Spine J. 2015;24(12):2991–8.

34. Cui JL, Li X, Chan TY, Mak KC, Luk KD, Hu Y. Quantitative assessment of column-specific degeneration in cervical spondylotic myelopathy based on diffusion tensor tractography. Eur Spine J. 2015;24(1):41–7.

35. Li X, Cui JL, Mak KC, Luk KD, Hu Y. Potential use of diffusion tensor imaging in level diagnosis of multilevel cervical spondylotic myelopathy. Spine (Phila Pa 1976). 2014;39(10):E615–22.

36. Wen CY, Cui JL, Mak KC, Luk KD, Hu Y. Diffusion tensor imaging of somatosensory tract in cervical spondylotic myelopathy and its link with electrophysiological evaluation. Spine J. 2014;14(8):1493–500.

37. Luk KD. Tuberculosis of the spine in the new millennium. Eur Spine J. 1999;8(5):338–45.

38. Wang Y, Zhang Y, Zhang X, Huang P, Xiao S, Wang Z, et al. A single posterior approach for multilevel modified vertebral column resection in adults with severe rigid congenital kyphoscoliosis: a retrospective study of 13 cases. Eur Spine J. 2008;17(3):361–72.

39. Rajasekaran S, Vijay K, Shetty AP. Single-stage closing-opening wedge osteotomy of spine to correct severe post-tubercular kyphotic deformities of the spine: a 3-year follow-up of 17 patients. Eur Spine J. 2010;19(4):583–92.

40. Suk SI, Kim JH, Kim WJ, Lee SM, Chung ER, Nah KH. Posterior vertebral column resection for severe spinal deformities. Spine (Phila Pa 1976). 2002;27(21):2374–82.

41. Zhang Z. Late onset Pott's paraplegia in patients with upper thoracic sharp kyphosis. Int Orthop. 2012;36(2):381–5.

42. Kalita J, Misra UK, Mandal SK, Srivastava M. Prognosis of conservatively treated patients with Pott's paraplegia: logistic regression analysis. J Neurol Neurosurg Psychiatry. 2005;76(6):866–8.

43. Kaynar MY, Kocer N, Gencosmanoglu BE, Hanci M. Syringomyelia--as a late complication of tuberculous meningitis. Acta Neurochir (Wien). 2000;142(8):935–8. discussion 8–9

44. Park DK, Braaksma B, Hammerberg KW, Sturm P. The efficacy of preoperative halo-gravity traction in pediatric spinal deformity the effect of traction duration. J Spinal Disord Tech. 2013;26(3):146–54.

45. Lawhon SM, Crawford AH. Traction in the treatment of spinal deformity. Orthopedics. 1983;6(4):447–51.

46. Yau AC, Hsu LC, O'Brien JP, Hodgson AR. Tuberculous kyphosis: correction with spi-

nal osteotomy, halo-pelvic distraction, and anterior and posterior fusion. J Bone Joint Surg Am. 1974;56(7):1419–34.

47. Kalamchi A, Yau AC, O'Brien JP, Hodgson AR. Halo-pelvic distraction apparatus. An analysis of one hundred and fifty consecutive patients. J Bone Joint Surg Am. 1976;58(8):1119–25.

48. D'Astous JL, Sanders JO. Casting and traction treatment methods for scoliosis. Orthop Clin North Am. 2007;38(4):477–84.

49. Cotrel Y. Proceedings: traction in the treatment of vertebral deformity. J Bone Joint Surg Br. 1975;57(2):260.

50. Koller H, Zenner J, Gajic V, Meier O, Ferraris L, Hitzl W. The impact of halo-gravity traction on curve rigidity and pulmonary function in the treatment of severe and rigid scoliosis and kyphoscoliosis: a clinical study and narrative review of the literature. Eur Spine J. 2012;21(3):514–29.

51. Bao H, Yan P, Bao M, Qiu Y, Zhu Z, Liu Z, et al. Halo-gravity traction combined with assisted ventilation: an effective pre-operative management for severe adult scoliosis complicated with respiratory dysfunction. Eur Spine J. 2016;25(8):2416–22.

第 14 章　胸腰段脊柱侧凸（AIS）后路手术并发症

引言

　　远端 adding-on 现象是青少年特发性脊柱侧凸（adolescent idiopathic scoliosis, AIS）的术后并发症之一，可导致畸形进展、疼痛加重、椎体楔形变以及邻近椎间盘退变等，甚至需要翻修手术治疗。adding-on 的定义是指术后 2 年内站立位 X 线片上，端椎及其远端一个椎体 Cobb 角增加 >5° 或下固定椎下方椎间盘成角改变 ≥5°[1]。根据文献报道，adding-on 的发生率从 1.75% 到 51.1% 不等[1-10]。

　　远端 adding-on 现象与各种危险因素相关，包括年纪轻[3]、骨骼未成熟[11]、术前冠状面 C7-CSVL 偏距 <2 cm[11]、L4 椎间盘向右倾斜（右侧低）[1] 以及下固定椎选择不当[4-8, 11-13]。在所有危险因素中，下固定椎的选择是术者可控制的变量因素，并且对患者术后 adding-on 的发生与否具有重要影响。脊柱外科医生在 AIS 患者矫形过程中必须考虑融合节段长短和尽可能保留节段活动度之间的平衡。下固定椎选择不当可导致"融合过长"，这会加速邻近节段退变；或者"融合过短"，这会引起矫形效果不佳和术后侧凸加重（如 adding-on 现象）。

　　在这一章，我们展示了一例发生 adding-on 的病例并综述了相关文献，以强调 AIS 患者术中下固定椎（lower instrumented vertebra, LIV）选择的重要性。

病例报告

　　一名 16 岁的女性 AIS 患者在 3 年半前于外院行 T3-T12 后路脊柱矫形融合手术，因背部疼痛加重来我院就诊。体格检查和完整的感觉运动检查发现，除了患者下腰部有轻度压痛之外，无其他明显异常。

　　患者初次手术前的站立位 X 线片显示她是 Lenke 1A 型侧凸，主胸弯 T6-T12 Cobb 角为 50°（图 14.1a）。接触椎（touched vertebra, TV）、端椎（end vertebra, EV）和中立椎（neutral vertebra, NV）都是 T12，而稳定椎（stable vertebra, SV）是 L1。骶骨后

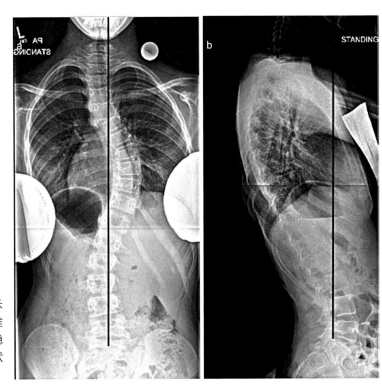

图 14.1 （a）患者第一次术前站立位 X 线片显示 Lenke 1A 型侧凸，主胸弯 T6-T12 为 50°。接触椎（TV）、端椎（EV）和中立椎（NV）都位于 T12，稳定椎位于 L1。（b）PSVL 平分 L2-L3 椎间盘，矢状面稳定椎位于 L2

垂线（posterior sacral vertical line，PSVL）平分 L2-L3 椎间盘，矢状面稳定椎（sagittal stable vertebra，SSV）位于 L2（图 14.1b）。

患者在外院做了脊柱侧凸后路内固定矫形手术，融合节段为 T3-T12，术后即刻矫形效果满意，冠状面残余角度仅为 4.4°（图 14.2a）。但是，其初次术后即刻的侧位 X 线片显示患者已经存在些许胸腰段后凸畸形（图 14.2b）。

术后 6 周随访时，患者开始表现出 adding-on 的征象，其 LIV 下方 T12-L1 椎间隙发生楔形变，T6-T12 的 Cobb 角由术后即刻的 4.4° 进展为 11°，并且其下端椎（LEV）延伸到了 L1，T6-L1 的 Cobb 角为 20°（图 14.3）。遗憾的是，该患者的脊柱畸形在接下来的 3 年持续进展。从该患者到我院检查的情况来看（初次手术后 3.5 年），其胸弯的下端椎已经延伸到了 L2，T6-L2 的 Cobb 角为 32.2°（图 14.4）。

考虑到其逐渐加重的背部疼痛和畸形进展，我们做了翻修手术，将融合节段向下延伸到 L3。患者成功耐受了手术并完全矫正了脊柱畸形（图 14.5）。最近一次的随访显示该患者恢复良好。

讨论

AIS 矫形的最终目的是达到脊柱在冠状面和矢状面的整体平衡。手术应矫正畸形和阻止畸形进展，同时尽可能多地保留运动节段。LIV 的选择对于 AIS 矫形来说非常重要；但是，目前仍缺乏关于最佳 LIV 选择的统一共识。

1983 年，King 等[14] 回顾性分析了 405 例接受矫形手术的 AIS 患者，并推荐融合节段向下至"中立和稳定的椎体"。但是，这一建议主要基于当时广泛使用的 Harrington 内固定器械。现在的椎弓根螺钉/棒系统能够提供强大的脊柱去旋转力和三维矫形力。通常来说，目前已没有必要再融合至稳定椎，因为融合过多的节段不仅会减少脊柱活动度，还会给剩余未融合节段增加额外应力，加速其退变。

2003 年，Suk 等[12] 回顾性研究了 42 例接受手术的主胸弯型 AIS 患者。作者发现当中立椎和端椎是同一椎体，或者是其远端一个椎体时，融合至中立椎可以达到满意的矫形效果，并且发生 adding-on 的风险极低。当中立椎在端椎远端两个甚至更多椎体时，融合至中立椎近端 1 个椎体是合适的策略选择。但是，当融合节段过短时，例如融合至中立椎近端 2 个椎体或更短，大概率（73.7%）患者的术后矫形效果不满意，发生 adding-on 的风险更高。有研究显示中立椎和端椎的观察者间信度较差[15]。因此，基于中立椎和端椎选择 LIV 在不同术者间并不一致，导致结果有所不同。

2011 年，Wang 等[3] 回顾性分析了 45 例接受矫形手术的 Lenke 1A 型患者，发现 51.1% 的患者

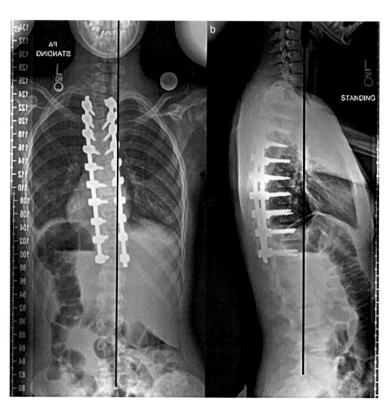

图 14.2 （a）术后即刻，外院的 X 线片显示后路 T3-T12 内固定取得满意的冠状面矫形效果，残余侧凸仅为 4.4°。（b）侧位 X 线片显示 LIV 下方些许胸腰段后凸畸形

图 14.3 （a）术后6周随访X线片显示 adding-on
征象：LIV 下方 T12-L1 椎间盘楔形变；主胸弯 Cobb
角由术后即刻的 4.4° 进展到 20°，下端椎（LEV）
延伸至 L1。（b）侧位 X 线片显示胸腰交界段后凸
畸形进展加重

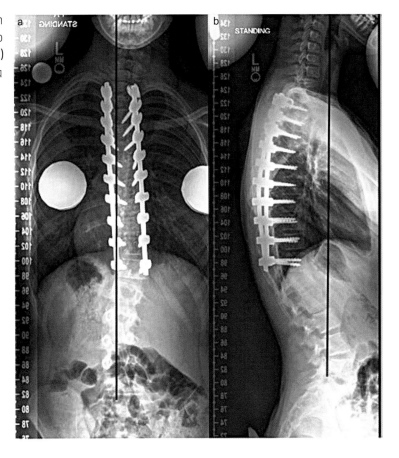

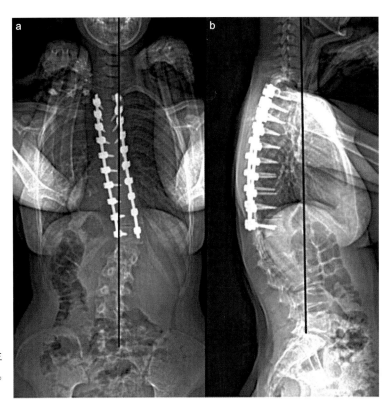

图 14.4 （a）患者来我院时（第一次手术 3.5 年
后），其胸弯进展到 32°，下端椎（LEV）为 L2。
（b）侧位 X 线片显示胸腰交界段后凸更加严重

图 14.5 （a）术后正位 X 线片显示良好的冠状面序列，L3 椎体位于正中。（b）术后侧位 X 线片显示胸腰交界段矢状面序列恢复，整体矢状面序列良好

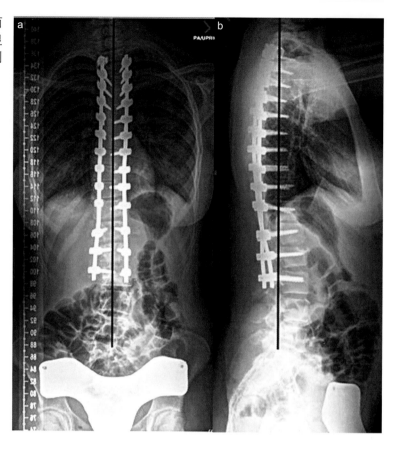

在术后 1 年以上的随访中发生 adding-on。他们发现 LIV+1 偏离 CSVL 大于 10 mm，adding-on 的发生率将显著增加。但是这个方法较为复杂，并且没有在大样本量的患者人群中验证过。

为了克服以稳定椎、中立椎和端椎作为参考选择 LIV 的不一致性，几位学者提出以接触椎（TV）和实质接触椎（STV）为参考，是选择性胸弯融合中确定 LIV 更可信的方法 [5-6, 8]。

2013 年，Matsumoto 等 [6] 研究了 112 例接受选择性后路胸弯融合的 Lenke 1A 型患者，发现 18.8% 的患者在术后 2 年以上的随访中出现了 adding-on 现象。作者发现融合在 TV 近端的患者发生术后 adding-on 的风险显著增加（OR: 6.7，95%CI: 1.9 ~ 23.9，P=0.003）。因此，作者建议对于 Lenke 1A 型侧凸患者来说，选择 TV 或者更远端椎体作为 LIV。其他发生 adding-on 的独立危险因素包括主胸弯的顶椎偏移 >25 mm（OR: 10.7，95%CI: 3.1 ~ 37.0，P=0.001）。

2014 年，Cao 等 [5] 研究了 116 例 Lenke 2A 型 AIS 患者，发现根据其标准，有 14% 的患者在术后 2 年发生了 adding-on。研究发现 LIV 位于 TV 近端的患者 adding-on 的发生率显著升高。因此，作者总结 LIV 应该位于 TV 或者 TV+1。

2016 年，Qin 等 [8] 研究了 104 例 Lenke 1A 型选择性胸弯融合术后随访至少 2 年的患者 [8]。他们定义 STV 为 CSVL 位于椎弓根之间或触及椎弓根的椎体，非 STV（nSTV）为 CSVL 仅触及椎弓根外侧椎体一角的椎体。根据患者的 LIV，将患者分为三组：nSTV、nSTV+1 和 STV 组，作者比较了三组的临床疗效。他们发现 22.1% 的患者出现 adding-on。nSTV 组发生 adding-on 的风险显著高于 nSTV+1 和 STV 组（66.7% vs. 11.6% vs. 10%，P<0.01）。因此，作者推荐选择 STV 或者 nSTV+1 作为 Lenke 1A 型 AIS 患者的 LIV。该研究的结论稍有些出乎意料，因为本章内的高年资作者常规选择 TV（相当于该研究的 nSTV）作为 LIV，但术后并没有发现如此高的 adding-on 发生率。

临床疗效的不同可能是由于手术技术以及患者个体不同等因素导致。此外，在选择 LIV 时，我们也应考虑矢状面平衡。骶骨后垂线（PSVL）是一条经 S1 后上角的铅垂线，我们通常将融合节段延长以包含 SSV（矢状面稳定椎，定义为触及 PSVL 的最近端腰椎椎体），这类似于我们在矫正胸椎后凸畸形时决定远端椎体时遵循的原则 [16]。当 SSV 和在冠状位上的 TV 不同时，大部分情况可以优先选择更远端的椎体作为 LIV。

在展示的病例中，术者在初次手术时融合节段终止于 T12。在冠状面上，T12 是 TV、STV、EV 以及 NV。根据本章讨论的先前研究结果来看，理论上来说这样发生 adding-on 的概率很低。但是，当我们关注矢状面时，患者的 PSVL 触及到 L2，这意味着为了达到其矢状面平衡，患者应该在初次手术时就融合到 L2。

在进行 T3-T12 融合后即刻，患者的冠状面侧凸得到充分矫形，但其胸腰交界段后凸增加。术后6周随访时，患者已经开始出现冠状面的 LIV 下方T12-L1 椎间盘楔形变，矢状面的胸腰交界段后凸畸形进展。当患者来我院就诊时，距离初次手术已有3.5 年，其侧凸进一步进展。尽管此时冠状面上的EV 是 L2，但是 SSV 是 L3。因此，为了确保患者冠状面和矢状面的整体平衡，我们将融合节段向下延长至 L3。通过翻修术，患者获得了脊柱畸形的完全矫正。

回顾来看，本例 AIS 患者初次手术应该将融合节段延长至 L2 而不是 T12，因为 L2 作为 SSV，优先于T12 的 TV，是更理想的 LIV 选择。其他影响 adding-on发生的因素包括年纪小（初次手术 <14 岁）[3] 和术前冠状面 C7-CSVL 偏距 <2 cm[11]。将 C7-CSVL 偏距 <2 cm 视作 adding-on 的风险因素似乎有违常理，因为患者术前平衡较好，应该具有较低的 adding-on发生率。其中可能的合理解释是强大的椎弓根螺钉内固定系统使得过度矫正，可能在术后让脊柱失衡。因此，对于术前冠状面平衡较好的患者来说，可以适当保留一部分侧弯度数。

应当认识到，患者个体差异和手术计划 / 技术可能造成不满意的临床疗效。在一些病例中，尽管术者基于现有最佳证据选择了合适的 LIV，但患者仍可能出现畸形进展。矫形外科医生必须意识到多种风险因素，以降低 adding-on 的发生风险，进而减少手术翻修率。

要点总结

- adding-on 是熟知的 AIS 患者术后并发症。
- 选择合适的 LIV 对于预防 adding-on 至关重要。
- 脊柱外科医生必须熟知发生 adding-on 的多种风险因素，将 AIS 患者手术翻修率降到最低。

（Chewei Liu, Lee A.Tan, Kathy M. Blanke, Lawrence
G. Lenke 著　周潇逸 译　魏显招 审校）

参考文献

1. Cho RH, Yaszay B, Bartley CE, Bastrom TP, Newton PO. Which Lenke 1A curves are at the greatest risk for adding-on... And why? Spine. 2012;37(16):1384–90.
2. Lehman RA, Lenke LG, Keeler KA, Kim YJ, Buchowski JM, Cheh G, et al. Operative treatment of adolescent idiopathic scoliosis with posterior pedicle screw-only constructs: minimum three-year follow-up of one hundred fourteen cases. Spine. 2008;33(14):1598–604.
3. Wang Y, Hansen ES, Høy K, Wu C, Bünger CE. Distal adding-on phenomenon in Lenke 1A scoliosis: risk factor identification and treatment strategy comparison. Spine. 2011;36(14):1113–22.
4. Lakhal W, Loret J-E, de Bodman C, Fournier J, Bergerault F, de Courtivron B, et al. The progression of lumbar curves in adolescent Lenke 1 scoliosis and the distal adding-on phenomenon. Orthop Traumatol Surg Res. 2014;100(4):S249–54.
5. Cao K, Watanabe K, Kawakami N, Tsuji T, Hosogane N, Yonezawa I, et al. Selection of lower instrumented vertebra in treating Lenke type 2A adolescent idiopathic scoliosis. Spine. 2014;39(4):E253–61.
6. Matsumoto M, Watanabe K, Hosogane N, Kawakami N, Tsuji T, Uno K, et al. Postoperative distal adding-on and related factors in Lenke type 1A curve. Spine. 2013;38(9):737–44.
7. Zang L, Hai Y, Yuan S, Su Q, Yang J, Guan L, et al. Distal adding-on and risk factors in severe and rigid scoliosis. Spine. 2016;42(3):160–8.
8. Qin X, Sun W, Xu L, Liu Z, Qiu Y, Zhu Z. Selecting the last "substantially" touching vertebra as lowest instrumented vertebra in Lenke type 1A curve: radiographic outcomes with a minimum of 2-year follow-up. Spine. 2016;41(12):E742–50.
9. Yang C, Li Y, Yang M, Zhao Y, Zhu X, Li M, et al. Adding-on phenomenon after surgery in Lenke type 1, 2 adolescent idiopathic scoliosis: is it predictable? Spine. 2016;41(8):698–704.
10. Nohara A, Kawakami N, Saito T, Tsuji T, Ohara T, Suzuki Y, et al. Comparison of surgical outcomes between anterior fusion and posterior fusion in patients with AIS Lenke type 1 or 2 that underwent selective thoracic fusion-long-term follow-up study longer than 10 postoperative years. Spine. 2015;40(21):1681–9.
11. Murphy JS, Upasani VV, Yaszay B, Bastrom TP, Bartley CE, Samdani A, et al. Predictors of distal adding-on in thoracic major curves with AR lumbar modifiers. Spine. 2016;42(4):E211–8.
12. Suk S-I, Lee S-M, Chung E-R, Kim J-H, Kim W-J, Sohn H-M. Determination of distal fusion level with segmental pedicle screw fixation in single thoracic idiopathic scoliosis. Spine. 2003;28(5):484–91.
13. Wang Y, Bünger CE, Zhang Y, Wu C, Li H, Hansen ES. Distal adding-on in Lenke 1A scoliosis: how to more effectively determine the onset of distal adding-on. Spine. 2013;38(6):490–5.
14. King HA, Moe JH, Bradford DS, Winter RB. The selection of fusion levels in thoracic idiopathic scoliosis. J Bone Joint Surg Am. 1983;65(9):1302–13.
15. Potter BK, Rosner MK, Lehman RA, Polly DW, Schroeder TM, Kuklo TR. Reliability of end, neutral, and stable vertebrae identification in adolescent idiopathic scoliosis. Spine. 2005;30(14):1658–63.
16. Cho K-J, Lenke LG, Bridwell KH, Kamiya M, Sides B. Selection of the optimal distal fusion level in posterior instrumentation and fusion for thoracic hyperkyphosis: the sagittal stable vertebra concept. Spine. 2009;34(8):765–70.

第15章 先天性胸腰椎畸形手术并发症

引言

尽管手术对于治疗脊柱畸形相关疼痛和功能障碍优于保守治疗[1-4]，但手术本身并非没有风险。研究估计手术并发症的发生率约为48%[5]，最常见的是急性失血性贫血、呼吸系统并发症、内植物相关并发症和硬膜破裂等[5]。

脊柱侧凸手术中硬膜破裂的发生率为1.1%～5.19%[5-7]。脊柱侧凸研究学会一项关于胸腰椎矢状面僵硬性畸形术后短期效果的随访报告显示，硬膜破裂是最常见的并发症，发生率为5.9%[7]。硬膜破裂的潜在后果是瘘管形成、脑脊液漏或假性硬膜膨出。瘘管形成会增加患者脑膜炎、蛛网膜炎、硬膜外脓肿、伤口愈合不良、神经根卡压和头痛的发生率[8]。

本章将介绍一例脊柱畸形术中的硬膜破裂，并对脑脊液漏的诊断和治疗进行综述。

病例报告

患者为33岁女性，既往有先天性脊柱裂、脊髓脊膜膨出和脊髓栓系多处松解的手术史，就诊时腰背部疼痛逐渐加重并放射至下肢，同时腰背部及下肢肌肉痉挛也比较明显。患者的主诉是腰背痛，任何活动均会加重。而下肢疼痛对患者的影响较小，其特点是间歇性，偶尔发生在双下肢（左侧重于右侧）。在过去的一年里，患者还逐渐出现大小便失禁。

患者轮椅入院，双下肢尚能支撑站立和活动，保留了部分大小便功能。查体可见患者上半身发育良好，但躯干偏短且存在明显的脊柱侧凸。下肢长度正常，足的形态异常与脊髓脊膜膨出史相符。腰背部既往多次的手术切口均愈合良好。自然站立位可见患者矢状面平衡，躯干向右倾斜。

CT 和 X 线片提示 L2 左侧半椎体和 T12-L1 阻滞椎（图 15.1a-d）。L4 和 L5 椎体骶化（图 15.1a-d）。L3 到骶骨可见脊柱裂及术后改变（图 15.1e, f）。MRI 显示圆锥终止在 L3-L4 水平低位（图 15.1e, f）。

脊髓栓系导致脊髓在后凸节段"弓弦"样牵拉（图15.1g）。X 线片提示明显的侧后凸畸形，后凸顶点位于 L2 水平的半椎体（图 15.1h）。腰椎先天性畸形局部后凸约 47°（图 15.1i）。屈伸位 X 线片可见腰椎柔韧性较差（图 15.1j, k, l）。

在讨论患者手术方案时，考虑到栓系的脊髓紧贴着下腰椎先天性侧后凸的部位，计划通过脊柱切除术（vertebral column resection, VCR）截骨和植入钛网以矫正畸形。这一方法可纠正脊柱异常解剖结构，并且可以同时缩短脊柱，间接缓解栓系脊髓的压力。

手术选择后方入路，首先在 T9、T10、T11、T12、L3、L4 和骨盆植入螺钉，跨过闭合不全的 L2-L5 并切除椎板延长至 T12-L1 水平。由于患者既往存在脊髓脊膜膨出、硬膜发育不良，骨性暴露时出现了脑脊液漏。具体来讲，VCR 截骨时通常需要将硬膜从脊柱周围剥离，可能会引起多个破口，术中往往采用 5-0 缝线修补。由于硬膜薄弱，修补时可将小块肌肉作为补丁填塞缝合破口。手术部位充分暴露后先通过双侧切除 L1 椎体，再完整切除 L2 半椎体。上述步骤完成后，脊柱的柔韧性大大增强，再通过钉棒的牵引和挤压可以矫正畸形，术中牵引应充分配合电生理监测。接下来在前方放置两个填充自体骨的 8 mm 钛笼支撑，实现 T12-L3 的骨性融合，后方抱紧钛笼以恢复腰椎前凸。所有这些操作可将局部约 45° 后凸矫正近至 0°。此外，VCR 截骨缩短脊柱可降低硬膜囊及其内容物的张力。

由于硬膜自身薄弱的特点，修补脑脊液漏时，我们使用了几个辅助方法。先将一层胶原制成的硬膜替代物（DuraGen）包裹缝合破口以加强修复，然后用纤维蛋白胶封闭。关闭软组织也采取了其他的方法，如通过局部软组织瓣覆盖以消除硬膜和内植物周围的死腔，也将更多的筋膜组织推到中线，减少伤口的张力。患者既往存在脊髓脊膜膨出和胸腰段筋膜尾侧发育不良，因此"无张力"关闭筋膜层尤为重要。筋膜下置管以充分引流，应避免负压吸引加重脑脊液从破口渗漏。筋膜层先以薇乔线间断缝

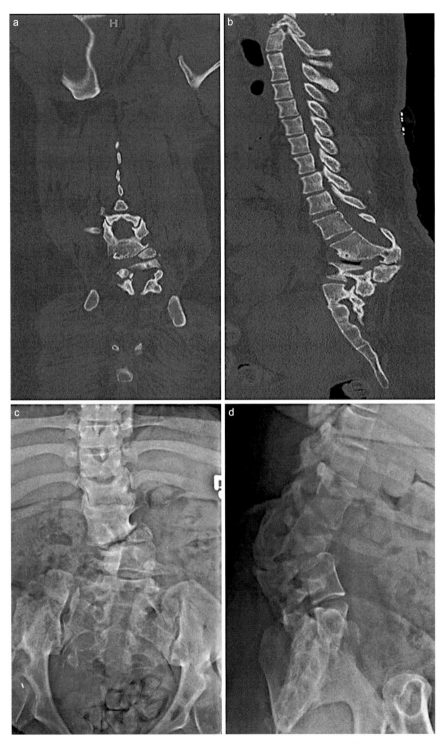

图 15.1　（a）冠状位和（b）矢状位 CT 显示 L2 水平左侧半椎体，T12-L1 阻滞椎，L2 半椎体水平局部左侧凸，L4、L5 椎体骶化。（c）轴状位 CT 可见 L3-L5 脊柱裂及术后改变。（d）冠状位 MRI 显示圆锥终止在 L3-L4 水平

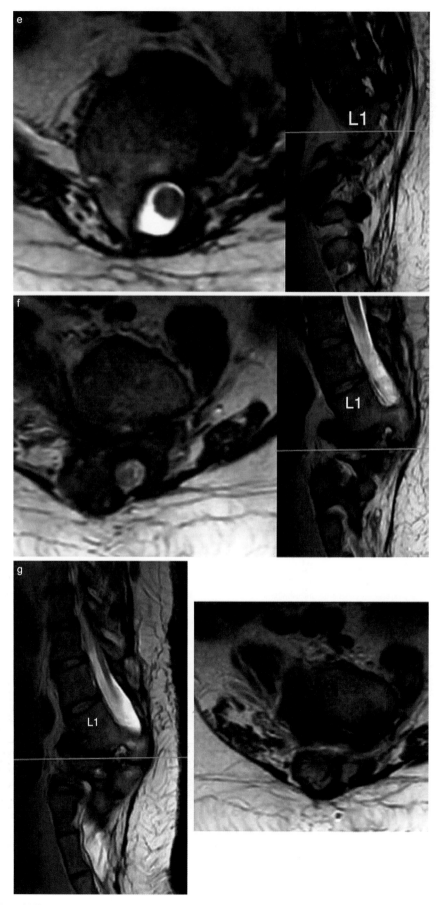

图 15.1（续）（e）矢状位 MRI 显示圆锥终止在 L3-L4 水平。（f）轴状位 MRI 示 T12/L2 明显的先天性椎管狭窄。（g）正位片显示患者脊柱左侧侧弯，顶椎区域为 L1-L3

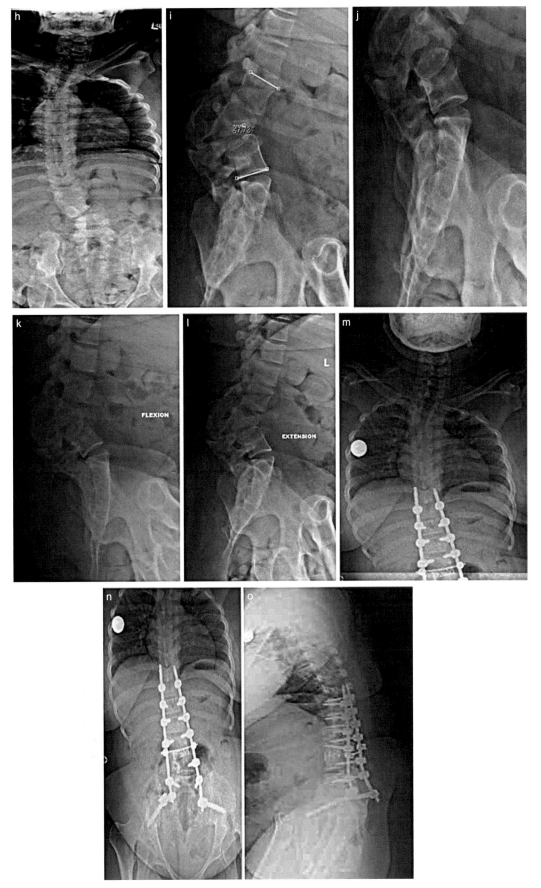

图 15.1（续）（h）侧位片显示患者脊柱左侧侧弯，顶椎区域为 L1-L3。（i）腰骶段侧位平片。（j）屈曲和（k）伸展位片示腰椎柔韧性较差。术后数月（l，m）正位和（n，o）侧位片显示脊柱序列改善，融合良好

合再连续缝合，形成密不透水的组织层。筋膜层上再放置一根引流管充分吸引，防止脑脊液通过筋膜层渗漏至皮肤。这种方法可以促进皮肤愈合而不会在脑脊液持续渗漏下形成瘘管，最后用 3-0 尼龙线缝皮。

患者在术后 24 h 保持平卧。引流管术后放置 8 天后拔除，同时确保筋膜下引流管保持负压关闭状态。住院期间，患者引流量每天都在缓慢减少，术后第 8 天（出院前）拔除引流管。为了减少脑脊液的生成，患者住院期间口服乙酰唑胺（Diamox）至术后 4 周。此外，为了防止引流拔除后出现假性脊膜膨出，患者在术后 4 周一直佩戴腹带。术后 1 个月门诊随访拆除皮肤尼龙缝线，未见脑脊液漏或假性脊膜膨出。患者术后恢复良好，大小便功能有所改善，腰背部疼痛也明显缓解，这种状态至少持续了 2 年。最近一次术后片提示其脊柱畸形得到良好矫正，形成了稳定的骨性融合（图 15.1m, n, o）。

脑脊液漏的原因

在手术减压或椎弓根螺钉植入时，容易发生硬膜破裂和脑脊液漏，最常见的原因是硬膜的直接损伤[9]。硬膜破裂的危险因素包括翻修手术（硬膜外瘢痕或纤维化）、手术医生的经验以及高龄患者[8]。在一项危险因素研究中，作者发现与硬膜破裂相关的主要工具是用于减压的 Kerrison 咬骨钳[10]。术中未发现的硬膜破裂或未恰当地封闭破口可能导致瘘管形成和脑脊液漏。

脑脊液漏的诊断

与脑脊液漏相关的症状包括体位性头痛（坐立时加重）、恶心、呕吐、头晕[8]。客观体征包括切口有清亮的液体渗出（特别是 Valsalva 手法），引流量增加呈水样，或皮下积液。脑脊液检测可采用 β-2 转铁蛋白法，具有较高的敏感性和特异性[11]。β-2 转铁蛋白是一种由脑神经氨酸苷酶作用产生的蛋白质，目前发现只存在于中枢神经系统[12]。

脑脊液漏诊断的影像学金标准是磁共振成像（MRI），可以显示液体积聚（假性脊膜膨出）或瘘管。脑脊液在 T2 加权像呈高信号，T1 加权像呈低信号。计算机断层扫描（CT）脊髓造影也有助于确定假性脊膜膨出或"瘘管沟通"的位置[12]。当高密度内植物使 MRI 评估困难时，CT 脊髓造影可显现其

特有的优势。

脑脊液漏的治疗

理论上讲，一旦出现硬膜破裂应进行修复，以减少瘘管形成和脑脊液漏的可能。虽然大多数硬膜破裂可在术中发现，但有一小部分在术后出现延迟脑脊液漏的症状，可能是术中没有发现，或者是新发的延迟性硬膜破裂[13]。术中发现硬膜破裂可以通过缝合或联合使用纤维蛋白胶修复[14]。未修补的硬膜破裂可能导致脑脊液漏、伤口感染、假性脊膜膨出，甚至术后血肿[14]。

如果术后明确脑脊液漏，可以采用几种非手术治疗方法，包括卧床休息、严密缝合伤口、佩戴腹带、放置蛛网膜下腔引流或使用硬膜外血贴片。在尝试非手术治疗后仍持续渗漏，则需要再次手术修复[8]。

非手术治疗

卧床休息和严密缝合伤口是最常用的保守治疗方法。研究表明，这些方法可预防脑脊液瘘管的形成，特别是当皮肤或筋膜缝合较为紧密时[15-16]。尽管有不同的治疗方法，但平卧位可使破裂部位的静水压降到最低，因此患者术后通常平卧 24 h[8]。然后可抬高至坐位并维持 8 h，患者如果耐受可下地行走[8]。如不能耐受坐位，建议再平卧 24 h。这是一种卧床休息的治疗方法，也有其他方法推荐初始平卧时间大于 24 h。但目前还没有明确的结论，Low 等的一项回顾性研究比较了硬膜破裂后三种不同的卧床治疗方案，结果显示其并发症发生率没有显著差异[17]。该研究中硬膜破裂的总体发生率为 6.8%，所有患者术中均使用纤维蛋白胶。26 名患者在术后第 1 天活动（组 1），9 名在第 2 天（组 2），26 名在第 3 天或之后（组 3）。分析发现硬膜破裂相关并发症的总体发生率为 18%，且并发症的发生率与术后第几天活动无统计学差异（$P=0.433$）[17]。

药物治疗方面，咖啡因对硬膜穿刺后头痛的效果最好[18]。在一项 meta 分析中，Basurto 等也报道，与标准治疗相比，加巴巴丁、氢化可的松和茶碱可改善头痛评分，但对于其他药物如舒马曲坦、促皮质激素或促肾上腺皮质激素（ACTH），仍缺乏充分的证据。补液和止痛药物也有助于缓解脑脊液漏的症状，但缺乏相应的证据。而在等级最高的 meta 分

析中，也未发现确切的证据支持补液可预防硬膜穿刺后头痛[19]。

腹带是一种机械压迫的方式，也成功应用于一些病例，其机制是"增加假性脊膜膨出内的静水压，从而减缓或防止脑脊液漏"[20]。目前认为机械性压迫可进一步减少头痛的发生，促进硬膜愈合。

除了这些非侵入性措施，蛛网膜下腔引流作为脑脊液分流的一种方式，也是降低破裂部位静水压的常用方法。在一项评估腰椎引流成功率的研究中，Kitchel等报道在置管4天的患者中成功率为82%[21]。一些学者推荐使用硅胶导管，引流速度控制在10 ml/h，可根据头痛情况调整[8]。此外，引流期间使用抗生素预防感染。据报道，蛛网膜下腔腰椎引流的并发症包括头痛（60%）、脑膜炎（2.5%）、椎间盘炎（5%）、伤口感染（2.5%）等[22]。

硬膜外血贴片也被证实对治疗术后假性脊膜膨出和脑脊液瘘管形成有效[23-24]。硬膜外血贴片是将约20 ml的自体静脉血注射到破口附近，在周围散开形成胶状血块后封闭缺损部位[8]。

手术治疗

当非手术治疗无效时，手术修复是最终的治疗方法。某些情况下，如果患者有大量的脑脊液漏或严重的症状，早期的手术干预可能比保守治疗更有必要。

硬膜修补第一步是确定破裂位置。手术暴露非常重要，包括切除遮挡的骨性结构以充分显示破口位置[8]。术中任何可见的神经组织都应用脑棉和调节吸引器进行保护，防止脑脊液过量抽吸或神经意外回缩[8]。硬膜修补前应将经缺损处漂浮出来的神经根复位至硬膜囊内。患者暂时置于头低脚高位（Trendelenburg位）可降低囊内压力，减少闭合破口时硬膜囊内容物疝出的发生。

缝合硬膜最好采用不可吸收缝线（一般是4-0或5-0 Prolene线）。手术操作所必需的器械包括硬膜钳和细针持针器等[8]。缝合的最终目标是硬膜紧密闭合，无脑脊液漏出，可以从裂口头侧数毫米开始缝合直至尾侧数毫米打结[8]。硬膜完全密闭后将恢复搏动，重新膨胀，可用Valsalva手法测试其完整性[8]。

如果存在较大的缺损，可能需要硬膜移植或筋膜补片。此外，硬膜密封剂如纤维蛋白胶、Tisseal®、BioGlue®和DuraSeal®也可以使用。

脑脊液漏的并发症

硬膜破裂的预后不尽相同。脑脊液漏最常见的症状是体位性头痛，站立时加重。同时，脑脊液漏可延缓创面愈合，增加感染风险。在一项1326例接受脊柱手术患者的回顾性研究中，硬膜破裂发生率为3.8%（51例）[14]。在这51例患者中，13例出现了术后并发症（占所有硬膜破裂患者的25.5%，占整个研究人群的1.0%），包括7例脑脊液漏、2例伤口感染、2例术后血肿和2例假性脊膜膨出[14]。

脑脊液漏的罕见并发症是急性颅内硬膜下血肿[25]。尽管罕见，但有研究认为这类并发症是由脑脊液过度引流所致，可能需要再次手术[25-26]。同样，在使用腰椎引流术治疗脑脊液漏时应避免过度引流，因为存在扁桃体疝压迫脑干的潜在严重风险。

硬膜破裂也可能影响脊柱内固定术后的融合率[27]。在一组327例接受腰椎椎弓根螺钉固定的患者中，Bydon等报告了硬膜破裂的发生率为5.2%，术中脑脊液漏的患者假关节形成率明显高于对照组（P=0.016）[27]，可能的机制包括脑脊液漏取代骨粒以及干扰了融合所需的级联反应[27-28]。

与之相反，一些学者报道的硬膜破裂患者与对照组在短期或长期随访结果没有差异[29]。Adogwa等回顾了1741例首次行腰椎融合术患者的结果，发现硬膜破裂的发生率为4%[29]。与对照组相比，硬膜破裂患者在感染发生率（P=0.320）、是否需要翻修手术（P=0.850）或神经系统并发症发生率（P=0.660）方面无显著差异。在2年的随访中，患者的腰背痛、腿痛或残障情况（Oswestry功能障碍指数）没有差异[29]。

本病例中，患者存在硬膜破裂及脑脊液瘘管形成的多个危险因素，包括翻修手术、既往脊髓脊膜膨出导致的硬膜和胸腰段筋膜薄弱，以及多节段VCR截骨需要将硬膜从脊柱周围剥离。同时，我们可在术中和术后多个环节采取措施控制患者术后脑脊液漏。硬膜破裂主要是通过手术修复，可辅以局部肌肉"填塞"，然后用胶原制成的硬膜替代物包裹形成牢固支架，最后用纤维蛋白胶封闭。包括肌肉、胸腰段筋膜在内的软组织可以消除死腔，有利于低张力闭合筋膜层。筋膜下放置引流可清除硬膜外血性渗出，但需关闭负压吸引以避免加重脑脊液漏。筋膜上另放置一根持续负压的引流管，以保护皮肤愈合不受漏出脑脊液的影响。患者术后平卧可降低硬膜囊内的静水压，同时佩戴腹带以增加硬膜囊外的静水压。最后，患者口服乙酰唑胺以减少急性期脑脊液的生成。

结论

脊柱术中硬膜破裂是比较常见的。可能会引起脑脊液漏或假性脊膜膨出，导致术后头痛和腰背痛，并增加感染或假性关节形成的风险。术后脑脊液漏有多种保守和手术治疗方法。理论上讲，术中鉴别、一期修复、使用硬膜密封剂和紧密闭合伤口将减少术后并发症的发生。

要点总结

- 硬膜破裂和脑脊液漏是脊柱畸形手术的潜在并发症，尽可能在术中修复，同时应注意最大限度地保留硬膜破裂上方的软组织。
- 脑脊液漏的并发症包括体位性头痛、脑膜炎、脑脊液瘘管形成、假性脊膜膨出、伤口感染、假关节形成和再次手术。
- 术后脑脊液漏的处理方法包括腰椎引流、血贴片、再次手术等。

（Thomas Kosztowski, Rafael De la Garza Ramos, C. Rory Goodwin, Daniel M. Sciubba 著

李 博 译 魏显招 审校）

参考文献

1. Smith JS, Lafage V, Shaffrey CI, Schwab F, Lafage R, Hostin R, et al. Outcomes of operative and Nonoperative treatment for adult spinal deformity: a prospective, multicenter, propensity-matched cohort assessment with minimum 2-year follow-up. Neurosurgery. 2015.
2. Sciubba DM, Scheer JK, Yurter A, Smith JS, Lafage V, Klineberg E, et al. Patients with spinal deformity over the age of 75: a retrospective analysis of operative versus non-operative management. Eur Spine J. 2015.
3. Acaroglu E, Yavuz AC, Guler UO, Yuksel S, Yavuz Y, Domingo-Sabat M, et al. A decision analysis to identify the ideal treatment for adult spinal deformity: is surgery better than non-surgical treatment in improving health-related quality of life and decreasing the disease burden? Eur Spine J. 2016;25(8):2390–400.
4. Scheer JK, Smith JS, Clark AJ, Lafage V, Kim HJ, Rolston JD, et al. Comprehensive study of back and leg pain improvements after adult spinal deformity surgery: analysis of 421 patients with 2-year follow-up and of the impact of the surgery on treatment satisfaction. J Neurosurg Spine. 2015;22(5):540–53.
5. De la Garza-Ramos R, Jain A, Kebaish KM, Bydon

A, Passias PG, Sciubba DM. Inpatient morbidity and mortality after adult spinal deformity surgery in teaching versus nonteaching hospitals. J Neurosurg Spine. 2016:1–6.
6. Williams BJ, Sansur CA, Smith JS, Berven SH, Broadstone PA, Choma TJ, et al. Incidence of unintended durotomy in spine surgery based on 108,478 cases. Neurosurgery. 2011;68(1):117–23. discussion 23–4.
7. Smith JS, Sansur CA, Donaldson WF 3rd, Perra JH, Mudiyam R, Choma TJ, et al. Short-term morbidity and mortality associated with correction of thoracolumbar fixed sagittal plane deformity: a report from the Scoliosis Research Society Morbidity and Mortality Committee. Spine (Phila Pa 1976). 2011;36(12):958–64.
8. Qureshi SA, Koehler SM, Gerling MC. Management of dural tears in spinal surgery. In: Patel VV, editor. Spine surgery basics. Berlin/Heidelberg: Springer; 2014. p. 509–19.
9. Feng B, Shen J, Zhang J, Zhou X, Liang J, Qiu G. How to deal with cerebrospinal fluid leak during pedicle screw fixation in spinal deformities surgery with intraoperative neuromonitoring change. Spine (Phila Pa 1976). 2014;39(1):E20–5.
10. Sin AH, Caldito G, Smith D, Rashidi M, Willis B, Nanda A. Predictive factors for dural tear and cerebrospinal fluid leakage in patients undergoing lumbar surgery. J Neurosurg Spine. 2006;5(3):224–7.
11. Bosacco SJ, Gardner MJ, Guille JT. Evaluation and treatment of dural tears in lumbar spine surgery: a review. Clin Orthop Relat Res. 2001;389:238–47.
12. Couture D, Branch CL Jr. Spinal pseudomeningoceles and cerebrospinal fluid fistulas. Neurosurg Focus. 2003;15(6):E6.
13. Khazim R, Dannawi Z, Spacey K, Khazim M, Lennon S, Reda A, et al. Incidence and treatment of delayed symptoms of CSF leak following lumbar spinal surgery. Eur Spine J Off Publ Eur Spine Soc Eur Spinal Deform Soc Eur Sect Cerv Spine Res Soc. 2015;24(9):2069–76. Epub 2015/02/26
14. Guerin P, El Fegoun AB, Obeid I, Gille O, Lelong L, Luc S, et al. Incidental durotomy during spine surgery: incidence, management and complications. A retrospective review. Injury. 2012;43(4):397–401. Epub 2011/01/22
15. McCallum JE, Tenicela R, Jannetta PJ. Closed external drainage of cerebrospinal fluid in treatment of postoperative csf fistulae. Surg Forum. 1973;24:465–7.
16. Waisman M, Schweppe Y. Postoperative cerebrospinal fluid leakage after lumbar spine operations. Conservative treatment. Spine (Phila Pa 1976). 1991;16(1):52–3.
17. Low JC, von Niederhausern B, Rutherford SA, King AT. Pilot study of perioperative accidental durotomy: does the period of postoperative bed rest reduce the incidence of complication? Br J Neurosurg. 2013;27(6):800–2.
18. Basurto Ona X, Osorio D, Bonfill Cosp X. Drug therapy for treating post-dural puncture headache. Cochrane Database Syst Rev. 2015;7:CD007887. Epub 2015/07/16
19. Arevalo-Rodriguez I, Ciapponi A, Roque i Figuls M, Munoz L, Bonfill Cosp X. Posture and fluids for preventing post-dural puncture headache. Cochrane Database Syst Rev. 2016;3:CD009199. Epub 2016/03/08
20. Leis AA, Leis JM, Leis JR. Pseudomeningoceles: a role for mechanical compression in the treatment of dural tears. Neurology. 2001;56(8):1116–7.
21. Kitchel SH, Eismont FJ, Green BA. Closed subarachnoid drainage for management of cerebrospinal fluid

leakage after an operation on the spine. J Bone Joint Surg Am. 1989;71(7):984–7.

22. Shapiro SA, Scully T. Closed continuous drainage of cerebrospinal fluid via a lumbar subarachnoid catheter for treatment or prevention of cranial/spinal cerebrospinal fluid fistula. Neurosurgery. 1992;30(2):241–5.

23. Lauer KK, Haddox JD. Epidural blood patch as treatment for a surgical durocutaneous fistula. J Clin Anesth. 1992;4(1):45–7.

24. Maycock NF, van Essen J, Pfitzner J. Post-laminectomy cerebrospinal fluid fistula treated with epidural blood patch. Spine (Phila Pa 1976). 1994;19(19):2223–5.

25. Sciubba DM, Kretzer RM, Wang PP. Acute intracranial subdural hematoma following a lumbar CSF leak caused by spine surgery. Spine (Phila Pa 1976). 2005;30(24):E730–2.

26. Burkhard PR, Duff JM. Bilateral subdural hematomas following routine lumbar diskectomy. Headache. 2000;40(6):480–2.

27. Bydon M, De la Garza-Ramos R, Abt NB, Macki M, Sciubba DM, Wolinsky JP, et al. Durotomy is associated with pseudoarthrosis following lumbar fusion. J Clin Neurosci. 2015;22(3):544–8.

28. Elder BD, Theodros D, Sankey EW, Bydon M, Goodwin CR, Wolinsky JP, et al. Management of cerebrospinal fluid leakage during anterior cervical discectomy and fusion and its effect on spinal fusion. World Neurosurg. 2015;

29. Adogwa O, Huang MI, Thompson PM, Darlington T, Cheng JS, Gokaslan ZL, et al. No difference in postoperative complications, pain, and functional outcomes up to 2 years after incidental durotomy in lumbar spinal fusion: a prospective, multi-institutional, propensity-matched analysis of 1,741 patients. Spine J. 2014;14(9):1828–34.

第16章 胸腰椎畸形（创伤）手术并发症

引言

胸腰段交界处（T11-L2）是脊柱创伤最常见的部位，占所有脊柱创伤的80%以上[1-2]。僵硬的胸椎和柔韧的腰椎连接这一独特的生物力学特性使得胸腰段交界处容易遭受各种机制的高速创伤。因此，近50%的椎体骨折和40%的脊髓损伤都集中于胸腰段交界处[3]。患者通常表现为伴随胸腰段骨折的多发伤。可预测的骨折类型使得临床医生可以制定分型系统，并在过去50几年中得到改进。这些分型体系已经从一种传达伤害的语言转化为指导治疗的分型系统。手术的目标是恢复和保持正常的解剖序列，防止神经损害，促进骨折愈合和恢复有用功能[4]。

患者在高速度或高冲击性创伤后至医院急诊科就诊，创伤救治流程便开始运行，遵循ABC原则（气道、呼吸、循环），然后进行适当的体格和影像学检查明确受伤情况。初期创伤评估中，脊髓损伤的早期体征包括剧烈的背痛、脊柱台阶样畸形和神经功能异常。胸腰段创伤的患者体格检查经常可以是正常的，但是对于严重损伤的患者，可以触摸到台阶样畸形，并且从腰部到下肢的运动肌力和感觉可能减弱。远端神经根（S3-S5）的损伤可以表现为肛管松弛，直肠深感觉减弱和自主的肛门括约肌收缩。胸腰段骨折根据骨折类型、神经功能状态和后方韧带复合体（posterior ligamentous complex, PLC）完整性三者构成的胸腰椎损伤分型和严重程度评分（thoracolumbar injury classification and severity score, TLICS）系统进行评估和处理[5]。

胸腰段骨折类型的评估对于判断节段稳定性和指导治疗非常重要。评估脊柱损伤的影像学方法包括动力和静态X线、CT和MRI。骨性损伤用CT评估最佳，而软组织包括PLC、椎间盘和脊髓的损伤用MRI评估最佳。文献中报道了多种骨折类型和损伤机制在此我们仅限于讨论TLICS系统中的类型。椎体压缩性骨折在CT上可以看到椎体高度丢失。MRI上的脂肪抑制信号可以区分前柱的急慢性骨折。爆裂骨折是包括中柱的压缩骨折并且椎体后壁破坏导致骨碎片突入椎管[6]。横移或旋转损伤是由于胸腰段脊柱遭受旋转应力，同时还施加有屈曲力矩，导致PLC的完全断裂，前方的椎间盘和椎体张开。这种骨折常合并小关节骨折并且是高度不稳定的。骨折脱位定义为头端的椎体相对于邻近的尾端椎体移位。小关节常脱位或骨折，椎体移位可以从10%到完全滑脱。另外一种骨折类型与屈曲牵张损伤类似，命名为Chance骨折。这种损伤中，骨折线从后方棘突穿过椎弓根、椎体和PLC。该损伤主要累及骨质，但是也可穿过软组织，这时被称作韧带Chance骨折。

两大常见的治疗方法是非手术治疗和手术治疗。手术的目的是为了恢复序列，预防神经损伤和促进骨折愈合，并因此增加脊柱稳定性。对脊髓损伤最优化的神经恢复的医疗处理不在本章讨论范围。TLICS基于骨折类型、神经功能和PLC完整性考量计算总分。TLICS≥5分的损伤通常采用手术治疗。≤3分采用非手术治疗，4分则需要个性化治疗[5]。非手术治疗一般适用于大多数压缩性骨折。定制的胸腰骶椎支具（thoracolumbar spinal orthosis, TLSO）或Jewett过伸支具是胸腰段压缩性稳定骨折的传统支具选择。关于支具的有效性受到质疑，最近的两项RCT研究显示对于胸腰段交界处骨折稳定的患者，支具对疼痛缓解、影像结果或者功能疗效方面没有影响[7-8]。

手术治疗的方案包括前路、后路或者前后路联合的开放复位和融合。开放手术的前路椎体切除后路减压和（或）椎弓根螺钉撑开韧带牵张复位可以实现直接减压和复位。经皮微创内固定可以提供非融合的脊柱稳定，减少出血，缩短手术时间和减少手术并发症，降低脊柱融合伴随的相关问题[9]。微创手术可能的禁忌证为需要减压的不完全性神经损伤和神经功能完整患者，骨折脱位不直接开放手术复位可能导致神经功能恶化的风险增加。非融合手术理想的适应证是骨折跨越僵硬的脊柱节段、骨性结构的屈曲牵张损伤和神经功能稳定的不稳定爆裂骨折[10-11]。

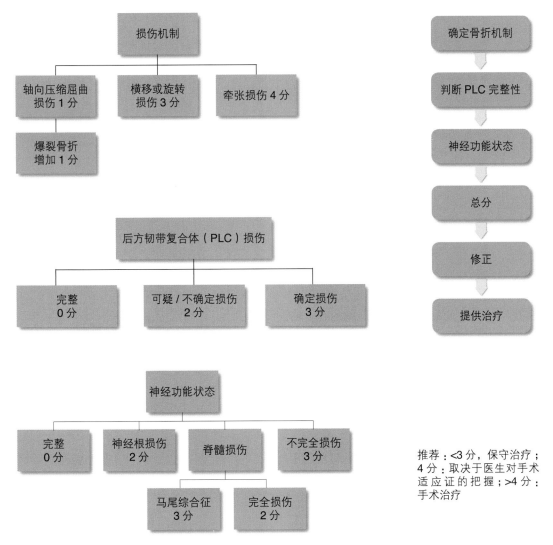

图 16.1 （a）胸腰椎损伤分型和严重程度评分（TLICS）系统；（b）TLICS 流程图（来源于 Vaccaro 等 [5]，图 2,3,4）

病例报告

患者为一名 31 岁女性，既往无药物服用史，从 40 英尺（约 12 m）高处坠落后，意识丧失，送至院外创伤救治点。患者到达时 GCS 评分 9 分，四肢能活动。患者 CT 扫描显示 L1 和 L2 爆裂骨折、半脱位且累及椎管，L2 硬膜囊受压（图 16.2）。患者保留直肠张力伴神经源性膀胱，T12 水平的神经 ASIA 分级为 C 级。虽然 TLICS 评分是在损伤时间后评定的，但患者伤后 TLICS 评分至少为 5 分：爆裂骨折 2 分，不完全脊髓损伤 3 分。MRI 未完善，无法评估 PLC 完整性。患者外院重症监护病房（ICU）治疗后病情稳定，然后紧急转入创伤中心对其不稳定的多节段腰椎爆裂骨折伴不完全脊髓损伤进行最终治疗。

手术实施

一期：L1 和 L2 椎体次全切除，T12-L3 自体骨移植加碳纤维可折叠融合器植入融合，T12-L3 行 Kaneda 内固定，对 L1-L2 半脱位进行复位。

普通外科团队利用胸膜外和后腹膜外入路暴露 T12-L3 椎体。确认椎管位置后，在 L3 完整的椎体侧方置入 Kaneda 内固定。在 T12 椎体重复同样的操作步骤。

T12 和 L3 椎体置入双皮质螺钉，C 臂机透视确认位置良好，然后切除 T12-L1 和 L2-L3 椎间盘，L1 和 L2 椎体次全切除，仅保留椎体最前方和最外侧的皮质骨。

进行椎弓根到椎弓根范围的减压。确认后纵韧

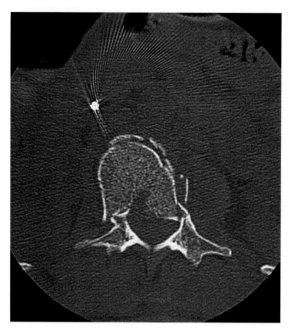

图 16.2　轴状位 CT 扫描示 L2 爆裂骨折致椎管受压

带，沿着椎体次全切除后的空间和长度打开后纵韧带，暴露硬脊膜，见硬脊膜减压充分，未见硬膜破裂。

接下来，可折叠的碳纤维融合器填塞自体骨，置入 T12 和 L3 间隙进行脊柱融合。随后，完成骨折半脱位的切开复位。脊柱序列矫正的完成主要是在减压和植入融合器时使手术床成角，然后调整手术床回到中立位，使得融合器挤压到解剖位置并完成复位。

手术稳定部分主要是通过 1/4″ 钛棒连接双皮质 Kaneda 螺钉，钛棒一前一后并且锁紧。普通外科团队完成手术切口的关闭。

二期：T11-L4 椎弓根钉钩棒系统后方融合。术后 ICU 监护 4 天后，患者再次入手术室行手术，俯卧于 Jackson 手术床，暴露双侧 T11-L4 后方结构。暴露腰椎各节段横突，以及向上延长暴露至 T11 和 T12 区域。T11 和 L4 双侧置入椎弓根螺钉。T12 置入向下的椎板钩，L3 置入向上的椎板钩，形成后方的加压内固定结构。髂嵴取骨用作植骨融合。

先前注意到的 L1-L2 半脱位被确认，并在前路手术后已经很好地复位。1/4″ 钛棒置入连接 T12 和 L3 的椎板钩以及 T11 和 L4 的椎弓根螺钉。T11-L4 双侧进行后外侧融合。双棒的上下分别置入横连增强抗扭力稳定并降低剪切力和张力。最后按标准方式闭合切口（图 16.3 和图 16.4）。

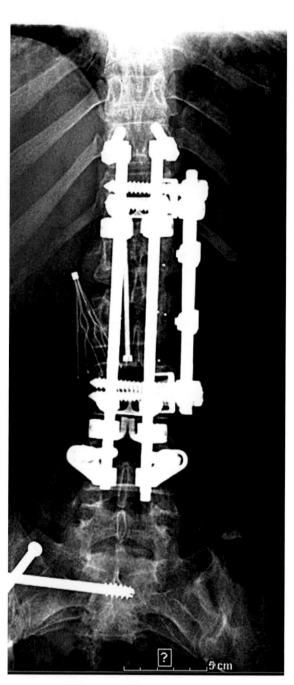

图 16.3　完整内固定的正位片

并发症

患者术后情况良好，术后 1 年恢复了正常的膀胱功能和下肢肌力。术后 5 年，患者出现渐行性的右下肢疼痛，但是四肢肌力正常且无肠道膀胱功能障碍。MR 显示在 L2 向右侧后外侧延伸处，位于之前右侧椎板和关节突间峡部区域出现假性脑脊膜膨出，伴位于圆锥远端骨缺损处马尾部分出现粘连性

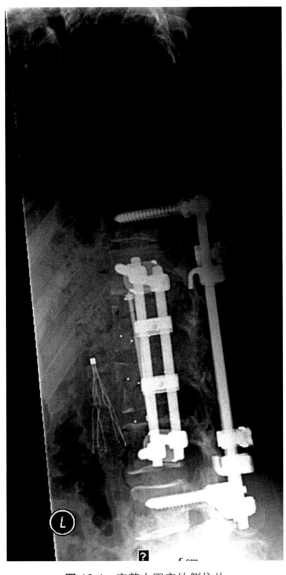

图 16.4　完整内固定的侧位片

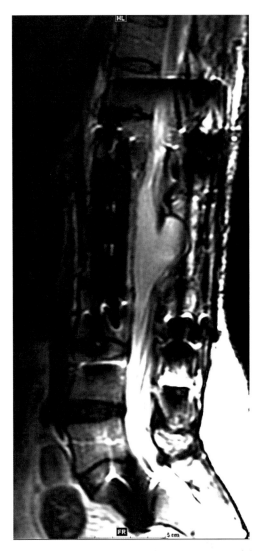

图 16.5　5 年随访时矢状位 T2 加权像 MRI 显示初次假性脑脊膜膨出

蛛网膜炎（图 16.5）。CT 扫描显示脊柱前后牢固的融合。EMG 检查显示右侧胫腓神经出现延长的 F 波，而运动和感觉正常。结合 MRI，明确提示圆锥远端的缺损处出现栓系和粘连性蛛网膜炎，综合右下肢疼痛的临床表现和 EMG 结果，患者被诊断为脊髓栓系综合征。

并发症处理

　　手术：暴露融合节段，移除所有后方内固定。T12 和 L3 行部分椎板切除，L1-L2 椎板翻修性切除，切开硬膜，利用显微切除技术松解脊髓栓系，切除假性脑脊膜膨出，使用硬膜替代移植物，放置腰椎引流。

　　患者再次手术，可见脊柱融合牢固，T11-L4 区域稳定。移除脊柱内固定，给减压和硬膜操作留出空间。在 L1-L2 水平右侧确认假性脑脊膜膨出。然后行椎板切除术，直到在假性脑脊膜膨出的上方和下方找到正常硬脑膜。

　　在手术显微镜下，暴露病变部位上下的正常硬脊膜，细致地沿上下切开硬膜和假性脑脊膜膨出。确认马尾神经，在此区域可见其与正常神经根比较有巨大改变，也可见明显的粘连性蛛网膜炎。术中刺激诱发电位和 EMG 监测，神经可被序贯刺激，确认支配直肠和膀胱功能及下肢功能的神经根。使用显微器械切除电生理刺激无反应的神经束。从假性脑脊膜边缘逐步切除神经组织，以此对栓系的马尾进行松解。完成上述操作后，可见神经根游离，栓系完全松解。放置腰椎引流管术后引流。硬膜缺损部位植入 Durepair 硬膜替代物，并紧密缝合密闭。

硬膜移植物覆盖 Tisseal 纤维蛋白胶增强闭合。最后逐层关闭切口（图 16.6 和图 16.7）。

患者在术后数年的常规随访中恢复良好。第二次手术后 9 年，患者开始出现视觉模拟量表（visual analog scale, VAS）评分 5 分的背痛，伴有右下肢前侧皮肤麻木和无力（髂腰肌、股四头肌和腘绳肌肌力 4+ 级）。患者也主诉有尿急。复查 MRI 显示假性硬脊膜膨出复发，T12-L3 原来椎板切除水平的神经根后方移位并再次栓系（图 16.8）。

为患者再次行脊髓栓系松解。术后 6 个月，患者背痛缓解，无肠道或者膀胱功能障碍，髂腰肌和股四头肌肌力改善至 5- 级，主观上肌力和感觉都得到恢复。患者回到教师助理的岗位且无功能受限（图 16.9 和图 16.10）。

讨论

胸腰椎手术的并发症可以分为三类：手术入路、神经减压和结构完整性[12-13]。前路手术相关的早期并发症包括气胸、肺炎、感染、神经损伤、血管和（或）脏器损伤。减压过程中一定要注意加强对硬膜

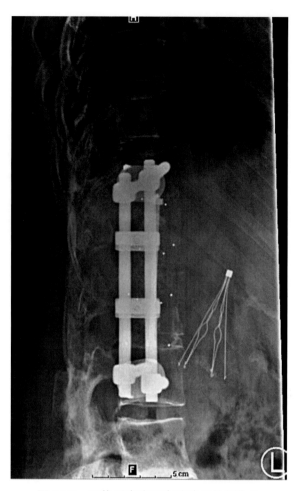

图 16.7　腰椎后方内固定移除后的侧位片

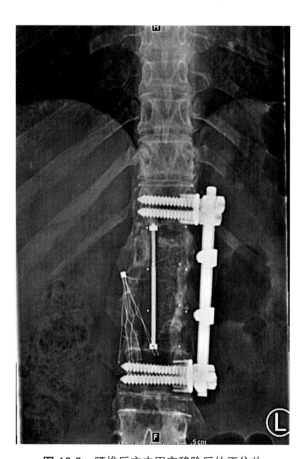

图 16.6　腰椎后方内固定移除后的正位片

的保护。对于复杂的爆裂性骨折怀疑硬膜损伤时，一定要注意观察硬膜。如果有条件，一发现就尽早修补。术后腰大池引流可以降低创伤性或医源性硬膜损伤导致的脑脊液漏。据报道，脊柱整体结构完整性破坏占假关节形成病例总数的 5%～10%[4]。

在我们的病例中，术后 5 年和 8 年后出现的晚期并发症是栓系，然后是延迟的神经结构再栓系。

脊髓栓系可以继发于几种潜在的原因[14-15]。2001 年的初次手术没有暴露打开硬膜，也没有创伤性的硬膜切开，椎板切除术后被认为是迟发性脊髓栓系的原因。该患者的病因是蛛网膜粘连。尽早手术阻止神经损害通常是较优的选择，但是也有一例报道超过 20 年的长期神经损害，在栓系松解术后得到显著改善[16]。

临床上一旦诊断脊髓栓系，有几种处理选择（图 16.11）。在手术干预之前，可以对患者进行一段时间的观察，监测有无神经功能的进一步恶化。在此期间，可以通过硬膜外激素注射或者单纯口服止痛药控制疼痛。如果患者没有肌力下降和大小便异常，

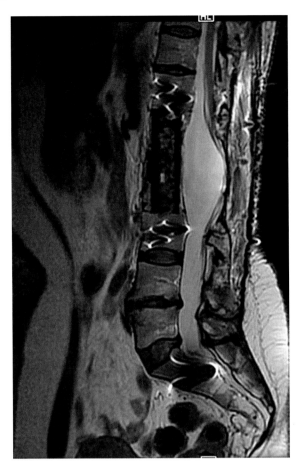

图 16.8 14 年随访时矢状位 T2 加权像 MR 显示第二次假性脑脊膜膨出

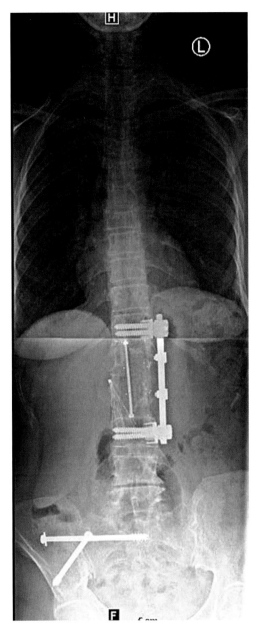

图 16.9 全脊柱正位片

临床医师也可以选择给患者做一个微创手术，即植入脊髓刺激器用于治疗下肢放射痛和背痛。最后的选择是开放手术，松解脊髓栓系。我们报道的该患者最早的手术靠近脊髓圆锥，因此，该节段发生粘连导致栓系的风险就大，如果不处理，肠道膀胱功能障碍和（或）肌力减退的风险也会增加。一旦决定手术，术中就必须决定是否要移除原来植入的内固定，这取决于内固定的年限以及是否会阻挡硬膜的暴露。硬膜切开后，需要决定是否要用硬膜替代物。如果能紧密关闭硬膜，则可以尝试不用硬膜替代物；否则，需要硬膜移植物以密闭缝合。栓系彻底松解的标志是神经根自由漂浮，确认对所有栓系的结构进行彻底的松解非常重要，这可以防止再次发生栓系。

尽管前后路胸腰段手术后防止马尾栓系很困难，但是及时的诊断和治疗可以阻止神经功能进一步恶化，经常还可以完全逆转神经损害，或者减少神经功能障碍。需要明确的症状包括：背痛、下肢痛、感觉异常、无力和排尿功能障碍。通过高级的影像

检查包括 CT 和 MRI 来确认发现的症状。如果怀疑硬膜内栓系，CT 脊髓造影术可以提供非常有价值的诊断信息（图 16.12）。如果下肢无力或者疼痛的性质模糊不清，则 EMG 可能是合适的诊断方法。最后，使用显微神经外科手术技术对栓系进行松解。是否需要神经电生理监测由手术医生决定。

在 Garces-Ambrossi 等的研究中，不对称运动障碍或者下肢反射亢进的患者运动功能恢复的可能性最大。在这项研究中，患者平均病程 5 个月，恢复的顺序如下：疼痛（1 个月），运动（2.3 个月），尿道功能（4.3 个月，$P=0.04$）。有趣的是，这项研究排除了之前接受过栓系松解手术的患者[17]。

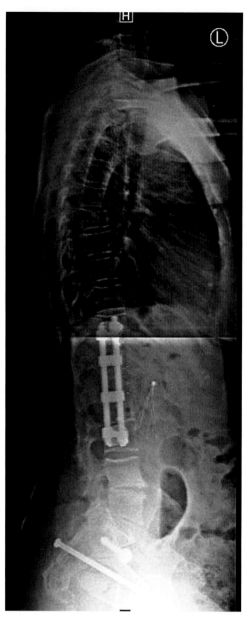

图 16.10 全脊柱侧位片

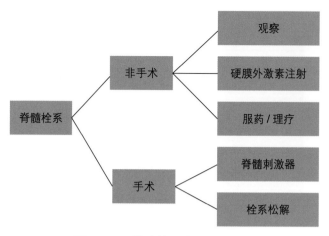

图 16.11 脊髓栓系处理的决策树

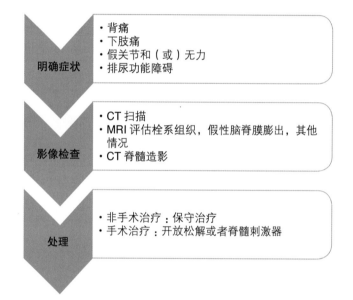

图 16.12 脊髓栓系的全面检查和处理

创伤性胸腰段手术其他潜在的并发症在我们的患者中未出现，但是也值得注意，包括术后后凸和假关节。术后后凸可以通过在骨折部位上下两个节段椎体置钉固定来避免。如果有任何后柱结构同时骨折的证据，固定的节段可能需要更多。骨折脱位的充分复位是维持正常矢状面序列和重建后方脊柱张力带所需要的。此外，使用合适的粗钉和大直径的棒比如 1/4″ 钛棒，有助于维持短节段固定。

假关节形成可以通过选用合适的内植物尺寸和位置来避免。术前 CT 有助于确认选用最优大小的椎弓根螺钉，术中透视或者 CT 引导可以确保内植物的最优位置。小关节、椎板和后方棘突广泛的去皮质可以促进骨愈合。对于假关节高危患者（吸烟和骨质疏松及其他合并症），生物制剂或者其他骨生长刺激因子通常作为促进骨愈合的辅助手段 [18]。

要点总结

• 胸腰段（T11-L2）是脊柱创伤最常见的部位，占脊柱创伤的 80%。

• 手术的目标是恢复和维持正常的解剖序列，阻止神经功能恶化，促进骨折愈合，恢复重要功能。

• TLICS 评分包含骨折形态、神经功能状态和韧带复合体完整性，用于量化创伤严重性和指导治疗。

- 对术后脊髓栓系的认识和治疗可以阻止神经功能缺失的进展或缓解疼痛。

（Robert F. Heary, M. Omar Iqbal 著　魏显招 译校）

参考文献

1. Wang H, Zhang Y, Xiang Q, Wang X, Li C, Xiong H, et al. Epidemiology of traumatic spinal fractures: experience from medical university-affiliated hospitals in Chongqing, China, 2001–2010. J Neurosurg Spine. 2012;17(5):459–68.
2. Wood K, Buttermann G, Mehbod A, Garvey T, Jhanjee R, Sechriest V. Operative compared with nonoperative treatment of a thoracolumbar burst fracture without neurological deficit. A prospective, randomized study. J Bone Joint Surg Am. 2003;85-a(5):773–81.
3. White A, Panjabi M. Clinical biomechanics of spine. Philadelphia: J.B. Lippincott; 1990.
4. Browner B, Jupiter J, Krettek C, Anderson P. In: Browner B, editor. Skeletal trauma. Philadelphia: Saunders; 2015.
5. Vaccaro AR, Zeiller SC, Hulbert RJ, Anderson PA, Harris M, Hedlund R, et al. The thoracolumbar injury severity score: a proposed treatment algorithm. J Spinal Disord Tech. 2005;18(3):209–15.
6. Denis F. The three column spine and its significance in the classification of acute thoracolumbar spinal injuries. Spine. 1983;8(8):817–31.
7. Shamji MF, Roffey DM, Young DK, Reindl R, Wai EK. A pilot evaluation of the role of bracing in stable thoracolumbar burst fractures without neurological deficit. J Spinal Disord Tech. 2014;27(7):370–5.
8. Bailey CS, Dvorak MF, Thomas KC, Boyd MC, Paquett S, Kwon BK, et al. Comparison of thoracolumbosacral orthosis and no orthosis for the treatment of thoracolumbar burst fractures: interim analysis of a multicenter randomized clinical equivalence trial. J Neurosurg Spine. 2009;11(3):295–303.
9. Wild MH, Glees M, Plieschnegger C, Wenda K. Five-year follow-up examination after purely minimally invasive posterior stabilization of thoracolumbar fractures: a comparison of minimally invasive percutaneously and conventionally open treated patients. Arch Orthop Trauma Surg. 2007;127(5):335–43.
10. Westerveld LA, Verlaan JJ, Oner FC. Spinal fractures in patients with ankylosing spinal disorders: a systematic review of the literature on treatment, neurological status and complications. European Spine J Off Publ Eur Spine Soc Eur Spinal Deform Soc Eur Sect Cerv Spine Res Soc. 2009;18(2):145–56.
11. Caron T, Bransford R, Nguyen Q, Agel J, Chapman J, Bellabarba C. Spine fractures in patients with ankylosing spinal disorders. Spine. 2010;35(11):E458–64.
12. Kirkpatrick JS. Thoracolumbar fracture management: anterior approach. J Am Acad Orthop Surg. 2003;11(5):355–63.
13. McAfee PC. Complications of anterior approaches to the thoracolumbar spine. Emphasis on Kaneda instrumentation. Clin Orthop Relat Res. 1994;306:110–9.
14. Kirollos RW, Van Hille PT. Evaluation of surgery for the tethered cord syndrome using a new grading system. Br J Neurosurg. 1996;10(3):253–60.
15. Lee GY, Paradiso G, Tator CH, Gentili F, Massicotte EM, Fehlings MG. Surgical management of tethered cord syndrome in adults: indications, techniques, and long-term outcomes in 60 patients. J Neurosurg Spine. 2006;4(2):123–31.
16. Gupta G, Heary RF, Michaels J. Reversal of longstanding neurological deficits after a late release of tethered spinal cord. Neurosurg Focus. 2010;29(1):E11.
17. Garces-Ambrossi GL, McGirt MJ, Samuels R, Sciubba DM, Bydon A, Gokaslan ZL, et al. Neurological outcome after surgical management of adult tethered cord syndrome. J Neurosurg Spine. 2009;11(3):304–9.
18. Lee KB, Taghavi CE, Hsu MS, Song KJ, Yoo JH, Keorochana G, et al. The efficacy of rhBMP-2 versus autograft for posterolateral lumbar spine fusion in elderly patients. European Spine J Off Publ Eur Spine Soc Eur Spinal Deform Soc Eur Sect Cerv Spine Res Soc. 2010;19(6):924–30.

第17章　胸椎畸形（肿瘤）手术并发症

引言

随着原发性肿瘤治疗方案的改进，患者的生存期延长，同时肿瘤脊柱转移的发生率增加。除肺和肝脏外，骨骼系统是第三常见的转移部位[1]。其中，乳腺癌、肺癌和前列腺癌占原发灶的 50% 以上[2]。疼痛、机械稳定性下降以及神经功能障碍是脊柱转移癌的典型症状。其外科干预往往借助于对转移灶进行环形减压联合内固定术，并配合联合辅助放疗。

环形减压和内固定融合术的入路及方法因医疗机构和术者而异，有些术者会采用经前方胸腔入路，另一些术者会采用经后方正中 / 后外侧入路，还有一些术者会采用前后联合入路。当选择手术方式时，必须考虑到与手术方式相关的内固定并发症（即螺钉松动、螺钉拔出、连接棒断裂和邻近节段椎体骨折）。此外，在制订转移性硬膜外脊髓压迫的治疗方案时，也需要关注患者的发病率、骨质量和预期寿命等特定因素。

在本章中，我们将讨论因脊柱转移性疾病而接受环形减压和（或）内固定融合术的患者的潜在并发症、并发症的预防措施及处理措施。

基本原则

转移性硬膜外脊髓压迫症（metastatic epidural spinal cord compression, MESCC）的手术治疗包括必要的环形减压和内固定术。Patchell 等在 2005 年的一项研究中将手术减压联合放疗的患者与单纯放疗的患者进行了随机对照试验，他们的研究支持了以上观点，并且证明了手术联合放疗可以有效提高患者保留或恢复行走能力、维持控尿功能和减轻疼痛的概率[3]。同样，Choi 等在 2016 年证实了在放疗后接受手术治疗的患者，其疼痛和生活质量都得到了改善[4]。

此外，在肿瘤的局部控制方面，Moulding 等[5]证实单次高剂量立体定向放射治疗（18～24 Gy，脊髓剂量限制在 14 Gy 以内）后，肿瘤的局部控制率显

著提高（93.8%），且 1 年内行放射治疗的失败率最低（6.3%）。在许多情况下，辅助放射治疗能够显著控制肿瘤局部生长，从而减少脊柱肿瘤在行前柱广泛切除术的必要性。据此，在临床实践中可采用单纯后外侧入路进行环形减压和节段性内固定。与涉及前柱重建的方法相比，单纯后外侧入路手术的优点，包括减少手术时间和降低出血量等。

对于我们既往治疗过的 MESCC 病例，我们的经验是受累椎体上下各延长 2 节段的固定；同时对于骨质差和邻椎转移的患者，往往需要增加固定节段。该做法得到了一项研究的支持，该研究对 318 例 MESCC 患者进行了单纯后路手术治疗，未进行前路重建，结果显示产生相关临床症状且需要行二次翻修手术的内固定失败率达到 2.8%[6]。需要行内固定翻修的有症状患者通常是出现了进行性的脊柱畸形，表现为亚急性进行性畸形或疼痛，影像学表现与长期的内固定应力集中相一致（螺钉松动、总连接棒断裂等）。对于累及前柱和胸壁的 MESCC 病例，胸壁切除术是术后脊柱畸形和内固定失败最大的危险因素。

大量文献表明，单纯后外侧入路治疗 MESCC 均可获得良好的疼痛控制、神经功能保存和功能改善[7-8]。后外侧入路在 MESCC 的治疗中已经足够，因为在某种程度上，患者更有可能死于全身疾病负担，而并非内固定失败[6, 8]。尽管如此，由于系统性的治疗逐渐提高了 MESCC 患者的生存率，我们仍需坚持使用坚固的后外侧入路内固定装置，以最大限度地降低获得性畸形和术后内固定失败的风险。

病例报告

病例 1：患者为 60 岁女性，患有左肺尖非小细胞肺癌，转移并侵犯 T2 左侧横突（图 17.1a，b）和 T4 椎体，并累及左 T2/T3 和 T3/T4 神经孔，表现为明显的背部和根性疼痛。起初她接受了 T2-T5 左侧肋骨、椎骨横突切除术及 Pancoast 肿瘤切除术。接下来的 2 年里，她出现了渐进性颈胸椎后凸，最终

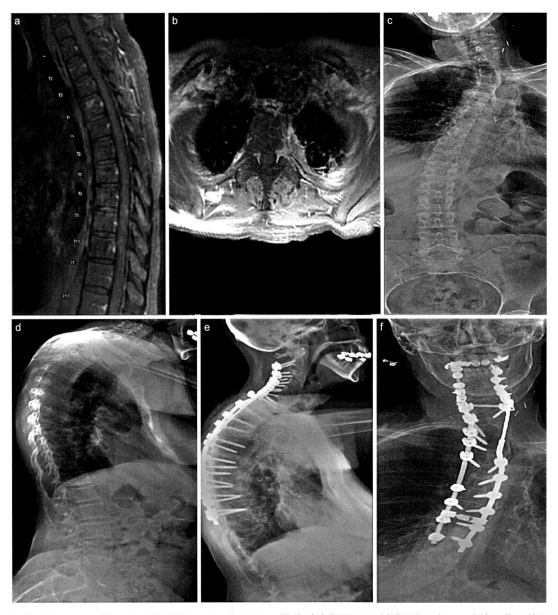

图 17.1　矢状面（a）及冠状面（b）的增强 MRI T1 像显示 T2 椎体肿瘤侵犯了左侧神经根。（c，d）站立位 X 线显示脊柱进行性的矢状位失衡和后凸畸形。（e，f）术后站立位 X 线显示患者后凸畸形的矫正使得整体的矢状位平衡改善

表现为颈胸畸形（图 17.1c，d），并需要吸氧以缓解逐渐加重的呼吸困难。她被送往手术室接受 C2-T10 后路内固定融合术，在 T2 至 T6 节段实施 Schwab Ⅱ级截骨术以矫正畸形（图 17.1e，f）。术后，她能维持更长时间的端坐及独立进食。

病例 1 讨论：在 MESCC 肿瘤切除过程中，同时切除被肿瘤侵犯的上胸壁及脊柱相关结构，因为失去了胸廓为脊柱提供的横向支撑，患者术后出现脊柱侧凸的风险会明显升高。年龄较小和 T6 以上胸壁切除是良恶性脊柱肿瘤术后发生脊柱侧凸的危险因素。尚不清楚首次手术行椎弓根螺钉内固定术是否会降低术后脊柱侧凸的风险。然而，在这个特殊

的病例中，切除肋骨以及 3 个相邻节段的横突最终导致了进行性畸形。患者很有可能在初次手术时会受益于联合颈胸段内固定术。为了矫正该患者冠状面和矢状面的脊柱畸形，我们进行了多节段 Schwab Ⅱ级截骨术，并使用侧块和椎弓根螺钉进行内固定。

病例 2：患者为 63 岁女性，既往骨质减少及多发性骨髓瘤病史，因严重的 T11 压缩性骨折导致进行性后凸畸形（图 17.2a）、背部疼痛和行走障碍就诊。此前，她在手术室接受 T11 椎体后凸成形术联合 T8-L3 经皮椎弓根螺钉内固定术（图 17.2b，c）。术后起初，患者行走状态得到良好的改善，但 11 个月后开始出现逐渐加重的胸背部疼痛和进行性的

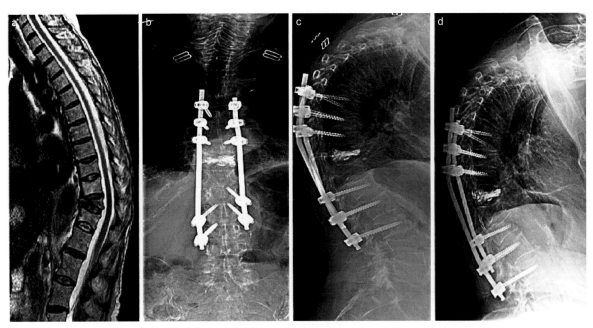

图 17.2 （a）MRI T2 像显示 T11 压缩性骨折伴后凸畸形。术后 X 线正位片（b）和侧位片（c）显示 T8-L3 内固定融合术。（d）随访 X 线片显示受累节段的压缩性骨折和后凸畸形进一步加重

后凸畸形。X 线检查显示伴随着加重的近端交界后凸畸形，最上固定椎邻近节段出现压缩性骨折（图 17.2d）。尽管后凸畸形加重，但鉴于该患者严重的骨质减少及全身的机能下降，我们放弃了二次手术干预来纠正后凸畸形的治疗方案，而是为患者提供了一个外部矫形器来减缓畸形的进展。

病例 2 讨论：骨量减少和骨质疏松是 MESCC 患者术前重要的评价因素。骨质减少在多发性骨髓瘤的女性确诊病例中尤其普遍。骨密度低增加了内固定相关并发症的风险，提示在此情况术前制订手术计划时需延长相应内固定节段以降低内固定失败的风险。本例患者骨密度较差，可能导致相邻节段压缩性骨折。对于那些出现内固定相关并发症的患者，如果患有其他合并症，或者整体机能下降而不能接受手术（例如本例患者），选择使用外部矫形器来减少疼痛、提高脊柱稳定性以及减缓脊柱畸形的进展是一个不错的选择。此外，即使在脊柱后凸畸形的情况下，由于相邻节段压缩性骨折而产生明显疼痛的患者，也可以使用椎体后凸成形术作为一种补救措施。

病例 3：患者为 67 岁男性，患有非小细胞肺癌，表现为胸背部疼痛及胸壁的神经根性疼痛。胸椎 MRI 显示：T6 椎体转移灶合并压缩性骨折，伴椎管内硬膜囊腹侧受压（图 17.3a，b）。此前，患者在手术室接受了 T6 椎板切除术 + 经 T6 左侧经椎弓根入路部分椎体切除术 +T5 至 T7 后路内固定融合术，

后续又接受了 T6 椎体立体定向放射治疗。在随后的 5 个月里，患者出现了进行性的胸椎中段机械性背痛和神经根性压迫症状的恶化。胸椎 X 线片显示 T6 椎体压缩性骨折进一步加重（图 17.3c，d）。考虑到患者 T6 椎体高度的逐渐丢失以及不断恶化的机械性疼痛，他再次接受手术治疗，将其现有内固定装置延长为 T3-T9（图 17.3e，f）。8 个月后，患者的机械性背痛得到缓解，并可独立行走。

病例 3 讨论：该病例验证说明了固定节段范围需考虑固定责任节段的上、下各 2 个节段的必要性。由于肋骨提供了额外的支持，胸椎的短节段内固定可能对某些患者起作用，但显著的肿瘤侵袭可能会损害这种支持。此外，该患者身高超过 6 英尺（约 1.83 m），体重超过 250 磅（约 113 kg），这种体型可能对胸椎短节段固定的强度提出了更高的生物力学要求。

还要注意的是对责任节段术后行辅助立体定向放射治疗的必要性。如前所述，环形减压加辅助立体定向放射治疗是维持或改善神经功能状态以及缓解疼痛的最佳治疗方法。辅助放射治疗也是维持局部肿瘤控制的最佳方法。

临床要点与结论

环形减压联合立体定向放射治疗是 MESCC 患者的最佳治疗方法。其既能优化神经功能、减少疼

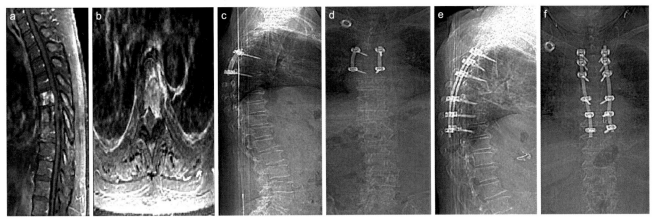

图 17.3 增强 MRI T1 像显示 T6 椎体转移性占位伴压缩性骨折、腹侧硬膜外压迫。(c, d) 术后 X 线片显示后路 T5-T7 内固定融合装置。(e, f) 翻修手术后 X 线片显示内固定节段延长至 T3-T9

痛，又可以实现肿瘤的局部控制。然而，对于放射敏感性肿瘤（如淋巴瘤、白血病等），单独使用放射治疗是最佳的，因为它既消除了相关手术的并发症，又具有良好的肿瘤反应。

就手术内固定而言，我们的经验是通过后外侧入路予责任节段上、下 2 个节段的内固定足以将内固定失败的风险降到最低。然而，是否在此基础上延长内固定节段，应由患者的骨密度、体重和脊柱肿瘤整体的受累情况等因素决定。

对于内固定失败的患者，有多种治疗方式可供选择。在我们的实践中，对于合并有其他转移灶和系统性疾病的患者，我们会延长内固定节段并纠正螺钉松动的情况。对于不适合手术的患者可实施姑息性治疗，如椎体后凸成形术和使用外固定矫形器均是合理的选择，既可以改善疼痛症状、预防或减少畸形，又允许患者保持其现有的机能状态。对于椎体压缩性骨折的患者，椎体后凸成形术在预防近端交界性后凸畸形的进展方面特别有效。

要点总结

• 对于 MESCC 患者，胸椎后外侧入路于责任节段上、下 2 个节段行椎弓根螺钉内固定术足以防止术后脊柱畸形的发生。

• 胸壁失稳、骨密度低和肥胖可诱导或加速 MESCC 患者术后脊柱矢状面和冠状面的失衡。

• 手术后畸形的补救方案包括：延长 / 翻修内固定装置，截骨术来应对内固定节段畸形进展，以及椎体后凸成形术。

（ William C. Newman, Nduka M. Amankulor 著
白广建 译 白锦毅 审校）

参考文献

1. Witham TF, Khavkin YA, Gallia GL, et al. Surgery insight: current management of epidural spinal cord compression from metastatic spine disease. Nat Clin Pract Neurol. 2006;2(2):87–94.

2. Metastatic Spinal Cord Compression: Diagnosis and Management of Patients at Risk of or with Metastatic Spinal Cord Compression. NICE Clinical Guidelines, No. 75. National Collaborating Centre for Cancer (UK). Cardiff (UK). 2008 Nov.

3. Patchell RA, Tibbs PA, Regine WF, Payne R, Saris S, Kryscio RJ, et al. Direct decompressive surgical resection in the treatment of spinal cord compression caused by metastatic cancer: a randomized trial. Lancet. 2005;366(9486):643–8.

4. Choi D, Fox Z, Albert T, Arts M, Balabaud L, Bunger C, et al. Rapid improvements in pain and quality of life are sustained after surgery for spinal metastases in a large prospective cohort. Br J Neurosurg. 2016;30(3):337–44.

5. Moulding HD, Elder JB, Lis E, Lovelock DM, Zhang Z, Yamada Y, et al. Local disease control after decompressive surgery and adjuvant high-dose single-fraction radiosurgery for spine metastases. J Neurosurg Spine. 2010;13(1):87–93.

6. Amankulor NA, Xu R, Iorgulescu B, Chapman T, Reiner AS, Riedel E, et al. The incidence and patterns of hardware failure after separation surgery in patients with spinal metastatic tumors. Spine J. 2014;14(9):1850–9.

7. Jandial R, Kelly B, Chen MY. Posterior-only approach for lumbar vertebral column resection and expandable cage reconstruction for spinal metastases. J Neurosurg Spine. 2013;19(1):27–33.

8. Wang JC, Boland P, Mitra N, Yamada Y, Lis E, Stubblefield M, et al. Single-stage posterolateral transpedicular approach for resection of epidural metastatic spine tumors involving the vertebral body with circumferential reconstruction: results in 140 patients. Invited submission from the Joint Section Meeting on Disorders of the Spine and Peripheral Nerves, March 2004. J Neurosurg Spine. 2004;1(3):287–98.

第18章　胸/腰椎畸形（肿瘤）微创手术并发症

引言

由于抗肿瘤治疗的有效性提高，患者的生存期延长，同时脊柱转移的发病率持续上升[1]。脊柱是肿瘤细胞转移的第三大常见部位。20%的患者会以脊柱转移瘤为首发症状[2]。约70%位于胸椎，20%位于腰椎[3]。90%的患者会出现背痛和癌性骨痛等症状。这是一种被描述为进行性的、持续的非机械性疼痛，即患者休息状态下也会发生疼痛。大约有一半的患者会出现神经根压迫症状，包括运动或感觉功能的变化。5%~10%的癌症患者的最初表现是脊髓压迫症状。该病种中，大约50%的患者在确诊时已出现行走困难，并且其中15%的患者将会面临截瘫[4]。

对于脊髓受压、脊柱不稳、神经根受压迫伴神经功能障碍以及病理性骨折相关背部疼痛的患者，手术治疗是必要的。出现以上症状，但能下床走动是一个利好的预后信号[5]。因为括约肌失去控制通常是一个不可逆的过程，所以它也提示了不良的预后。尽管手术治疗可以暂缓或逆转神经功能障碍，但就肿瘤学治疗目标而言，手术通常是姑息性的，而不是治愈性的。外科手术的目标包括脊髓神经减压、脊柱稳定、切除足够的肿瘤以使放化疗发挥作用，有时还包括组织病理学诊断。

患者的影像学检查对于这些患者的有效诊断是至关重要的。了解每项检查的优点和缺点将有助于对其进行最合理的应用。负重位X线可用于确定脊柱后凸或明显的畸形。站立位36英寸X线是评估患者整体平衡以及重力对脊柱的影响的最佳方法。动态X线片可显示颈椎和腰椎的不稳定区域。通常在术后拍摄X线平片，以用于术后长期随访时内固定装置的比较。

转移性疾病的表现和分期可以通过对比胸部、腹部和骨盆的计算机断层扫描（CT）或正电子发射断层扫描（PET）来评估。对于新发的脊柱转移癌患者，这些检查方法应用于寻找肿瘤的来源以及活组织检查部位更为安全。以上检查可以使医生了解新诊断的患者或者经放化疗后仍发生转移的患者疾病的整体情况。

CT在确定溶骨程度、潜在的脊柱不稳、骨结构及完整性方面可发挥积极作用。对于不能行MRI检查的患者，CT脊髓造影术可以替代其提供有关脊髓神经受压的相关信息。脊柱内固定术后、金属伪影导致MRI质量较差的患者也可通过CT脊髓造影术受益。此外，越来越多的转移性疾病合并骨质疏松的老年患者[6]可以通过CT或骨密度扫描[7]来评估，以确定脊柱内固定的稳定性和骨质。

有或无全神经轴造影的MRI对比可评估是否存在脊髓压迫或转移性扩散。这是评估肿瘤是否转移至中枢神经系统及其周围结构最敏感的方法之一[8]。MRI可作为软脑膜转移瘤最好的评估工具，所以对于脊柱转移瘤患者，都应进行脑部MRI检查以判断是否出现脑转移。除此之外，超过一半有相应临床症状的脊柱转移癌患者都会合并其他并发症，在进行术前评估时，这些因素都应考虑在内[3]。

常见的临床表现	非机械性的、渐进性的、持续的疼痛 神经根压迫性的疼痛或运动障碍 脊髓病变 括约肌功能障碍
影像学检查及应用	36″平片用于诊断脊柱后凸畸形；过伸过屈位平片用于诊断脊柱不稳 CT评估骨溶解程度、脊柱不稳和肿瘤的转移（PET/CT） MRI用于评估神经脊髓受压程度

在过去的20年中，脊柱微创外科手术（minimally invasive spinal surgery, MISS）技术作为一种通过减轻软组织损伤和减少术中失血来改善手术效果的方法已经得到了广泛的应用。其不仅减少了住院时间以及阿片类药物的使用，而且加快了术后康复训练，有效降低了住院总费用[9-15]。MISS的发展源于小切口中管撑开器的应用。撑开器技术的进步和肌肉保留技术的使用使得MISS广泛应用于硬膜内肿瘤切除术[16]、椎体切除术[17]、脊柱切除术和脊柱畸形矫正[18]。该章的后半部分详细介绍了MISS

技术用于治疗脊柱转移瘤。微型开放技术的使用达到了两方面的最佳效果，既提供了肿瘤减积和前柱重建所需的暴露空间，同时又保留了椎弓根螺钉和连接棒等内固定装置周围的软组织。

根据肿瘤位置和手术目标，可选择多种方式到达脊柱手术的责任节段。这些方法包括下腰椎的前路手术、胸腰段的侧路或后路手术，以及上中胸椎的经胸腔、胸腔外入路或后路手术。后路内固定术是脊柱前柱肿瘤切除术后进一步加强脊柱稳定的常用方法。在本章中，我们将讨论胸椎和胸腰椎病变的后路手术方式。我们认为该手术方式的优势在于不仅提供了脊髓环形减压、脊柱前路重建，而且避免了前路手术的并发症和手术医生额外的数量需求。该手术改良后可经椎弓根、肋横关节和侧方胸腔外入路进行。由于从中线进入而不需要进行额外的外侧肌肉剥离，我们认为，经椎弓根入路是最适合于MISS技术的手术方式。

小切口经椎弓根入路行椎体切除术联合可扩张性椎间融合术

全身麻醉诱导过程中，我们通常会限制吸入性麻醉药物的使用，以利于神经电生理监测运动诱发电位和躯体感觉诱发电位。术前建立基线运动诱发电位以备使用。患者俯卧于可透视的Jackson手术台上。术前常规透视以定位责任节段。行正中切口并仔细止血，电刀向下分离至筋膜并予以保留。根据确定好的责任节段，透视引导下依次使用Jamshidi针（图18.1）、克氏针（图18.2）和空心螺钉系统完

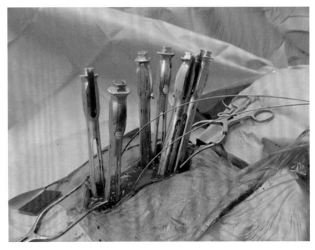

图18.2　通过Jamshidi穿刺针，置入克氏针（K-wires），然后在克氏针引导下置入椎弓根螺钉

成椎弓根螺钉的置入。该过程中也可使用术中扫描联合立体定向导航系统，进行椎弓根螺钉置入。椎弓根螺钉置入完成后，于责任节段将正中筋膜剥离开。调整撑开器上、下叶片实现手术区域的暴露。可扩张的管撑开器或标准的小脑牵开器可用于将软组织牵拉并暴露出需要操作的区域。

责任节段的椎板切除术需联合完整的横突、黄韧带以及下一椎板的上缘、上一椎板的下缘一并切除。该术式可有效保留肋骨头，但在必要时也可真正地实现肋横关节完整切除。在胸椎手术中，首先需要分离并结扎一侧神经根，以便于腾出足够的空间进行放置Cage的相关操作。然后，依次使用骨凿、咬骨钳或高速磨钻切除双侧椎弓根。明确受累节段上、下椎间盘的位置后，以15号尖刀、刮匙和髓核钳将椎间内容物取出。最后使用高速磨钻、髓核钳和¼英寸骨凿联合进行经椎弓根椎体切除术。如果有明显的骨块突入椎管，我们应避免使用骨凿以防止剧烈的振动对神经造成损伤。一侧受累椎体切除完成后，放置临时连接棒（图18.3）。然后，以同样的方法完成对侧的椎体切除术，并用刮匙和铰刀完成最终的终板处理。利用Woodson剥离器将后纵韧带与硬脑膜分离后，使用15号刀片将其从头端到尾端分块或整块完整切除。

使用电刀将肋骨头暴露至肋椎关节外侧约3 cm处。取火柴棍形钻头进行肋骨头截骨术[19]。借用Cobb骨膜剥离器，通过肋骨头分离技术进一步松解肋骨头。调节肋骨头位置，选择适当尺寸的可膨胀钛笼。根据患者的生理解剖结构，Cage的直径范围通常在14~22 mm。首先，向下、向外推动肋骨头，

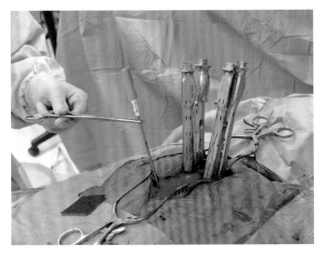

图18.1　切开皮肤向下分离至筋膜层，在辅助透视下，将Jamshidi穿刺针置入椎弓根

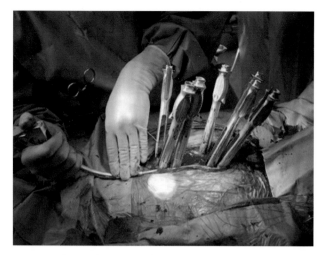

图 18.3 在行经椎弓根椎体切除术前，于对侧放置连接棒并临时固定

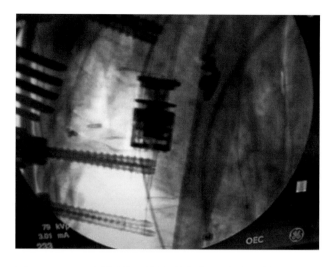

图 18.5 Cage 需调整至最终确定位置时方可撑开。术中拍摄侧位 X 线片再次确认位置良好。理想情况下，Cage 应放置在尽可能靠前的位置，以支撑在骨突环上

通过间隙小心将 Cage 放置于缺损处。直视下将 Cage 置于脊髓腹侧后，调整至其正下方（图 18.4）。Cage 展开后通过透视定位其位置和方向（图 18.5）。谨慎操作，临时加压收紧连接棒，以防过度撑开导致脊髓损伤。Cage 应尽量放置于椎体前缘，这样就可以充分利用骨突环的强度，提高 Cage 承重强度。通过术中透视确认其最终的位置良好，并确保可以从撑开器及安装装置中释放。

安装另一侧纵连接棒，拧紧、锁定螺帽。手术创面进行反复、彻底冲洗。高速磨钻处理骨质表面，以促进关节融合。伤口留置引流管，防止硬膜外血肿。筋膜层通过原切口中线处缝合关闭。皮下及皮肤也同时按照常规方式关闭。

病例报告

患者为 62 岁男性，3 个月内第三次因进行性背痛而被送进急诊室。他之前进行过 X 线检查，当时提示轻度的退行性病变，并已出院回家。在这次面诊中，他主诉一直存在背部疼痛加剧、双腿麻木、腹压增高和排尿困难。在尝试排尿无效后留置 Foley 导尿管，并排出 1500 ml 尿液。腹部和骨盆 CT 显示 T9 溶骨性病变伴爆裂性骨折。咨询神经外科医生，并要求进行全脊柱 MRI 检查（有或无对比剂）。结果提示，T9 椎体肿瘤从压缩性骨折处向外扩张，压迫脊髓（图 18.6）。患者入院并接受肿瘤科会诊。第二天，患者接受了 T7-T11 内固定融合联合经椎弓根 T9 椎体切除术。在将患者转移到带有胸部和臀部衬垫的 Jackson 手术台之前，使用神经监测并建立基线运动诱发电位。行正中切口并向下分离至筋膜层，除 T9 外，T7-T11 双侧均放置椎弓根螺钉。于 T9 上方切开筋膜层，并从右侧开始经椎弓根行椎体切除术。右侧操作完成后，主刀移至对侧，同法处理左侧。最后，处理终板，放置 Cage。在此期间，运动诱发电位有一段微小而持续性的下降。当手术医生继续使用卡尺测量 Cage 的大小时，突然注意到患者的对侧未及时放置临时性的纵连接棒，导致患者在 T9 处出现急性的脊柱后凸畸形。这时患者平均动脉压已经增加到了 85 mmHg，并且运动诱发电位仍然在持续下降。随即，外科助理医生被要求躺在患者的下面，用双脚在患者的胸部和臀部之间缓慢地、逐渐地向上施压，重新调整脊柱和放置临时连接棒。

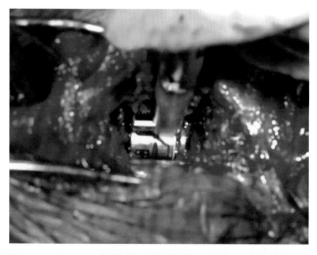

图 18.4 向下、向外推动肋骨头，直视下将可扩张的 Cage 放置于缺损处。当 Cage 位于脊髓腹侧时，进一步调整至其正下方

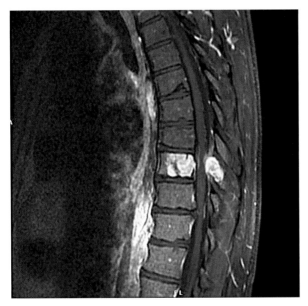

图18.6 男性患者，62岁，矢状位增强 MR T1 像提示 T9 病灶强化。临床症状表现为持续性加重的背部疼痛、腿部麻木以及排尿困难

脊柱复位后，运动诱发电位恢复到基线水平。在直视下放置 Cage 并在术中透视后确定了最终位置。最后行关节融合术，并放置、锁定连接棒。患者苏醒后，神经功能完好无损，并在术后第 2 天拔除 Foley 导尿管，恢复膀胱功能。

并发症的预防

Patchell[5] 等提出的手术指征包括：脊柱不稳、脊髓病变、持续加重的神经根病变和神经功能缺损、病理性骨折伴椎管内骨折片、椎管内占位、不适合放射治疗的椎管内硬膜外肿瘤侵犯以及原发性骨肿瘤。手术也可能会使以下患者受益：化疗和（或）放疗后出现进行性神经症状、伴有严重脊髓压迫的肿瘤进展、脊柱不稳或放化疗对肿瘤的生长难以控制[20]。根据患者的临床表现和手术的紧迫性，如果不能明确转移灶的原发病，病灶的活组织检查结果对于帮助制订手术计划至关重要。同样，这对于确定病变是否需要手术、放疗或化疗也是至关重要的。

术前规划的重要性体现在能避免纳入不符合手术指征的患者。神经功能状态、Karnofsky 评分和预期寿命是重要的评价因素。应明确患者的卧床和排便 / 膀胱功能障碍的时间。体格检查时应详细记录神经根病变、脊髓病变和括约肌功能障碍的相关体征。有脊髓病变体征和 24 h 内丧失行走能力的患者可能

需要尽快进行手术。此外，需要确定疾病负担以及患者的预期总生存期。一般情况下，总生存期小于 3 个月的患者仅给予姑息治疗[5]。寻求肿瘤学和放射肿瘤学会诊有助于确定患者的预期病程，并且必须做出多学科综合治疗决策。

地塞米松可以减轻患者的疼痛，并通过减轻与急性脊髓压迫相关的血管源性水肿，暂时改善患者的神经系统功能。治疗剂量通常在 4 ~ 6 mg，每天 4 次[5]。类固醇药物的并发症包括糖尿病、胃肠道出血、肠穿孔和股骨头缺血性坏死。因此，患者应同时进行护胃治疗。如果患者诊断不明或怀疑患有淋巴瘤或胸腺瘤，并且没有因脊髓压迫症而导致的神经功能缺损，应推迟类固醇药物的使用，直到获得活检并确诊。

避免并发症的术前预防措施	非急诊手术，需术前确定肿瘤类型 明确术前神经功能状态、Karnofsky 评分、瘫痪时间和大小便功能 肿瘤科 / 放疗科会诊 术前使用类固醇药物
避免并发症的术后预防措施	手术期间预防性使用抗生素，直到术后 24 h 机械性 / 化学性的 DVT 预防 术后引流的管理

术后的治疗包括处理患者围术期的急性贫血、体内液体和电解质的管理以及伤口引流的管理。手术切皮前开始预防性使用抗生素，并在术后 24 h 停用。围术期 DVT 的机械性预防是从术中开始的，对患者双腿进行不间断压迫以促进血液回流，并在术后持续该状态，直到患者能够下床走动。术后第 1 天晚上开始使用肝素或依诺肝素进行 DVT 的化学性预防。鼓励患者尽早下床活动。脊柱肿瘤患者不建议术后佩戴支具，因为没有明确的数据表明其有利于术后康复，并且会给患者生活造成严重不适，达不到提高患者生活质量的目的。伤口术后需留置多个引流管，直到 12 h 引流量少于 50 ml 方可拔除。大概术后 3 周，伤口愈合后，可行放化疗。

所有患者均应长期随访，手术节段涉及颈椎或腰椎的患者需拍摄 36 英寸的颈椎或腰椎的过伸过屈位片。此外，术后常规的神经功能检查和肿瘤学随访也很重要。

通过以上病例的讨论，我们还可以进一步完善术前准备，优化治疗方案。术前完善胸部 CT 有利于确定原发病来源。胸部 CT 和病理诊断证实肺癌

是该患者脊柱转移的主要来源。此外，由于肺癌易转移至脑部，术前完善脑部 MRI 检查是必要的。为防止术后发生急性脊柱后凸导致运动功能下降，应注意以下两方面：①在手术医生进行对侧减压和经椎弓根入路之前，应提前放置临时连接棒，或者② Wilson 支架来支撑胸。但是，由于 Wilson 支架的齿轮结构在椎弓根螺钉置入过程中会严重影响透视效果，所以临床上很少使用。

要点总结

- 脊柱转移瘤的外科治疗主要包括减压、脊柱稳定和前柱重建。
- 脊柱微创外科技术可以降低术后疼痛、减少手术失血以及缩短患者住院时间。
- 术前规划和术后管理是手术成功的关键因素。

（ Todd Vogel, Junichi Ohya, Dean Chou 著

白广建 译　白锦毅 审校 ）

参考文献

1. Hayat MJ, Howlader N, Reichman ME, Edwards BK. Cancer statistics, trends, and multiple primary cancer analyses from the Surveillance, Epidemiology, and End Results (SEER) program. Oncologist. 2007;12(1):20–37.
2. Schiff D, O'Neill BP, Suman VJ. Spinal epidural metastasis as the initial manifestation of malignancy: clinical features and diagnostic approach. Neurology. 1997;49(2):452–6.
3. Rose PS, Buchowski JM. Metastatic disease in the thoracic and lumbar spine: evaluation and management. J Am Acad Orthop Surg. 2011;19(1):37–48.
4. Harel R, Angelov L. Spine metastases: current treatments and future directions. Eur J Cancer. 2010;46(15):2696–707.
5. Patchell RA, Tibbs PA, Regine WF, Payne R, Saris S, Kryscio RJ, et al. Direct decompressive surgical resection in the treatment of spinal cord compression caused by metastatic cancer: a randomised trial. Lancet. 2005;366(9486):643–8.
6. Looker AC, Borrud LG, Dawson-Hughes B, Shepherd JA, Wright NC. Osteoporosis or low bone mass at the femur neck or lumbar spine in older adults: United States, 2005–2008. NCHS Data Brief. 2012;93:1–8.
7. Pickhardt PJ, Pooler BD, Lauder T, del Rio AM, Bruce RJ, Binkley N. Opportunistic screening for osteoporosis using abdominal computed tomography scans obtained for other indications. Ann Intern Med. 2013;158(8):588–95.
8. Schiff D, O'Neill BP, Wang CH, O'Fallon JR. Neuroimaging and treatment implications of patients with multiple epidural spinal metastases. Cancer. 1998;83(8):1593–601.
9. Assaker R. Minimal access spinal technologies: state-of-the-art, indications, and techniques. Joint Bone Spine. 2004;71(6):459–69.
10. Holly LT, Schwender JD, Rouben DP, Foley KT. Minimally invasive transforaminal lumbar interbody fusion: indications, technique, and complications. Neurosurg Focus. 2006;20(3):E6.
11. Hsieh PC, Koski TR, Sciubba DM, Moller DJ, O'Shaughnessy BA, Li KW, et al. Maximizing the potential of minimally invasive spine surgery in complex spinal disorders. Neurosurg Focus. 2008;25(2):E19.
12. Kan P, Schmidt MH. Minimally invasive thoracoscopic approach for anterior decompression and stabilization of metastatic spine disease. Neurosurg Focus. 2008;25(2):E8.
13. Kanter AS, Mummaneni PV. Minimally invasive spine surgery. Neurosurg Focus. 2008;25(2):E1.
14. Mobbs RJ, Sivabalan P, Li J. Technique, challenges and indications for percutaneous pedicle screw fixation. J Clin Neurosci. 2011;18(6):741–9.
15. Selznick LA, Shamji MF, Isaacs RE. Minimally invasive interbody fusion for revision lumbar surgery: technical feasibility and safety. J Spinal Disord Tech. 2009;22(3):207–13.
16. Lu DC, Chou D, Mummaneni PV. A comparison of mini-open and open approaches for resection of thoracolumbar intradural spinal tumors. J Neurosurg Spine. 2011;14(6):758–64.
17. Chou D, Lu DC. Mini-open transpedicular corpectomies with expandable cage reconstruction. Technical note. J Neurosurg Spine. 2011;14(1):71–7.
18. Chou D, Lau D, Roy E. Feasibility of the mini-open vertebral column resection for severe thoracic kyphosis. J Clin Neurosci. 2014;21(5):841–5.
19. Chou D, Wang VY. Trap-door rib-head osteotomies for posterior placement of expandable cages after transpedicular corpectomy: an alternative to lateral extracavitary and costotransversectomy approaches. J Neurosurg Spine. 2009;10(1):40–5.
20. Bilsky MH, Lis E, Raizer J, Lee H, Boland P. The diagnosis and treatment of metastatic spinal tumor. Oncologist. 1999;4(6):459–69.

第 **19** 章　腰椎畸形手术并发症（血管损伤）

引言

急性血管损伤相对于血管侵犯，幸运的是在脊柱重建手术中是非常罕见的并发症。据报道，术中血管损伤最常见于腰椎间盘切除手术中[1, 14-18]；然而，已经有文献报道了椎弓根螺钉置入导致的主动脉损伤[19]。椎弓根开路器插入或螺钉置入后出现原因不明的低血压，应该立即进行调查分析和干预。血管损伤导致的胸腔或腹膜后出血可能仍然是隐匿性的，不是由外科医生首先发现，而是当发生不明原因的术中血压下降时，谨慎的麻醉师意识到了血管损伤的发生。

病例报告

一位 82 岁女性成人退行性脊柱侧凸患者在进行一系列的脊椎注射疼痛治疗后，发展为椎间盘炎 / 骨髓炎。她因严重的背痛卧床 1 个月后被转送到我们医院。除了由于疼痛引起的髋关节屈曲无力外，她的神经系统检查都在正常范围内。然而，她无法活动，甚至不能翻身，否则会引起剧烈疼痛。影像学检查显示 L3-L4 椎间盘间隙（弯曲的顶点）显影增强，伴椎间盘的破坏（图 19.1a, b）。她的血清学炎症指标升高。医生诊断为椎间盘炎 / 骨髓炎，建议患者行 L2-S1 的后路节段固定并行 L3-L4 椎间隙清创处理。在经过手术风险和益处的详细讨论后，患者决定选择手术矫正来解决她的问题。

手术过程中，显露 L2-S1 手术节段。将透视图像配准到神经导航系统中，以便在神经导航系统引导下置入椎弓根螺钉。L2-S1 双侧置入椎弓根螺钉。术中拍摄前后位影像发现左侧 L2 螺钉偏外。在螺丝刀和椎弓根螺钉钉头接合过程中，螺钉向外侧和下方移动。然后将螺钉整体拆下。在插入右侧棒的过程中，麻醉师提醒说血压下降。仔细探查发现 L2 椎弓根周围有鲜红色血液，但是没有明显的动脉性外渗。这个区域用纱布填塞。锁边缝合筋膜并用无菌敷料覆盖手术部位。

患者被紧急翻转成仰卧位。血管外科团队立即前往手术室并进行了紧急主动脉造影，显示左肾下动脉起点处的主动脉损伤导致大量血液外渗至腹膜后腔隙（图 19.1c, d）。考虑到肾下动脉阻塞伴随肾脏灌注的风险，支架移植是禁忌的。医生用一个临时气囊来填塞止血。然后进行剖腹探查，发现一个巨大的腹膜后血肿，主动脉损伤位于左肾动脉正下方的后外侧壁。气囊在腹腔上区域充气膨胀后，用 3-0 号聚丙烯缝线修补损伤的主动脉。

主动脉损伤修复手术 5 天后，患者返回手术室进行 L3-L4 椎间盘间隙清创，完成 L2-S1 后节段固定，并取出填塞的纱布。患者无进一步不良事件发生，随后转入住院康复治疗。

讨论

Papadoulas 等[1] 对 36 年来所有已发表的腰椎间盘手术导致血管损伤的文献进行了荟萃分析，发现血管损伤概率低于 0.01%。Parker 等[2] 报道了一项总共 964 例患者置入 6816 枚螺钉的研究，发现螺钉"侵犯"（接触或大血管壁形变）大血管结构的发生率为 0.22%。他们发现 10 枚（0.29%）胸椎椎弓根螺钉侵犯主动脉，4 枚（0.14%）腰椎螺钉侵犯髂总静脉，以及 1 枚（0.19%）S1 螺钉侵犯髂内静脉。已经有文献报道了脊柱内固定手术后长达 20 年后导致的延迟性主动脉损伤，随着时间的推移，脊柱内固定的碰撞导致了血管壁的破损[3-13]。

解剖学研究表明，在传统的正位和侧位 X 线片上无法检测到椎弓根螺钉破出伴有主动脉位于脊柱前皮质 5 mm 范围内的风险为 21%。在上述病例中，主动脉接近 L2 脊椎，偏左侧，由于广泛的动脉粥样硬化导致相对不活动（图 19.1d, e）；肾动脉起源于 L2 的主动脉节段使其更加固定（图 19.1c, d）。这些因素增加了 L2 螺钉损伤主动脉的风险，同时 L2 椎体螺钉置入错位的风险也因退行性脊柱侧凸在该节段继发的椎体旋转而增加[21-22]。

脊柱手术中急性血管损伤的成功处置取决于快

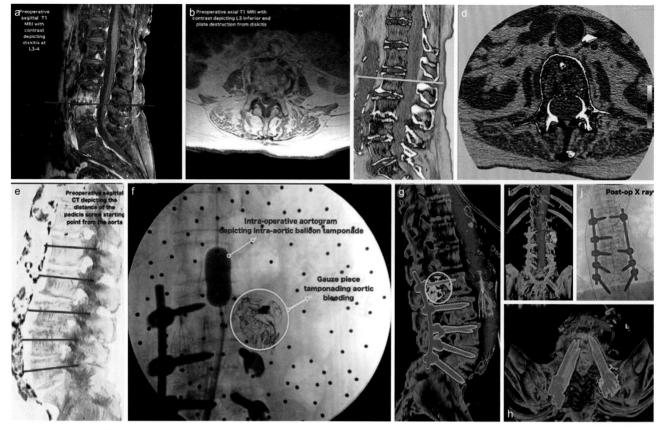

图 19.1 （ a ）矢状位增强后 T1 像 MRI 显示 L3-L4 椎间盘炎 - 骨髓炎。（ b ）轴位增强后 T1 像 MRI 显示 L3 下终板破坏。（ c ）术前 CT 矢状面扫描显示动脉粥样硬化和肾动脉起源于主动脉的截面（黄线）。（ d ）轴向位 CT 扫描显示在 L2 节段处从主动脉开始的肾动脉的起源，以红色轮廓表示。（ e ）术前矢状位 CT 重建显示椎弓根螺钉起始点与主动脉的距离。L2 处距离最短。（ f ）术中主动脉造影显示主动脉内膨胀的气囊和用于填塞背部伤口的纱布。（ g ）3D 视图显示椎弓根螺钉靠近主动脉，留下的填塞止血用的纱布块，并显示下腔静脉过滤器。（ h ）在腰椎内置入椎弓根螺钉时，主动脉左侧偏心需要铭记在心。（ i ）描绘了主动脉的冠状三维图像，肾动脉的起源，以及椎弓根螺钉与大动脉接近，证明了如果腰椎椎弓根螺钉错位置入，很容易就会进入主动脉。（ j ）完成椎间盘间隙清创、L2-S1 后路节段固定和取出填塞纱布后的前后位 X 线片

速诊断。如果发现急性出血，通过局部压迫或经股动脉放置闭塞球囊暂时控制出血，随后修复血管（图 19.1f）。已报道的修复主动脉的技术包括直接主动脉缝合、血管内支架移植以及使用管状移植物行主动脉重建（包括或不包括在内脏主动脉节段行复杂主动脉重建）[23]。

延迟性血管损伤可采用与急性损伤类似的修复和（或）重建技术进行处理。Matsuzaki 等[7] 描述了一例在常规 CT 随访研究中发现的前置椎弓根螺钉引起的胸主动脉穿孔。此病例中的血管损伤修复需要开胸、体外循环和置换 8 cm 的胸主动脉段。尽管患者最终结局良好，但创伤性主动脉瘤的修复死亡率高达 50%，并可能会并发肺衰竭或脊髓缺血[24-25]。

椎间盘炎和强直性脊柱炎被认为会增加主动脉损伤风险[23]。感染可能会使治疗变得非常复杂，因

为在某些情况下，可能需要彻底去除内固定装置，对脊椎骨髓炎进行清创，并用同种或生物移植物置换主动脉[10]。推荐的随访方案是在主动脉修复后 3 个月和 12 个月分别进行 3D CT 动脉造影[26]。

在我们的病例中，图 19.1g 显示了椎弓根螺钉接近主动脉的三维视图，留下的纱布块以填塞出血（也可以看到下腔静脉过滤器）。图 19.1h 重申了主动脉的左侧偏心位，在胸椎和腰椎内置入螺钉时都需要牢记这一点。图 19.1i 展示了主动脉的冠状三维视图、肾动脉的起始部位以及椎弓根螺钉与这条大动脉的接近程度，强调了误置入的腰椎椎弓根螺钉即使不接触到主动脉，也很容易靠近它。图 19.1j 展示了椎间盘间隙清创、L2-S1 后路节段固定和取出填塞用纱布后的前后位 X 线片。

总之，脊柱内固定过程中医源性血管损伤是一

种罕见但潜在的灾难性损伤。快速识别和诊断对于立即实施救生和保肢至关重要。多学科合作对医源性大血管损伤的治疗至关重要。

要点总结

- 畸形矫正手术中的大血管损伤报道较少。
- 据报道，手术后20年内仍会出现延迟性主动脉损伤。
- 椎间盘炎和脊柱炎与主动脉损伤风险增加相关。
- 快速诊断和多学科团队合作处理对于挽救患者生命至关重要。

（Gurpreet S. Gandhoke, Adam S. Kanter, David O. Okonkwo 著　王　飞 译　王文涛 审校）

参考文献

1. Papadoulas S, Konstantinou D, Kourea HP, Kritikos N, Haftouras N, Tsolakis JA. Vascular injury complicating lumbar disc surgery. A systematic review. Eur J Vasc Endovasc Surg. 2002;24(3):189–95.

2. Parker SL, Amin AG, Santiago-Dieppa D, Liauw JA, Bydon A, Sciubba DM, et al. Incidence and clinical significance of vascular encroachment resulting from freehand placement of pedicle screws in the thoracic and lumbar spine: analysis of 6816 consecutive screws. Spine. 2014;39(8):683–7.

3. Woolsey RM. Aortic laceration after anterior spinal fusion. Surg Neurol. 1986;25(3):267–8.

4. Wegener B, Birkenmaier C, Fottner A, Jansson V, Durr HR. Delayed perforation of the aorta by a thoracic pedicle screw. Eur Spine J Off Publ Eur Spine Soc Eur Spinal Deform Soc Eur Sect Cerv Spine Res Soc. 2008;17(Suppl 2):S351–4.

5. Sokolic J, Sosa T, Ugljen R, Biocina B, Simunic S, Slobodnjak Z. Extrinsic erosion of the descending aorta by a vertebral fixator. Tex Heart Inst J. 1991;18(2):136–9.

6. Ohnishi T, Neo M, Matsushita M, Komeda M, Koyama T, Nakamura T. Delayed aortic rupture caused by an implanted anterior spinal device. Case report. J Neurosurg. 2001;95(2 Suppl):253–6.

7. Matsuzaki H, Tokuhashi Y, Wakabayashi K, Kitamura S. Penetration of a screw into the thoracic aorta in anterior spinal instrumentation. A case report. Spine. 1993;18(15):2327–31.

8. Lim KE, Fan KF, Wong YC, Hsu YY. Iatrogenic upper abdominal aortic injury with pseudoaneurysm during spinal surgery. J Trauma. 1999;46(4):729–31.

9. Lavigne F, Mascard E, Laurian C, Dubousset J, Wicart P. Delayed-iatrogenic injury of the thoracic aorta by an anterior spinal instrumentation. Eur Spine JOff Publ Eur Spine Soc Eur Spinal Deform Soc Eur Sect Cerv Res Soc. 2009;18(Suppl 2):265–8.

10. Kakkos SK, Shepard AD. Delayed presentation of aortic injury by pedicle screws: report of two cases and review of the literature. J Vasc Surg. 2008;47(5):1074–82.

11. Jendrisak MD. Spontaneous abdominal aortic rupture from erosion by a lumbar spine fixation device: a case report. Surgery. 1986;99(5):631–3.

12. Been HD, Kerkhoffs GM, Balm R. Endovascular graft for late iatrogenic vascular complication after anterior spinal instrumentation: a case report. Spine. 2006;31(22):E856–8.

13. Aydinli U, Ozturk C, Saba D, Ersozlu S. Neglected major vessel injury after anterior spinal surgery: a case report. Spine. 2004;29(15):E318–20.

14. Salander JM, Youkey JR, Rich NM, Olson DW, Clagett GP. Vascular injury related to lumbar disk surgery. J Trauma. 1984;24(7):628–31.

15. Duz B, Kaplan M, Gunay C, Ustunsoz B, Ugurel MS. Iliocaval arteriovenous fistula following lumbar disc surgery: endovascular treatment with a Stent-graft. Turk Neurosurg. 2008;18(3):245–8.

16. Brewster DC, May AR, Darling RC, Abbott WM, Moncure AC. Variable manifestations of vascular injury during lumbar disk surgery. Arch Surg. 1979;114(9):1026–30.

17. Bialy T, Gooch AS, Shahriari A. High-output congestive failure due to arteriovenous fistula resulting from lumbar disc surgery--a case report. Angiology. 1988;39(7 Pt 1):616–9.

18. Anda S, Aakhus S, Skaanes KO, Sande E, Schrader H. Anterior perforations in lumbar discectomies. A report of four cases of vascular complications and a CT study of the prevertebral lumbar anatomy. Spine. 1991;16(1):54–60.

19. Smythe WR, Carpenter JP. Upper abdominal aortic injury during spinal surgery. J Vasc Surg. 1997;25(4):774–7.

20. Hernigou P, Germany W. Evaluation of the risk of mediastinal or retroperitoneal injuries caused by dorso-lumbar pedicle screws. Revue de chirurgie orthopedique et reparatrice de l'appareil moteur. 1998;84(5):411–20.

21. Bullmann V, Fallenberg EM, Meier N, Fischbach R, Lerner T, Schulte TL, et al. The position of the aorta relative to the spine before and after anterior instrumentation in right thoracic scoliosis. Spine. 2006;31(15):1706–13.

22. Sucato DJ, Kassab F, Dempsey M. Analysis of screw placement relative to the aorta and spinal canal following anterior instrumentation for thoracic idiopathic scoliosis. Spine. 2004;29(5):554–9. discussion 9

23. Kopp R, Beisse R, Weidenhagen R, Piltz S, Hauck S, Becker CR, et al. Strategies for prevention and operative treatment of aortic lesions related to spinal interventions. Spine. 2007;32(25):E753–60.

24. Finkelmeier BA, Mentzer RM Jr, Kaiser DL, Tegtmeyer CJ, Nolan SP. Chronic traumatic thoracic aneurysm. Influence of operative treatment on natural history: an analysis of reported cases, 1950–1980. J Thorac Cardiovasc Surg. 1982;84(2):257–66.

25. Bacharach JM, Garratt KN, Rooke TW. Chronic traumatic thoracic aneurysm: report of two cases with the question of timing for surgical intervention. J Vasc Surg. 1993;17(4):780–3.

26. Clarke MJ, Guzzo J, Wolinsky JP, Gokaslan Z, Black JH 3rd. Combined endovascular and neurosurgical approach to the removal of an intraaortic pedicle screw. J Neurosurg Spine. 2011;15(5):550–554.

第 **20** 章　退行性腰椎侧凸后路手术并发症

引言

成人脊柱畸形（adult spinal deformity, ASD）是指脊柱骨在正常生理负荷下，在冠状位和（或）矢状位平面上的序列障碍[1-3]。该脊柱畸形表现为脊柱异常的曲度（脊柱侧凸）大于 10°，一个脊柱节段在另一个脊柱节段上的平移（滑脱），脊柱 - 骨盆参数之间的不匹配，矢状位序列不齐，或这些情况的组合[1-4]。其病因包括退行性疾病、创伤、感染和医源性疾病，也可由青春期持续或恶化的畸形引起[5]。

据文献报道，成人退行性脊柱侧凸（adult degenerative scoliosis, ADS）的患病率为 2.5%~68%[6-14]。如果患病率按保守的 2.5% 计算的话，到 2010 年，估计将有 588 万成人患有脊柱畸形[15]。据美国骨与关节协会报道，161 万（27%）人由于脊柱畸形接受过治疗[16]。此外，美国人口统计局报告了在 2000 年至 2010 年间成年人口增长了 12.2%[17]。

随着 ADS 患病率的增加，外科治疗人数也随之增长。据报道，ASD 患者手术后的并发症发生率高达 52%[18]。因此，外科医生认识和减轻 ASD 患者的手术并发症十分重要。成人脊柱畸形手术常见的并发症包括冠状位失平衡、曲度增加、感染、植入物相关疼痛 / 突出、邻椎病、植入物失败、神经功能障碍以及本章所述的假关节并发症。

尽管这个术语给人以 "假的关节" 的联想，但假关节的定义是指手术后超过 1 年后的融合失败（骨不连）。因为假关节有时是没有任何症状的，所以假关节真正的发病率尚不清楚。Kim 等[19] 最近进行了一项针对 232 例成人脊柱畸形患者的研究，其中初次固定融合手术 150 例，翻修手术 82 例，实施了单纯前路、单纯后路或前后路联合固定手术，结果显示整体的假关节发生率为 17%（40/232），单纯后路融合手术患者假关节发生率为 16%（16/102）。虽然诊断假关节的通常时间是融合术后 1 年以上，但据报道，棒断裂提示的假关节可早在术后 7 个月，晚至 10 年以上发生[19-20]。

假关节可在脊柱的所有区域发生，多种因素被认为与假关节的进展相关。在 ASD 手术中，骶骨和（或）骨盆中最常见的假关节节段是 L5-S1 水平，而假关节最常见的区域是胸腰椎交界处（T10-L2）[20-25]。因为胸腰段交界处是由僵硬的胸椎过渡到活动的腰椎，再加上可用于融合的骨表面减少（背侧椎板融合过渡到横突间融合床），使得胸腰段区域形成假关节的风险更高[25]。假关节形成的危险因素通常分为两类：生物因素（如吸烟状况和年龄）和机械因素（如固定方法、术前 Cobb 角测量的弯曲严重程度）。因此，避免假关节取决于识别可改变的危险因素，并对其进行改变，以及根据患者处于最佳状态时安排合适的时间手术。当然，这需要考虑到新发的或进行性神经功能障碍可能决定手术时机。文献中确定的 ASD 患者假关节形成的危险因素列于表 20.1 中。

生物危险因素

吸烟

尼古丁对脊柱融合术的有害影响以前曾有报道；然而，它对成人脊柱畸形初次和翻修手术中假关节发展的影响似乎与 Glassman 等和 Silcox 等的研究结果并不相符[26-27]。事实上，关于假关节形成危险因素的三项回顾性综述关注的是成人特发性脊柱侧凸患者、ASD 固定和融合至骶骨患者，以及 ASD 多节段融合的患者。这两篇文章都没有发现吸烟是假关节发展的一个具有统计学意义的危险因素[19-20, 25]。同样，Pateder 等[28] 报道了 132 名因成人脊柱侧凸行融合术而出现假关节的患者中，没有发现吸烟是假关节形成的一个具有统计学意义的危险因素。这表明 ASD 患者术后假关节形成是由许多因素造成的。

年龄

最近有三项研究报告了各自队列研究中假关节形成的危险因素，研究对象包括 96 例成人特发性脊柱

表 20.1　ASD 患者假关节形成的危险因素

题目	生物危险因素（P 值）	机械危险因素（P 值）
Pseudarthrosis in long adult spinal deformity instrumentation and fusion to the sacrum : prevalence and risk factor analysis of 144 cases Kim YJ, Bridwell KH, Lenke LG, Rhim S, Cheh G [20]	髋关节骨关节炎（0.002） 手术年龄 >55 岁（0.019）	胸腹入路 vs. 旁正中入路（0.009） 术后 8 周正矢状位平衡 >5 cm（0.012） 不完全（单侧）骶骨骨盆固定（0.020） 胸腰段后凸（T10–L2>20°）（<0.0001）
Pseudarthrosis in adult spinal deformity following multisegmental instrumentation and arthrodesis Kim YJ, Bridwell KH, Lenke LG, Cho K-J, Edwards CC Ⅱ, Rinella AS [19]	手术年龄 >55 岁（0.001） 后路椎板切除术 vs. 未行后路减压（非特定节段）（0.003） 融合椎体数 ≥13 vs.<13（0.037）	术前胸腰段后凸（T10–L2=20°）（0.0001） 最下端融合椎体（S1 vs. L5）（0.002）
Pseudarthrosis in primary fusions for adult idiopathic scoliosis : incidence, risk factors, and outcome analysis Kim YJ, Bridwell KH, Lenke LG, Rinella AS, Edwards C 2nd, Edward C Ⅱ [25]	年龄 >55 岁（0.007） 融合节段 >12（0.03）	胸腰段后凸 T10–L2>20（<0.0001）

侧凸（adult idiopathic scoliosis, ADIS）患者、144 例成人脊柱畸形患者以及 232 名 ASD 行多节段固定患者。三项研究都认为患者年龄大于 55 岁增加了假关节形成的风险（P 分别为 0.007、0.019 和 0.001）[19-20, 25]。虽然这三项研究中均未检测骨质疏松和骨量减少的发病率，但是骨质疏松可能会对骨 - 植入物界面产生影响，这将因为融合节段的增多而增加生物需求，并增加老年患者系统的整体压力。

椎体融合数量

Martin 等使用兔子模型表明骨移植量减少 50% 会使融合率从 70% 降至 33%[29]。Kim 等的研究表明当融合椎体的数量大于 15 个时，未增加假关节形成的风险，而其他 2 篇文献报道了当融合椎体的数量分别大于 12 个和大于 13 个时，增加了假关节发生的风险[19-20, 25]。Kim 等研究了长节段内固定并融合至骶骨骨盆的 ASD 患者，认为更多数量的椎体融合不会增加假关节的风险[20]。另外两篇文献研究了 ADIS 和多节段固定融合术，其中一些包括骶骨固定。与双侧固定相比，仅在单侧进行骶骨骨盆固定的患者假关节形成的风险显著增加（P=0.020），这表明机械风险因素在假关节形成中的重要性[20]。

机械风险因素

固定至骶骨骨盆

Moshifar 等在他们的文献综述中引用了许多研究来支持"长节段融合"至髂骨固定，因为那样可以降

低 S1 椎弓根螺钉的应力[30]。"长融合"的定义是有争议的，它被定义为任何涉及 L2 或更高的融合，或延伸到胸腰椎交界处或更高的融合。有趣的是，Kim 等发现 ASD 患者行长节段固定并完全的（双侧）脊柱骨盆固定后假关节发生率为 9.6%，而整体假关节发生率为 17%，融合至 S1 的患者假关节发生率为 43%[19]。这也与一项比较完全和不完全骨盆固定的研究相似，其中完全骨盆固定患者有 17% 出现假关节，而不完全骨盆固定患者的假关节发生率为 34%（P=0.020）[20]。O'Shaughnessy 等研究了从上胸椎区域和下胸椎区域分别融合至骶骨的情况，发现融合节段越长，假关节发生的风险越高（20.0% vs. 5.3%）[31]。这将支持这样一种观点，即对于较长的固定结构（较长力臂），骶骨为骨盆提供的固定较低。

胸腰椎后凸

Kim 等的三项研究中认为术前所测量参数如胸椎后凸、冠状面和矢状面 C7 垂直、Cobb 角和胸腰椎后凸，可能是假关节形成的危险因素。只有胸腰椎后凸（T10-L2 ≥ 20°）是一个具有统计学意义的危险因素（在所有三项研究中，P ≤ 0.0001）[19-20, 25]。

髋关节骨关节炎

Kim 等对骨盆固定的研究发现，髋关节骨关节炎患者假关节的风险显著增加，特别是 L5-S1 水平假关节的风险增加。在他们的讨论中，作者假设假关节风险增加是由于运动范围减小（在他们的队列中没有实际测量），并且由于缺失了吸收能量的软骨而增加了通过关节的力，从而增加内固定上的应力[20]。

术后矢状位序列不齐

虽然矢状位序列的重要性众所周知，但我们也知道，对于较严重的脊柱畸形，有时候想要获得理想的或最佳的矫形效果也是不实际的。Kim 等发现手术后 6 周的矢状面垂直纵轴（sagittal vertical axis，SVA）≥5 cm 是 L5-S1 节段发生假关节的危险因素（*P*=0.007）[20]。除此之外，手术后 8 周矢状位序列不齐 ≥5 cm，可显著增加患者在任何脊柱节段发生假关节的风险。

典型临床表现

通常，患者术后会出现术前症状没有改善的情况，或出现新的背痛，伴有或不伴有根性疼痛症状[32]。脊柱畸形融合手术后假关节的一个常见特征是由于骨不连导致运动应力增加使内固定开始失效（疲劳失效），导致症状暂时缓解，随后症状重新出现[33]。当然，这一过程取决于几个因素，包括但不局限于患者对内固定的要求、内固定材料、内固定类型、手术方式以及畸形矫正方法、患者的代谢状况和吸烟状况。我们应进行详细的病史询问和体格检查，并应特别注意症状出现的时间以及术后症状的变化或缺失。虽然关于无症状假关节的数据很少，但以往的文献报道了在脊柱融合术后 30%～50% 的假关节仍然无症状，尽管 X 线片提示：①X 线片上的内固定失败导致固定丢失；②畸形进展；③远节段椎间隙塌陷；④手术过程中的操作和动作[34-35]（表20.2）。

假关节诊断的金标准是手术探查；然而，应使用其他方法辅助诊断，并帮助排除包括单发和伴有假关节症状的其他原因[32]。当怀疑有假关节时，X

线平片通常是首选的检查，因为与其他方式相比，X 线平片具有广泛的实用性和相对较低的成本。

Kim 等认为 X 线平片具有一定的局限性，X 线平片发现假关节的平均时间为 3.5 年（范围为 12～131 个月）[19]。Dickson 等报告了类似的结果，他们报告的假关节病例中有 72% 是在术后头 2 年内发现的[36]。

影像学检查

X 线平片

我们使用全长站立位 X 线片作为术后脊柱畸形的标准评估[8]。如果有需要的话，可以拍摄区域或局部的 X 线片来增加特定关注节段的清晰度。当用于检查腰椎融合时，X 线平片显示与手术结果之间的相关性为 62%～68%[37-39]（表 20.3）。虽然 X 线片可以观测手术部位的植骨骨块，但观察实际桥接骨融合的假阴性率很高[40]。值得注意的是，目前美国 FDA 对成功融合的定义是在屈曲和过伸位 X 线片上，椎体移动小于 3 mm（平移），角度变化小于 5°[41]。

虽然 X 线平片在检查骨融合方面的应用有限，但它也可以提供有价值的信息。文献报道认为，ASD

表 20.3　X 线平片检查腰椎融合的敏感性和特异性

作者和年份	敏感性（%）	特异性（%）	与手术结果的相关性（%）
Brodsky et al. 1991[37]	89	60	64
Kant et al. 1995[39]	85	62	68
Larsen et al. 1996[38]	42	89	62

表 20.2　假关节最常见的影像学表现

标题和作者	结果（研究中假关节百分比）
Pseudarthrosis in primary fusions for adult idiopathic scoliosis: incidence, risk factors, and outcome analysis Kim YJ, Bridwell KH, Lenke LG, Rinella AS, Edwards C 2nd, Edward C II[25]	棒断裂（62.5%）、畸形进展（50%）、椎间盘塌陷（19%）、钩子拔出（12.5%）、椎弓根周围光环征（12.5%）
Pseudarthrosis in adult spinal deformity following multisegmental instrumentation and arthrodesis Kim YJ, Bridwell KH, Lenke LG, Cho K-J, Edwards CC II, Rinella AS[19]	棒断裂（70%）、畸形进展（60%）、椎间盘塌陷（40%）、钩子拔出（13%）、螺钉周围的光晕透光率（13%）
Pseudarthrosis in long adult spinal deformity instrumentation and fusion to the sacrum: prevalence and risk factor analysis of 144 cases Kim YJ, Bridwell KH, Lenke LG, Rhim S, Cheh G[20]	棒断裂（80%）、畸形进展（29%）、失平衡（11%）、远端椎间盘节段塌陷（6%）

融合后假关节最常见的两种影像学表现为棒断裂（62.5%～80%）和畸形进展（29%～60%）[19-20,25]。这些发现应该使外科医生怀疑存在假关节。

计算机断层扫描

脊柱融合的计算机断层扫描（CT）在其解释上可能有些主观。早期研究表明，CT 扫描解释的融合与术中发现之间有 57%～80% 的相关性[37,42-43]。随着 CT 在生成薄层轴向序列和 3D 成像技术方面的进步，融合解释和定量测量在预测假关节持续存在方面有了改进。Shah 等[44] 报道只有 4% 的平片上可以观察到桥接小梁，而 95% 的 CT 扫描（κ=0.85）可以观察到腰椎椎间融合患者的桥接小梁。Kanemura 等[45] 报道假关节患者在术后 12 个月时出现椎间融合器周围的透射带大于 1 mm，这是 5 年后假关节持续存在的早期预测因子。重要的是要认识到植入物如螺钉、棒、横连接和多米诺等可能会掩盖假关节的影像学征象，因此，内固定失败可能表明也可能不表明假关节的存在[46]。

磁共振成像

磁共振成像（MRI）传统上是脊柱患者术前神经评估的重要工具；由于金属伪影的干扰，MRI 在内固定术后患者的使用中受到一定限制。Kroner 等[47] 在探索后路固定并碳纤维融合器椎间融合后的骨性融合中取得了成功并显示了极好的可靠性（κ=0.88）。融合情况在冠状位视图上看得最为清晰，然而，由于后路置入内固定的金属伪影，后外侧融合的评估受到限制。

其他检查方式

Bohnsack 等认为骨扫描对诊断隐匿性骨折、肿瘤和骨感染是很有用的，但骨扫描用于检查脊柱假关节却是一个糟糕的选择[48]。他们报道使用骨扫描只有 50% 的敏感性和 93% 的特异性。McMaster 和 Merrick 同样在术后 6 个月使用骨扫描来评估患者的融合部位情况[49]。在他们研究的 110 例患者中，65% 的患者在融合部位出现均匀的摄取，其中 1 例患者由于手术探查而导致融合失败。骨扫描术不适合用于术后早期检测融合，因为在假关节中看到的代谢性骨活跃同样可以在活跃成熟的骨融合中出现。

Hsu 和 Hearty 讨论了正电子发射断层扫描（PET）如何用于检测肿瘤和感染；然而，Foldager 等在猪模型中使用 PET 检测骨形成，并根据 PET 示踪剂摄取计算骨代谢活性[50-51]。在脊柱手术中，PET 在检测脊柱融合方面尚未成为临床有用的方法。

治疗方案

一旦确诊假关节，外科医生要确保患假关节的同时不伴有相应的病理学改变，这是非常重要的。外科医生必须评估整体的融合结构，因为有可能存在多个节段的假关节。手术适应证是基于由假关节引起的临床症状（顽固性疼痛、脊柱不稳、影像学诊断的骨不连）。在试图尝试翻修手术之前，手术医生要排除引起症状的其他原因，同时非手术治疗应该是一线治疗，除非有紧急的 / 急症翻修手术指征，但这种情况是非常罕见的[52]。同样，如果假关节无任何症状，应选择的治疗方法就是观察。关于手术技术，有多种治疗假关节的方法。目标是确定并消除融合失败的根本原因，并对失败的节段进行再次骨移植[53]。

众所周知，与单独使用自体骨移植相比，当使用自体骨移植联合椎弓根螺钉和棒进行坚强固定，可提高自体骨移植的融合率[54]。同样，与单纯后外侧融合（PLF）相比，椎体间骨移植物的植入显示出更高的融合率[55]。常用的椎体间植入方法有前路、后路、外侧入路、经椎间孔入路（分别为 ALIF、PLIF、LLIF、TLIF）。椎体间骨移植是预防和治疗假关节的重要手段。椎体间骨移植在压力下增加的表面积优于后外侧融合的横突间植骨面积[56]。此外，360 度固定增加了结构的刚性。Christensen 等报告 ALF 的融合率为 92%，而 PLF 伴椎弓根螺钉固定的融合率为 80%（P<0.04）[57]。

相对于评估手术融合技术的重要性来讲，外科医生客观地评估内固定的特性也同样重要。棒的材料会影响后路脊柱融合术中内固定的强度，钴铬（CC）和钛合金材料（TA）的疲劳寿命比不锈钢（SS）更长，因此，应该考虑内固定植入物的材料特性[58-59]。

病例报告

相关病史和体格检查结果

患者为 62 岁女性，患有慢性进行性背部和腿部疼痛。她在青少年时期已经知道患有脊柱侧凸，并进行了非手术治疗。她认为她的畸形会随着时间的推移而加重。她的疼痛位置主要在胸腰段及以下区域。腿部的疼痛位置主要在左腿的前侧和右腿的后侧。站立和行走时腿部疼痛加剧。坐着、站着和行走时背部疼痛加剧。她如果躺下后，两个部位的疼痛都会有所缓解。虽然她进行了大量的非手术治疗，包括物理治疗、家庭锻炼计划、非甾体抗炎药、加巴喷丁以及多次脊柱注射，但是症状仍在逐渐恶化。目前，她正在接受长期的阿片类药物治疗。她对手术治疗非常感兴趣，主要是因为她一位非常亲密的朋友多年前患有与她相似的疾病并实施了手术治疗。

尽管她显得极度焦虑，但是对于病史询问和体格检查还是非常愉快地配合。她看起来总体健康状况良好，体重接近理想水平。她的身高是 1.75 m，体重是 122 kg。她患有非常明显的腰椎侧凸伴胸腰段后凸，呈典型的特发性类型。该类型没有锐利的侧弯角度畸形。虽然她在胸腰椎和腰椎区域有普遍的、弥漫性疼痛，但是没有具体的压痛点。没有足、踝、膝或髋部的病理学证据。她的脊柱冠状位和矢状位序列没有明显异常。她的步态虽然有些轻度避

痛，但相对正常。神经系统检查显示无局部的功能障碍及长束征的表现。

影像学表现

脊柱影像学检查显示有明显的腰椎左侧凸合并胸腰椎后凸。这种类型与特发性脊柱侧凸相一致。除此之外，无先天性椎体异常（图 20.1）。MRI 和 CT 脊髓造影显示典型的椎管狭窄类型，这种狭窄在主弯和部分 L4-S1 弯的凹侧侧隐窝和椎间孔处更严重。这与她的根性疼痛类型相一致。除了与脊柱侧凸相关的椎间盘倾斜外，她的椎间盘高度和健康状况相对维持较好。

手术实施

手术治疗为从 T3 到骨盆的内固定后路脊柱融合（图 20.2）。在狭窄区域（包括 L4/ L5）进行椎板切除

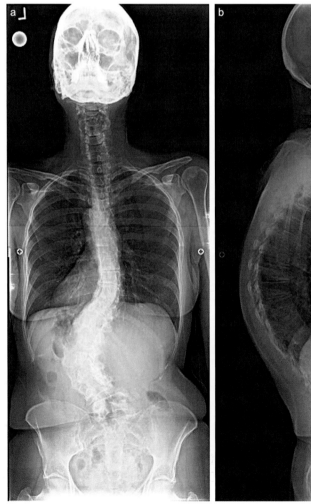

图 20.1 （a）站立前后位和（b）侧位全长脊柱 X 线片显示 T12 至 L4 的脊柱左侧凸 60°。骨盆倾斜角 27°，骨盆入射角 58°，腰椎前凸角 57°，胸椎后凸角 56°，以及胸腰椎（T10-L2）后凸角 18°。矢状位和冠状位垂直纵轴距离分别为 −3.4 cm 和 −1.0 cm

术和椎间孔成形术。在大量精心收集的局部自体骨中加入冻干同种异体植骨片、人工合成的植骨材料和重组人骨生长因子。采用2根5.5 mm钴铬棒连接节段椎弓根螺钉。折弯显著的大弯棒来匹配她的腰椎前凸。

并发症处理

由于术前长期使用阿片类药物和焦虑障碍，使得术后初期病程变得复杂化，但其他方面无大问题。尽管她感觉术后症状比术前明显好转，但仍继续抱怨慢性疼痛，以及需要继续服用阿片类药物。影像学矫正效果和稳定性都是令人满意的，直到术后9个月双侧棒确诊为断裂（图20.3）。

患者知情同意后被送至手术室进行后路脊柱内固定翻修，随后在L4/L5和L5/S1处行前路椎体间融合术。术后近3年复查，她的影像学一直保持稳定（图20.4）。

讨论

患者接受了T3至骨盆的后路脊柱融合，并在L4-L5节段减压。术后9个月，棒发生了断裂，提示在L4-L5节段出现了假关节。她出现假关节的危险因素包括假关节水平的最大棒弯曲、L4-L5椎板减压切除、大量节段融合以及高龄。

生物危险因素

患者使用钴铬棒和椎弓根螺钉进行17个节段的融合。由于大量的节段融合，患者年龄较大（62岁），增加了假关节形成的风险。她的年龄使得她的身体代谢压力水平高于年轻患者。长节段融合的压力对于年龄大于55岁的患者更具挑战性[19-20,25]。通过增加融合的节段数量，随后在每个节段上都减少了骨移植的量。此外，她在L4-L5水平通过椎板切除术进行了直接减压，这减少了可为融合床提供供血的

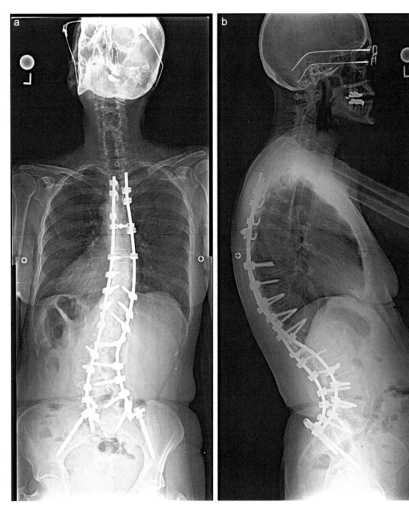

图20.2 即刻术后站立位（a）前后位和（b）侧位全长脊柱X线片显示腰椎侧凸从T3至骨盆的矫形

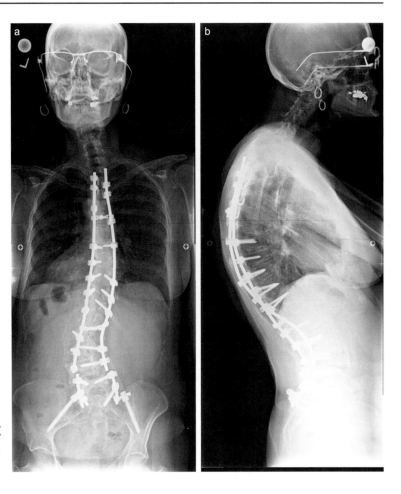

图 20.3 （a）站立前后位和（b）侧位全长脊柱 X 线片显示在术后 9 个月后，L4 和 L5 之间棒断裂，位于棒弯曲形状的顶点

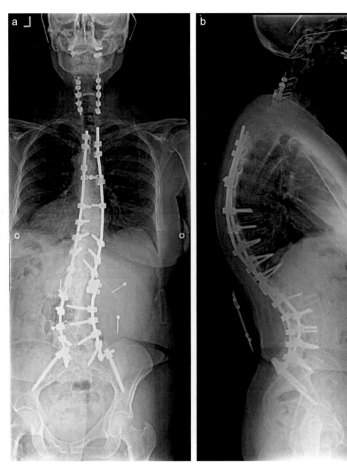

图 20.4 （a）站立前后位和（b）侧位全长脊柱 X 线片显示术后 3 年的翻修手术，包括后路的内固定以及前路 L4-L5 和 L5-S1 的椎间融合

去皮质骨量[60]。由于硬脑膜外露,无法进行中央区域植骨,这就减少了可用于增加植骨节段的植骨量。虽然 ASD 手术中最常形成假关节的节段是 L5-S1,但患者坚持认为长节段融合和随后的内固定失败是多因素的。

机械性危险因素

文献证实了使用钴铬棒比不锈钢和钛棒更不易断裂[61]。Tang 等在尸体模型中对 PSO 表面 5.5 mm 的钴铬棒进行了检测,结果表明,当棒从 20° 弯曲到 40° 或 60° 时,疲劳寿命显著缩短[62]。Barton 等回顾性分析了 ASD 患者的棒断裂情况。依据他们的研究发现,他们建议手术医生在内固定上使用尽可能小的矢状位外形棒(同时仍然恢复正确的序列),并强调使矢状棒外形的角度小于 60°[63]。虽然钴铬棒似乎是矫正较大畸形时的首选,但值得注意的是,钴铬棒的生物力学性能可能比不锈钢或钛棒在面对大的外形时更容易失效[64]。病例中的棒在 L4-L5 节段弯曲最大,这很可能增加了钴铬棒的疲劳,使其更容易断裂。

避免并发症的建议

- 即使已经证实了骨性融合,也要对多节段融合进行每年的影像学随访。
- 根据美国 FDA 对融合的定义,随访的 X 线片包括屈曲和过伸位片来评估活动情况。
- 薄层 CT 扫描应该是早期发现假关节的首选方法。
- 术前对吸烟状况、BMI 和合并症进行优化。
- 增加胸腰椎和腰椎区域的植骨量。
- 在高密度植入物(例如多米诺、横连接、多棒)周围增加骨移植物量。
- 增加后路减压部位周围的植骨量。
- 尽量使棒外形折弯小于 20°,并且在可能的情况下,考虑将预弯外形的卫星棒作为减少长钴铬棒疲劳的辅助手段。

- 考虑在高风险部位(即 L4/L5 和 L5/S1)通过 ALIF、PLIF 或 TLIF 增加椎体间支持 / 融合,尤其是在高的、可活动的椎间盘空间情况下。

要点总结

- 假关节的危险因素包括年龄 >55 岁,融合椎体 >12 个,骨盆不完全(单侧)固定或固定在骶骨上,术前胸腰椎后凸,髋关节骨关节炎,以及术后矢状位失衡。
- 应进行详细的病史询问和体格检查,并进行适当的影像学检查以评估融合植骨床,并对术后出现恶化或新症状的患者进行适当的诊断。
- 必要时,应计划行翻修手术,手术医生在治疗时应准备使用多种工具和技术在受累节段实现融合(图 20.5)。

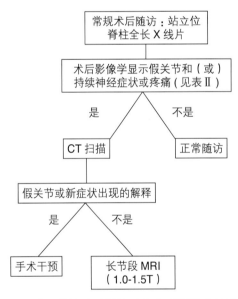

图 20.5 成人脊柱畸形脊柱融合术后假关节的流程图

(Travis Loidolt, Jeffrey L. Gum, Charles H. Crawford Ⅲ 著 王 飞 译 王文涛 审校)

参考文献

1. Youssef JA, Orndorff DO, Patty CA, Scott MA, Price HL, Hamlin LF, et al. Current status of adult spinal deformity. Global Spine J. 2013;3(1):51–62.
2. Schwab F, Dubey A, Gamez L, El Fegoun AB, Hwang K, Pagala M, et al. Adult scoliosis: prevalence, SF-36, and nutritional parameters in an elderly volunteer population. Spine. 2005;30(9):1082–5.
3. Kotwal S, Pumberger M, Hughes A, Girardi F. Degenerative scoliosis: a review. HSS J. 2011;7(3): 257–64.
4. Glassman SD, Berven S, Bridwell K, Horton W, Dimar JR. Correlation of radiographic parameters and clinical symptoms in adult scoliosis. Spine. 2005;30(6):682–8.
5. Bradford DS, Tay BK, Hu SS. Adult scoliosis: surgical indications, operative management, complications, and outcomes. Spine. 1999;24(24):2617–29.
6. Schwab F, Frank S, Ashok D, Lorenzo G, El Fegoun AB, Ki H, et al. Adult scoliosis: prevalence, SF-36, and nutritional parameters in an elderly volunteer population. Spine. 2005;30(9):1082–5.
7. Carter OD, Haynes SG. Prevalence rates for scoliosis in US adults: results from the first National Health and Nutrition Examination Survey. Int J Epidemiol. 1987;16(4):537–44.
8. Hong JY, Suh SW, Modi HN, Hur CY, Song HR, Park JH. The prevalence and radiological findings in 1347 elderly patients with scoliosis. J Bone Joint Surg Br. 2010;92-B(7):980–3.
9. Aebi M, Max A. The adult scoliosis. Eur Spine J. 2005;14(10):925–48.
10. Anasetti F, Federica A, Fabio G, Aziz HN, Bellini CM, Alessandro A, et al. Spine stability after implantation of an interspinous device: an in vitro and finite element biomechanical study. J Neurosurg Spine. 2010;13(5):568–75.
11. Daffner SD, Vaccaro AR. Adult degenerative lumbar scoliosis. Am J Orthop. 2003;32(2):77–82. discussion 82
12. Epstein JA, Epstein BS, Jones MD. Symptomatic lumbar scoliosis with degenerative changes in the elderly. Spine. 1979;4(6):542–7.
13. Schwab F, Frank S, Jean-Pierre F, Keith B, Sigurd B, Steven G, et al. A clinical impact classification of scoliosis in the adult. Spine. 2006;31(18):2109–14.
14. Gelalis ID, Kang JD. Thoracic and lumbar fusions for degenerative disorders. Orthop Clin North Am. 1998;29(4):829–42.
15. United States Bone and Joint Initiative: The Burden of Musculoskeletal Diseases in the United States (BMUS), Third Edition [Internet]. Rosemont, IL; 2014. Available from: http://www.boneandjointburden.org
16. United States Bone and Joint Initiative: The Burden of Musculoskeletal Diseases in the United States (BMUS), Third Edition [Internet]. Rosemont, IL; 2014. Available from: http://www.boneandjointburden.org
17. Howden LM, Meyer JA. Age and sex composition: 2010 [Internet]. U.S. Census Bureau; 2011 May [cited 2016 Mar 13]. Available from: https://www.census.gov/prod/cen2010/briefs/c2010br-03.pdf
18. Smith JS, Klineberg E, Lafage V, Shaffrey CI, Schwab F, Lafage R, et al. Prospective multicenter assessment of perioperative and minimum 2-year postoperative complication rates associated with adult spinal deformity surgery. J Neurosurg Spine. 2016;25:1–14.
19. Kim YJ, Bridwell KH, Lenke LG, Cho K-J, Edwards CC 2nd, Rinella AS. Pseudarthrosis in adult spinal deformity following multisegmental instrumentation and arthrodesis. J Bone Joint Surg Am. 2006;88(4):721–8.
20. Kim YJ, Bridwell KH, Lenke LG, Rhim S, Cheh G. Pseudarthrosis in long adult spinal deformity instrumentation and fusion to the sacrum: prevalence and risk factor analysis of 144 cases. Spine. 2006;31(20):2329–36.
21. Balderston RA, Winter RB, Moe JH, Bradford DS, Lonstein JE. Fusion to the sacrum for nonparalytic scoliosis in the adult. Spine. 1986;11(8):824–9.
22. Devlin VJ, Boachie-Adjei O, Bradford DS, Ogilvie JW, Transfeldt EE. Treatment of adult spinal deformity with fusion to the sacrum using CD instrumentation. J Spinal Disord. 1991;4(1):1–14.
23. Emami A, Deviren V, Berven S, Smith JA, Hu SS, Bradford DS. Outcome and complications of long fusions to the sacrum in adult spine deformity: Luque-Galveston, combined iliac and sacral screws, and sacral fixation. Spine. 2002;27(7):776–86.
24. Boachie-Adjei O, Dendrinos GK, Ogilvie JW, Bradford DS. Management of adult spinal deformity with combined anterior-posterior arthrodesis and Luque-Galveston instrumentation. J Spinal Disord. 1991;4(2):131–41.
25. Kim YJ, Bridwell KH, Lenke LG, Rinella AS, Edwards C II. Pseudarthrosis in primary fusions for adult idiopathic scoliosis: incidence, risk factors, and outcome analysis. Spine. 2005;30(4):468–74.
26. Glassman SD, Anagnost SC, Parker A, Burke D, Johnson JR, Dimar JR. The effect of cigarette smoking and smoking cessation on spinal fusion. Spine. 2000;25(20):2608–15.
27. Silcox DH 3rd, Daftari T, Boden SD, Schimandle JH, Hutton WC, Whitesides TE Jr. The effect of nicotine on spinal fusion. Spine. 1995;20(14):1549–53.
28. Pateder DB, Park Y-S, Kebaish KM, Cascio BM, Buchowski JM, Song EW, et al. Spinal fusion after revision surgery for pseudarthrosis in adult scoliosis. Spine. 2006;31(11):E314–9.
29. Martin GJ Jr, Boden SD, Titus L, Scarborough NL. New formulations of demineralized bone matrix as a more effective graft alternative in experimental posterolateral lumbar spine arthrodesis. Spine. 1999;24(7):637–45.
30. Moshirfar A, Ali M. Pelvic fixation in spine surgery: historical overview, indications, biomechanical relevance, and current techniques. J Bone Joint Surg. 2005;87(suppl_2):89.
31. BA OS, Bridwell KH, Lenke LG, Cho W, Baldus C, Chang MS, et al. Does a long-fusion "T3-sacrum" portend a worse outcome than a short-fusion "T10-sacrum" in primary surgery for adult scoliosis? Spine. 2012;37(10):884–90.
32. Raizman NM, O'Brien JR, Poehling-Monaghan KL, Yu WD. Pseudarthrosis of the spine. J Am Acad Orthop Surg. 2009;17(8):494–503.
33. Gum JL, Buchowski JM. Commentary: methods of evaluating lumbar and cervical fusion. Spine J. 2014;14(3):540–1.
34. Fischgrund JS, Mackay M, Herkowitz HN, Brower R, Montgomery DM, Kurz LT. Volvo Award winner in clinical studies. Degenerative lumbar spondylolisthesis with spinal stenosis: a prospective, randomized study comparing decompressive laminectomy and arthrodesis with and without spinal instrumentation. Spine. 1997;22(24):2807–12.
35. Yamashita T, Steinmetz MP, Lieberman IH, Modic MT, Mroz TE. The utility of repeated postoperative radiographs after lumbar instrumented fusion for degenerative lumbar spine. Spine. 2011;36(23):1955–60.

36. Dickson DD, Lenke LG, Bridwell KH, Koester LA. Risk factors for and assessment of symptomatic pseudarthrosis after lumbar pedicle subtraction osteotomy in adult spinal deformity. Spine. 2014;39(15):1190–5.

37. Brodsky AE, Kovalsky ES, Khalil MA. Correlation of radiologic assessment of lumbar spine fusions with surgical exploration. Spine. 1991;16(6 Suppl):S261–5.

38. Larsen JM, Rimoldi RL, Capen DA, Nelson RW, Steven N, Thomas JC. Assessment of pseudarthrosis in pedicle screw fusion. J Spinal Disord. 1996; 9(2):117–20.

39. Kant AP, Daum WJ, Michael Dean S, Tatsuo U. Evaluation of lumbar spine fusion. Spine. 1995; 20(21):2313–7.

40. Choudhri TF, Mummaneni PV, Dhall SS, Eck JC, Groff MW, Zoher G, et al. Guideline update for the performance of fusion procedures for degenerative disease of the lumbar spine. Part 4: radiographic assessment of fusion status. J Neurosurg Spine. 2014;21(1):23–30.

41. Gruskay JA, Webb ML, Grauer JN. Methods of evaluating lumbar and cervical fusion. Spine J. 2014;14(3):531–9.

42. Rothem DE, Lilah R, Michael S, Aviva D, Rami E. Nicotine modulates bone metabolism-associated gene expression in osteoblast cells. J Bone Miner Metab. 2009;27(5):555–61.

43. Laasonen EM, Soini J. Low-back pain after lumbar fusion. Spine. 1989;14(2):210–3.

44. Shah RR, Mohammed S, Saifuddin A, Taylor BA. Comparison of plain radiographs with CT scan to evaluate interbody fusion following the use of titanium interbody cages and transpedicular instrumentation. Eur Spine J. 2003;12(4):378–85.

45. Kanemura T, Matsumoto A, Ishikawa Y, Yamaguchi H, Satake K, Ito Z, et al. Radiographic changes in patients with pseudarthrosis after posterior lumbar interbody arthrodesis using carbon interbody cages: a prospective five-year study. J Bone Joint Surg Am. 2014;96(10):e82.

46. Zhu F, Bao H, Liu Z, Bentley M, Zhu Z, Ding Y, et al. Unanticipated revision surgery in adult spinal deformity: an experience with 815 cases at one institution. Spine. 2014;39(26 Spec No):B36–B44.

47. Kröner AH, Eyb R, Lange A, Lomoschitz K, Mahdi T, Engel A. Magnetic resonance imaging evaluation of posterior lumbar interbody fusion. Spine. 2006;31(12):1365–71.

48. Bohnsack M, Gossé F, Rühmann O, Wenger K. The value of scintigraphy in the diagnosis of pseudarthrosis after spinal fusion surgery. J Spinal Disord. 1999;12(6):482–4.

49. McMaster MJ, Merrick MV. The scintigraphic assessment of the scoliotic spine after fusion. J Bone Joint Surg Br. 1980;62-B(1):65–72.

50. Hsu W, Hearty TM. Radionuclide imaging in the diagnosis and management of orthopaedic disease. J Am Acad Orthop Surg. 2012;20(3):151–9.

51. Foldager C, Bendtsen M, Zou X, Zou L, Olsen AK, Munk OL, et al. ISSLS prize winner: positron emission tomography and magnetic resonance imaging for monitoring interbody fusion with equine bone protein extract, recombinant human bone morphogenetic protein-2, and autograft. Spine. 2008;33(25): 2683–90.

52. Etminan M, Girardi FP, Khan SN, Cammisa FP Jr. Revision strategies for lumbar pseudarthrosis. Orthop Clin North Am. 2002;33(2):381–92.

53. Larsen JM, Capen DA. Pseudarthrosis of the lumbar spine. J Am Acad Orthop Surg. 1997;5(3):153–62.

54. Zdeblick TA. A prospective, randomized study of lumbar fusion. Spine. 1993;18(8):983–91.

55. Mummaneni PV, Dhall SS, Eck JC, Groff MW, Zoher G, Watters WC, et al. Guideline update for the performance of fusion procedures for degenerative disease of the lumbar spine. Part 11: interbody techniques for lumbar fusion. J Neurosurg Spine. 2014;21(1):67–74.

56. Chun DS, Baker KC, Hsu WK. Lumbar pseudarthrosis: a review of current diagnosis and treatment. Neurosurg Focus. 2015;39(4):E10.

57. Christensen FB, Hansen ES, Eiskjær SP, Høy K, Helmig P, Neumann P, et al. Circumferential lumbar spinal fusion with Brantigan cage versus posterolateral fusion with titanium Cotrel–Dubousset instrumentation. Spine. 2002;27(23):2674–83.

58. Nguyen T-Q, Buckley JM, Ames C, Deviren V. The fatigue life of contoured cobalt chrome posterior spinal fusion rods. Proc Inst Mech Eng H. 2011;225(2):194–8.

59. Stambough JL, Genaidy AM, Huston RL, Serhan H, El-khatib F, Sabri EH. Biomechanical assessment of titanium and stainless steel posterior spinal constructs: effects of absolute/relative loading and frequency on fatigue life and determination of failure modes. J Spinal Disord. 1997;10(6):473–81.

60. Toribatake Y, Yasumitsu T, Hutton WC, Katsuro T, Boden SD. Vascularization of the fusion mass in a posterolateral intertransverse process fusion. Spine. 1998;23(10):1149–54.

61. Smith JS, Shaffrey CI, Ames CP, Demakakos J, Fu K-MG, Keshavarzi S, et al. Assessment of symptomatic rod fracture after posterior instrumented fusion for adult spinal deformity. Neurosurgery. 2012;71(4):862–7.

62. Tang JA, Leasure JM, Smith JS, Buckley JM, Kondrashov D, Ames CP. Effect of severity of rod contour on posterior rod failure in the setting of lumbar pedicle subtraction osteotomy (PSO): a biomechanical study. Neurosurgery. 2013;72(2):276–82. discussion 283

63. Barton C, Cameron B, Andriy N, Vikas P, Christopher C, Christopher K, et al. Risk factors for rod fracture after posterior correction of adult spinal deformity with osteotomy: a retrospective case-series. Scoliosis [Internet]. 2015;10(1). Available from: http://dx.doi.org/10.1186/ s13013-015-0056-5

64. Smith JS, Shaffrey E, Klineberg E, Shaffrey CI, Lafage V, Schwab FJ, et al. Prospective multicenter assessment of risk factors for rod fracture following surgery for adult spinal deformity. J Neurosurg Spine. 2014;21(6):994–1003.

第21章 退行性腰椎侧凸前/后路手术并发症

引言

脊柱疾病治疗概况

成人退行性腰椎侧凸（或退行性脊柱侧凸）是一种在矢状面、冠状面和轴状面上的三维畸形，通常由椎间盘不对称退变、骨质疏松或者压缩性骨折而引发，常引起疼痛和残疾，从而降低患者健康相关生活质量[1-2]。随着我国人口的老龄化和人们对机体功能的期望值越来越高，退行性脊柱畸形越发受到广泛关注。据估计，59 岁以上人群中该病的患病率超过 65%[3]。退行性脊柱侧凸通常是一种次要的影像学诊断结果，无须治疗。而部分患者存在持续性的疼痛和残疾。无神经症状的患者起初行保守治疗[4]。但有时保守治疗的效果可能是短暂的，当症状发生进展，患者可能需要寻求手术治疗。如果保守治疗无效，手术对某些患者是一个有价值的选择，因为手术比非手术患者在疼痛和生活质量方面有更好的改善[5-6]。

典型表现（症状/体征、体格检查结果和影像学表现）

成人脊柱畸形（ASD）患者通常表现为前屈步态或正向矢状位失平衡、背部和（或）腿部疼痛。为了充分评估整体畸形的程度，术前规划时需要进行脊柱全长冠状位和矢状位的影像学检查。在某些情况下，侧屈位和牵引位片有助于确定非融合脊柱的柔韧性，从而指导合适的手术和入路。有时 CT 扫描有助于识别骨桥和椎间盘的真空现象作为脊柱柔韧性的标志，并用来评估翻修病例中的融合情况。MRI 则有助于评估神经功能缺损患者的椎管、神经压迫或其他脊柱病变。

治疗方案

显然，恢复矢状面平衡是成人脊柱畸形患者脊柱重建手术的关键目标[2]。由于退行性脊柱畸形通常与椎间盘高度缺失和脊柱僵硬有关，因此可以通过多种方法进行有效治疗，包括前后联合入路或单纯后路手术。前后联合入路包括前柱的力线重建，并进行后路的稳定和融合以完成矫形。椎间盘切除后，在前路放置椎间融合器和植骨块可恢复前凸，并为脊柱融合提供植骨区，从而提高稳定性，减少后柱的应力。在过去的 10 年里，经腰大肌的微创入路，或侧方腰椎椎间融合术（LLIF）已得到广泛的应用。该术式提供了一种可供选择的入路方式，用于放置具有较大融合面积的前路椎间融合器。与后路或传统的前路手术相比，该方法的冠状面矫正更好，肌肉剥离程度最小，并能减少与该手术相关的创伤和失血，患者能更早下地活动，缩短了住院时间[7]。此外，与单纯后路入路相比，LLIF 提供了一种更好的手段来恢复局部和节段的前凸角度[8]。后入路椎体间融合（如经椎间孔入路）会存在环形松解不完全、融合器较小等问题，并且神经根牵拉的风险更高。另外，传统的前路腰椎椎间融合术通常需要其他医生协助建立通道，并且存在逆行射精、输尿管损伤、大血管损伤和长时间肠梗阻的风险。

虽然 LLIF 入路避免了脊柱前后入路的许多缺点，但它也有其自身的局限性。由于髂嵴、大血管和腰丛的解剖限制，该方法无法进入 L5-S1 椎间盘间隙。为了安全通过腰大肌和腰丛，强烈建议进行神经监测以避免神经功能损伤。对于较僵硬和严重的畸形以及腰椎完全/部分融合的翻修病例，可能需要进行截骨并置入椎间融合器，为畸形矫正提供有力支撑。

在重度后凸畸形患者中，通过 LLIF 入路植入前凸较大的融合器并松解前纵韧带，提供了一种有价值的类似节段性前凸角恢复的替代方法，与经椎弓根截骨术（PSO）相比，失血更少[9-11]。

病例报告

相关病史和体格检查结果

患者为 67 岁男性，有退行性腰椎后凸畸形和症状性矢状位失平衡病史。在过去的 6 年里，他的背痛和驼背逐渐加重。他的疼痛从左侧臀部一直沿着左大腿放射至膝关节。诸多保守治疗措施，包括药物治疗、物理治疗以及经皮神经电刺激和选择性神经阻滞，都未能改善他的健康状况。已知他酗酒严重，曾吸烟，但其他方面是健康的。

体格检查显示，患者的冠状位平衡总体上较为正常，但存在前屈姿势和步态，并表现出代偿性膝关节屈曲，不伴固定挛缩。他能毫不费力地用脚趾和脚跟走路。其双下肢髋关节屈曲、膝关节伸直、踝关节背屈、跖屈、足趾伸直均为5/5级。他没有感觉缺陷，反射是对称的。无锥体束征。

影像学表现

全脊柱站立位片（图21.1a, b）显示矢状位失平衡（矢状位偏距为11 cm）。测量矢状位骨盆参数发现骨盆入射角与腰椎前凸存在35°的不匹配（PI=55°；LL=20°；PI-LL=35°）。在冠状面，他的骶骨中垂直线在C7的中心保持平衡。退行性脊柱侧凸位于腰椎区域（T12～L3主弯Cobb角为28°）。

他的CT扫描显示T11到L5有真空征（图21.2）。MRI显示除左侧L3神经根外，没有明显的侧隐窝和椎间孔狭窄（图21.3和图21.4）。

手术实施

该患者接受了前后两个阶段的联合手术。

第一阶段是由右侧腰大肌入路L1-L5的LLIF。对包括隐神经检测在内的上肢和下肢体感诱发电位（SSEP）进行连续监测，在基线条件下具有良好的对称性。选择上下肢肌肉在针式录制下进行经颅运动诱发电位（TcMEPs）。它们重复性地从选定的上肢和下肢肌肉群中获得。术中无并发症。失血量估计为20 ml。在前路手术中，术中神经监测（IONM）没有发现手术损伤的迹象。术后临床检查与基线相比无变化。

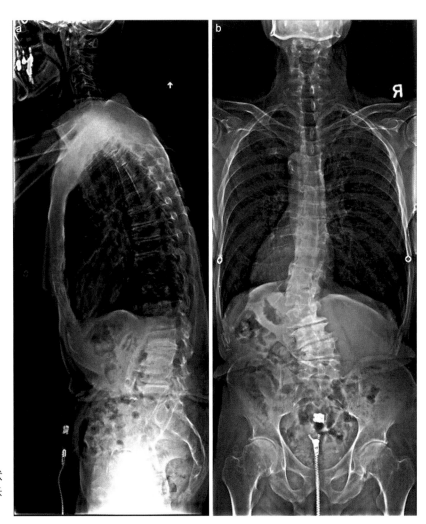

图21.1 （a）术前全脊柱侧位片显示矢状位失平衡。（b）术前全脊柱后前位片显示腰椎退行性左侧凸

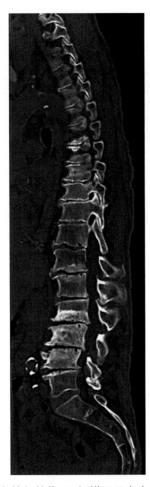

图 21.2　术前矢状位 CT 扫描显示多个真空椎间盘

术后第二天，进行了第二阶段从 T10 到骨盆的机器人引导下的后路手术，并进行左侧 L5-S1 经椎间孔椎间融合和腰椎后凸矫形。所有螺钉置入准确后，直接刺激螺钉后未发现任何变化。在 L5-S1 椎体间隙，我们再次检查 TcMEPs，结果显示双侧股内侧肌信号下降。麻醉反应及血流动力学变化皆无法解释这个新发现，技术设备故障也被排除在外。然后我们进行了无计划的减压，以确保没有神经压迫。我们从 L2-L5 行椎板切除术，在中线处完全减压，并移向两侧侧隐窝。L2-L3、L3-L4 和 L4-L5 双侧椎间孔均减压完全。右侧股内侧肌 TcMEPs 得到一定改善，左侧持续下降。因此，我们要求麻醉团队将平均动脉压升高并维持在 90 mmHg，并静脉注射类固醇。在脊柱后凸畸形得到足够的矫正和植骨后，闭合伤口。

据估计失血量为 450 ml，患者输注了 164 ml 自体血、2 个单位的红细胞悬液、白蛋白和 400 ml 晶体液。除了信号异常外，没有进一步的术中并发症，其余的手术也很顺利。术后即刻神经系统检查正常，无明显运动或感觉障碍。

并发症的详细描述

在接下来的 2 天里，我们发现患者左下肢进行性无力，尤其是膝关节外伸无力。他的左膝外伸肌力为 2 级，左髋关节屈曲肌力为 3 级，大腿前远端和小腿内外侧麻木。在他住院的其余时间里，小腿麻木的确略有改善，但仍存在。大腿前部感觉消失。

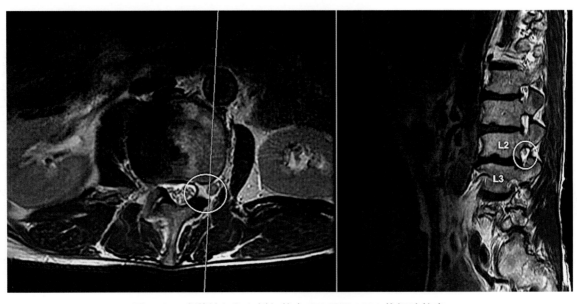

图 21.3　术前轴向和左侧矢状旁 MRI 显示 L2/L3 椎间孔较宽

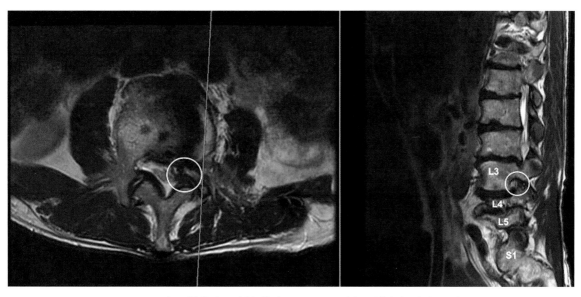

图 21.4 术后轴位和左侧矢状旁 MRI 显示左侧 L3 神经根狭窄和受压

并发症处理

术后第二天行 MRI 和 CT 扫描。MRI 未能发现任何明显的压迫性病变、硬膜外血肿或融合器移位（图 21.5）。然而，CT 扫描在左侧 L2-L3 处发现轻微的后滑脱导致一些残余的神经孔狭窄（图 21.6）。可见 L2-L3 节段左侧上关节突尖端在第二阶段手术时未完全切除，右侧部分切除。由于患者存在神经功能障碍和残留椎间孔狭窄，我们在术后第三天回到手术室，对左侧 L2-L3 椎间孔进行更广泛的切除，

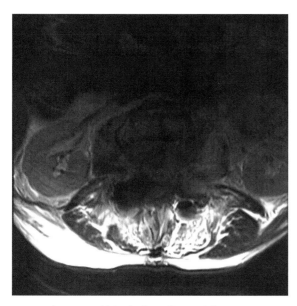

图 21.5 术后 L2/3 椎间盘水平的 T2 轴位 MRI，显示融合器位置合适

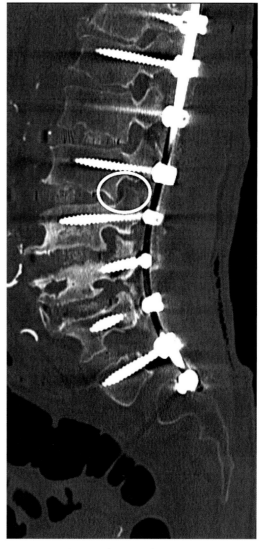

图 21.6 术后左侧矢状位 CT 扫描显示 L2/L3 椎间孔狭窄伴后滑脱

以进一步对现有的 L2 神经根进行减压（图 21.7）。手术后神经系统检查没有变化。

预后

在 4 个月的随访期间，他能够以良好的冠状位和矢状位平衡站立（图 21.8a, b）。由于持续性左下肢无力，他无法支撑行走，表现为左侧股四头肌和屈髋活动的完全瘫痪。当时进行的肌电图（EMG）显示中重度和慢性 L2-S1 左侧多神经根病变，左侧长收肌显示存在去神经支配和神经再支配现象，并有广泛腰椎神经根病变表现。

讨论

成人退行性腰椎畸形手术非常具有挑战性，尽管我们能够取得良好的临床效果，但并发症的发生率仍然很高。与青少年特发性脊柱侧凸相比，退行性脊柱侧凸常伴有神经卡压、节段不稳、既往骨折、矢状位失衡和盘源性疼痛等问题。这类患者普遍合并其他疾病。明确手术范围并兼顾并发症风险的临床指南目前尚未完全制定。成人退行性脊柱畸形手术在术中及术后常发生并发症，并且发生率随年龄增长而增加。在对脊柱侧凸研究会数据库的回顾中，作者[12]发现 25～44 岁组的主要并发症和总并发症发生率分别为 6% 和 17%，45～64 岁患者为 15% 和 42%，65 岁以上患者为 29% 和 71%。

Smith 等[13]报道了用 PSO 治疗胸腰椎固定矢状面畸形手术的总并发症发生率为 39%，最常见的并发症中硬膜撕裂占 7%，伤口感染占 5.6%，新出现的神经功能损害占 7%，内固定植入失败占 2.8%，伤口血肿占 2.3%，硬膜外血肿占 1.4%，肺部问题占 2.3%，肺栓塞占 1.9%。

Buchowski 等[14]报道 PSO 患者的神经功能障碍发生率为 11%（108 例患者中有 12 例）。虽然其中确切的原因无法明确，也无法在术中用 IONM 探测到，但残存撞击、半脱位和硬脑膜皱褶的综合作用被认为是原因。在 Yang[15]和 Ahn[16]等的 PSO 病例中，神经功能障碍分别为 3.6% 和 12%。

另外，通过 LLIF 进行的微创手术治疗成人退变性脊柱侧凸时，其并发症发生率只有当进行后路开放减压固定的时候才与 PSO 类似（37.9%）。如果前后路都使用微创手段（经皮固定），并发症整体发生率显著降低至 19.2%[17]。6 个月后患者的神经系统并发症发生率与 PSO、LLIF、TLIF 和前路融合的发生率类似（6.5%～9.5%）[7, 13, 17-23]（表 21.1）。LLIF 术式中最常见的并发症是屈髋无力（33%）；但在大多数病例中（86%），这一现象是暂时的[17]。

在此病例中，第一阶段手术（从右侧腰大肌入路的 L1-L5 LLIF）从直接的神经学角度来看是很常规的。IONM 没有检测到存在神经损伤的迹象，患者在恢复过程中也没有出现任何神经功能障碍。然而，在第二阶段（T10 到骨盆的后路固定融合），在正确放置螺钉和 L5-S1 经椎间孔的融合器后，股内

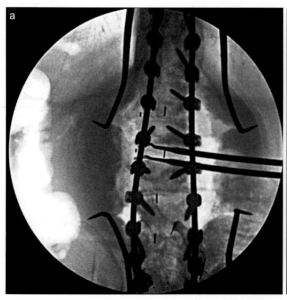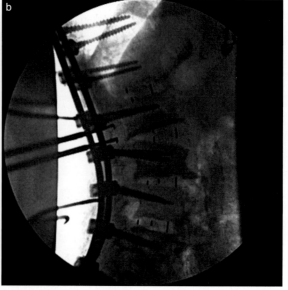

图 21.7 （a）术中前后位透视显示 L2/3 椎间孔得到广泛减压。（b）术中侧位透视显示 L2/3 椎间孔得到广泛减压

图21.8 （a）术后4个月后前位片显示良好的冠状位平衡。（b）术后4个月侧位片显示矢状位平衡改善

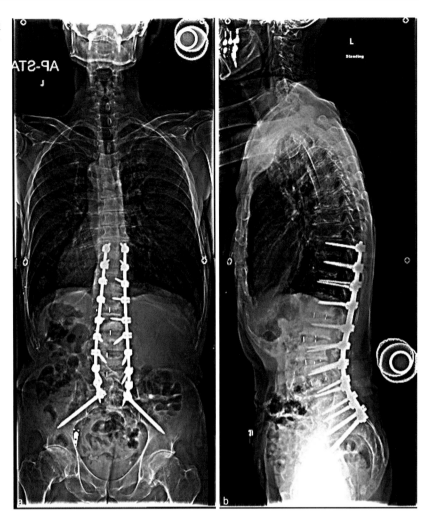

表21.1 采用不同方法报告的神经功能受损发生率

并发症	ACR	LLIF	ALIF	TLIF	PSO
神经损伤	2%～6%[7, 17] (17%～33%)a[7, 17, 20]	2%～7.1%[18, 21]	9.5%[18, 22]	1.4%～20%[13, 18, 23]	
出血量	1069 ml[7]	<100 ml[17, 24]	400～1200 ml[18-19, 21]	2000 ml[18, 22]	最多4000 ml[23, 25]
感染率	0%[7]	0%[17, 24]	0.4%[19]	2%～5%[22]	3.8%～7.6%[13, 23]

ACR：前柱重建术（LLIF加前纵韧带切除术），LLIF：侧路腰椎椎间融合术，ALIF：前路腰椎椎间融合术，TLIF：经椎间孔腰椎椎间融合术，PSO：经椎弓根截骨术。
a6个月暂时性的神经功能受损。

侧肌的运动振幅出现下降。我们采取了预防脊髓低灌注的措施，并对腰椎所有神经根进行减压。右侧TcMEPs有轻微改善，但左侧仍有下降。术后即刻神经功能恢复良好，有运动和感觉功能。在第二阶段术后第二天，患者出现左髂屈肌和股四头肌无力，大腿前远端和小腿内侧感觉减弱。为了排除压迫性血肿、内固定移位、融合器移动和力线不稳，我们进行了CT扫描和MRI检查。唯一可能的压迫是由于L2-L3的后滑脱和持续的上关节突小关节压迫导致的左L2椎间孔狭窄。我们后续进行了更为广泛的

L2-L3椎间孔减压后，患者术后无临床改善。

在此病例中，持续的神经损害发生在经腰大肌入路的对侧。第一阶段的IONM也很稳定，在康复过程中没有表现出神经损害。与第一阶段相反，在后路手术中双侧股内侧肌的运动振幅下降。随着血压的升高、类固醇的使用以及进一步的减压，右侧的运动诱发电位在手术中确实有轻微的改善，但是左侧仍然处于减弱状态。在第二阶段手术中，入路对侧神经迟发性损害影响了IONM，提示缺血可能继发于L2-L3后滑脱引起的压迫、酗酒引起的慢性

周围神经系统改变和骨 - 椎间盘韧带退变引起的椎管 / 神经根压迫。另一个原因可能是由于矢状位矫形和前柱延长导致的神经丛拉伸，从而导致缺血。在一项对脊柱侧凸研究会成员进行的大规模（9110 例）横断面调查中，Auerbach 等[26]估计术后迟发性神经功能损害（postoperative neurological deficits, DPND）的发生率为 0.01%。与缺血相关的 DPND 相比，压迫相关 DPND 患者神经功能恢复的可能性明显更高（86% vs. 51%）。

在术中神经功能损害的情况下，氧合、平均动脉压维持在 90 mmHg 以上、血红蛋白 >9 g/dl、广泛减压是减少神经功能障碍的关键。尽管所有这些措施都得到了详尽的注意，但神经功能受损的风险仍然很大。

要点总结

为了尽量减少术后神经功能障碍，我们建议采取以下预防措施。我们将其分为三个部分：术前、术中和术后。

术前

- 详细记录神经功能。
- 评估潜在或伴随的神经系统疾病。
- 识别神经压迫的所有区域。

术中

- 当神经监测尤其是经颅运动诱发电位（TcMEPs）时，应首选异丙酚全静脉麻醉。
- 在手术过程中，在意外事件中使用检查列表[27]，确定术中监测警报的原因，并尝试解决这些原因：
  - 手术医生
    - 减少脊髓上的机械应力或压迫（减压 / 解除畸形矫正）。
  - 麻醉师
    - 检查氧合情况。
    - 暂时停用任何吸入剂。
    - 使用全静脉麻醉。
    - 无神经肌肉阻滞（四联串刺激）。
    - 将平均动脉压增加到 90～100 mmHg（防止脊髓灌注不足）。
    - 保持血红蛋白 >9～10 g/dl。

- 神经监测
  - 排除技术或设备故障。
- 如果没有改变
  - 考虑保持平均动脉压 >100 mmHg。
  - 考虑使用类固醇。
  - 终止手术。

术后

- 如果术中发现 IONM 信号异常，术后神经状态异常，考虑：
  - 使用动脉导管进行重症监护，以将平均动脉压维持在 90～100 mmHg。
  - 头部 48 h 定期进行神经系统检查。
  - 限制使用患者控制的镇痛剂或硬膜外导管，以优化患者合作。
- CT 扫描和（或）MRI 排除：
  - 内固定错位。
  - 血肿。
  - 持续或新的神经 / 脊髓卡压 / 压迫。

尽管遵循了这些建议，术后神经功能损害的风险对患者来说仍可能是灾难性的，而且这些风险并非总是可以预防的。

（Martin C. Eichler, Ryan Mayer, S. Samuel Bederman 著

陈　锴 译　周潇逸 审校）

参考文献

1. Glassman SD, Bridwell K, Dimar JR, Horton W, Berven S, Schwab F. The impact of positive Sagittal balance in adult spinal deformity. Spine. 2005;30(18):2024.
2. Glassman SD, Berven S, Bridwell K, Horton W, Dimar JR. Correlation of radiographic parameters and clinical symptoms in adult scoliosis. Spine. 2005;30(6):682–8.
3. Schwab F, Dubey A, Gamez L, Fegoun El AB, Hwang K, Pagala M, et al. Adult scoliosis: prevalence, SF-36, and nutritional parameters in an elderly volunteer population. Spine. 2005;30(9):1082–5.
4. Glassman S, Berven S, Kostuik JP, Dimar J, Horton W, Bridwell K. Nonsurgical resource utilization in adult spinal deformity. Spine J. 2004;5(4):S115–6.
5. Smith JS, Shaffrey CI, Berven S, Glassman S, Hamill C, Horton W, et al. Improvement of back pain with operative and nonoperative treatment in adults with scoliosis. Neurosurgery. 2009;65(1):86–94.
6. Glassman SD, Berven S, Kostuik J, Dimar JR, Horton WC, Bridwell K. The selection of operative versus nonoperative treatment in patients with adult scoliosis. Spine. 2006;31(8):941–7.
7. Murray G, Beckman J, Bach K, Smith DA, Dakwar

E, Uribe JS. Complications and neurological deficits following minimally invasive anterior column release for adult spinal deformity: a retrospective study. Eur Spine J. 2015;24(Suppl 3):397–404.

8. Sembrano JN, Yson SC, Horazdovsky RD, Santos ERG, Polly DW. Radiographic comparison of lateral lumbar interbody fusion versus traditional fusion approaches: analysis of sagittal contour change. Int J Spine Surg. 2014;9:16.

9. Akbarnia BA, Mundis GM, Moazzaz P, Kabirian N, Bagheri R, Eastlack RK, et al. Anterior column realignment (ACR) for focal kyphotic spinal deformity using a lateral transpsoas approach and ALL release. J Spinal Disord Tech. 2014;27(1):29–39.

10. Kim YJ, Bridwell KH, Lenke LG, Cheh G, Baldus C. Results of lumbar pedicle subtraction osteotomies for fixed sagittal imbalance: a minimum 5-year follow-up study. Spine. 2007;32(20):2189–97.

11. Cho K-J, Bridwell KH, Lenke LG, Berra A, Baldus C. Comparison of Smith-Petersen versus pedicle subtraction osteotomy for the correction of fixed sagittal imbalance. Spine. 2005;30(18):2030–7–discussion 2038.

12. Smith JS, Shaffrey CI, Glassman SD, Berven SH, Schwab FJ, Hamill CL, et al. Risk-benefit assessment of surgery for adult scoliosis: an analysis based on patient age. Spine. 2011;36(10):817–24.

13. Smith JS, Sansur CA, Donaldson WF, Perra JH, Mudiyam R, Choma TJ, et al. Short-term morbidity and mortality associated with correction of thoracolumbar fixed sagittal plane deformity: a report from the Scoliosis Research Society Morbidity and Mortality Committee. Spine. 2011;36(12):958–64.

14. Buchowski JM, Bridwell KH, Lenke LG, Kuhns CA, Lehman RA, Kim YJ, et al. Neurologic complications of lumbar pedicle subtraction osteotomy: a 10-year assessment. Spine. 2007;32(20):2245–52.

15. Yang BP, Ondra SL, Chen LA, Jung HS, Koski TR, Salehi SA. Clinical and radiographic outcomes of thoracic and lumbar pedicle subtraction osteotomy for fixed sagittal imbalance. J Neurosurg Spine. 2006;5(1):9–17.

16. Ahn UM, Ahn NU, Buchowski JM, Kebaish KM, Lee J-H, Song ES, et al. Functional outcome and radiographic correction after spinal osteotomy. Spine. 2002;27(12):1303–11.

17. Isaacs RE, Hyde J, Goodrich JA, Rodgers WB, Phillips FM. A prospective, nonrandomized, multicenter evaluation of extreme lateral interbody fusion for the treatment of adult degenerative scoliosis: perioperative outcomes and complications. Spine. 2010;35(26 Suppl):S322–30.

18. Dorward IG, Lenke LG. Osteotomies in the posterior-only treatment of complex adult spinal deformity: a comparative review. Neurosurg Focus. 2010;28(3):E4.

19. Brau SA. Mini-open approach to the spine for anterior lumbar interbody fusion: description of the procedure, results and complications. Spine J. 2002;2(3):216–23.

20. Ahmadian A, Deukmedjian AR, Abel N, Dakwar E, Uribe JS. Analysis of lumbar plexopathies and nerve injury after lateral retroperitoneal transpsoas approach: diagnostic standardization. J Neurosurg Spine. 2013;18(3):289–97.

21. Flouzat-Lachaniette C-H, Ratte L, Poignard A, Auregan J-C, Queinnec S, Hernigou P, et al. Minimally invasive anterior lumbar interbody fusion for adult degenerative scoliosis with 1 or 2 dislocated levels. J Neurosurg Spine. 2015;23(6):739–46.

22. Potter BK, Freedman BA, Verwiebe EG. Transforaminal lumbar interbody fusion: clinical and radiographic results and complications in 100 consecutive patients. J Spinal Disord Tech. 2005;18(4):337–46.

23. Norton RP, Bianco K, Lafage V, Schwab FJ. Complications and intercenter variability of three-column resection osteotomies for spinal deformity surgery: a retrospective review of 423 patients. Evid Based Spine Care J. 2013;4(2):157–9.

24. Auerbach JD, Kean K, Milby AH, Paonessa KJ, Dormans JP, Newton PO, et al. Delayed postoperative neurologic deficits in spinal deformity surgery. Spine. 2016;41(3):E131.

25. Dakwar E, Cardona RF, Smith DA, Uribe JS. Early outcomes and safety of the minimally invasive, lateral retroperitoneal transpsoas approach for adult degenerative scoliosis. Neurosurg Focus. 2010;28(3):E8.

26. Bianco K, Norton R, Schwab F, Smith JS, Klineberg E, Obeid I, et al. Complications and intercenter variability of three-column osteotomies for spinal deformity surgery: a retrospective review of 423 patients. Neurosurg Focus. 2014;36(5):E18.

27. Ziewacz JE, Berven SH, Mummaneni VP, Tu T-H, Akinbo OC, Lyon R, et al. The design, development, and implementation of a checklist for intraoperative neuromonitoring changes. Neurosurg Focus. 2012;33(5):E11.

第22章　胸腰椎畸形微创手术并发症（麻痹）

引言

传统意义上，脊柱侧凸是指脊柱存在弯曲，特别是冠状面 Cobb 角大于 10° 的侧弯[1]。然而，全面了解脊柱侧凸需要考虑脊柱解剖的三维旋转结构。结合冠状面、矢状面和轴状面分析，可以更好地定义脊柱侧凸和脊柱畸形[2]。

导致成人脊柱畸形（ASD）的主要机制有三种，包括：①青少年特发性脊柱侧凸进展并出现症状；②代偿弯转变为结构性弯；③退行性改变[2]，也被称为成人退行性或 de novo 脊柱侧凸。

患者通常表现为背痛加重和（或）神经根性病变。腰痛是最常见的症状，据报道多达 90% 的病例具有该症状[2-4]。X 线片可提供脊柱的三维图像，用于诊断和手术计划[5]。MRI 应作为评估狭窄和软组织改变的辅助工具。在手术前，CT 扫描和骨密度测定也是有用的方式。

在没有明显的狭窄、神经根症状或疼痛症状的情况下，可采用理疗和非甾体抗炎药等非手术治疗[6]。硬膜外或选择性神经根阻滞可以作为补充治疗手段。如果保守治疗无效，可以考虑对患者进行手术，以实现神经减压和脊柱序列恢复[7]。从单纯减压到多节段融合与截骨的手术治疗的强度逐渐增大[7]。随着侧凸的严重程度逐步加重，可能需要更高级别的器械和截骨技术来恢复良好的矢状面和冠状面序列。

外科手术可以解决与 ASD 相关的神经症状。然而，同其他手术干预一样，脊柱手术也有并发症的风险。特别是当采用微创 LLIF 手术时，股四头肌麻痹可能是 ASD 矫形术的一个不良并发症。该并发症可能由腰骶神经丛的直接或间接损伤发展而来，导致较高的发病率和生活质量的严重下降。在此，我们提供了一个 ASD 病例，经微创手术矫形后，导致 L3 神经根损伤并在随后发生股四头肌麻痹。随后，我们详细描述了并发症、治疗策略和可能的预后。最后，我们总结了如何避免术后股四头肌麻痹的步骤。

病例报告

患者是一名 55 岁女性，有 10~15 年进行性腰背疼痛伴双下肢放射痛的病史。她接受了一系列硬膜外类固醇注射和神经阻滞的保守治疗，但没有得到缓解。患者的病情逐渐恶化，需要每日使用麻醉剂缓解疼痛，导致生活质量显著下降。

患者通过抗高血压药物控制血压良好。患者否认有脊柱侧凸病史，但她曾接受包括右膝关节置换术在内的多次手术。患者否认吸烟史。

体格检查发现，患者身高 1.65 m，BMI 为 20.9 kg/m²。双侧上肢和下肢的肌力为 5 级。上肢反射正常，但双下肢膝关节和踝关节反射减弱。值得注意的是，由于疼痛，脊柱的屈曲活动范围减小到 70°。阵挛阴性，病理反射检查阴性。患者能够在没有任何帮助的情况下行走，并且能够独立完成日常生活活动。其余检查结果均在正常范围内。

影像学表现

脊柱 X 线检查显示冠状面 Cobb 角为 36°，向右凸，L2-L3、L3-L4 和 L4-L5 处严重退行性改变。此外，我们发现 L1 相对 L2 存在 I 度后滑脱，L5/S1 发生自发性融合。这些检查证实了成人退行性脊柱侧凸的诊断（图 22.1）。

手术实施

患者进行了微创脊柱融合术，并在同一天进行了两阶段手术。在第一阶段，使用左腹膜后外侧经腰大肌入路，对 L4-L5、L3-L4、L2-L3 和 L1-L2 进行了彻底的椎间盘切除。椎间盘切除后，使用骨形态发生蛋白、同种异体骨和 PEEK 融合器在每个层面进行椎间融合。腰骶交界处未进行任何干预。术中运用了包括体感诱发电位（SSEP）、运动诱发电位（MEP）和肌电图（EMG）的标准神经监测，并且还使用了触发式和实时 EMG，整个过程均正常。除了

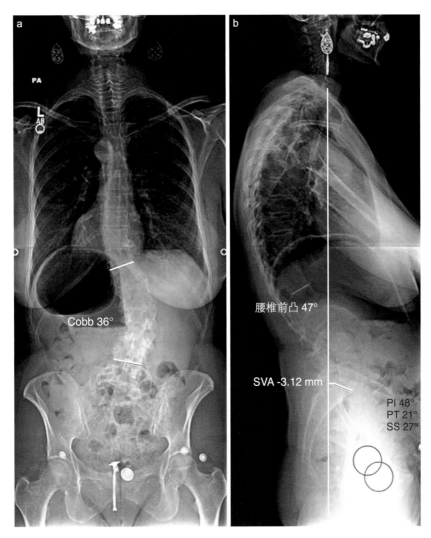

图 22.1　术前冠状位（a）和矢状位（b）片

在融合器植入过程中偶尔爆发的肌电图活动，没有看到异常持续的信号。

在第二阶段，对 T12-S1 行后路 MIS 椎弓根螺钉内固定。T11-T12 椎间盘在 MRI 和 X 线平片上正常且平行，因此，T12 被选为上固定椎（UIV）。在整个手术过程中，神经生理学监测保持在基线水平，手术期间没有明显的手术并发症。最终的正侧位影像学检查图像证实了内固定器械放置准确。患者苏醒顺利，左下肢的股四头肌和屈髋无力，其他肌群活动良好。

并发症描述

患者从麻醉中苏醒后，没有立即表现出任何并发症。术后检查时，患者意识清醒，定向力良好。术后检查指标无显著异常，运动或感觉功能无明显

障碍（但这一点应该格外重视）。股四头肌没有进行特别的测试。术后第 2 天，患者无法行走，活动能力明显下降。左侧屈髋肌力为 3 级。左侧屈膝和伸膝肌力分别为 5 级和 1 级。上肢肌力正常。下肢肌力方面，右侧屈髋肌力为 5 级，屈膝和伸膝肌力都为 5 级。患者自感从大腿内侧至膝盖的麻木。深肌腱反射正常。患者无法靠左腿站立和支撑，当尝试站立时，左侧膝盖处于屈曲状态。为此嘱患者佩戴膝关节支具，并在最大程度的协助下行走。

术后第 7 天，患者被转入急性康复病房。根据患者的功能评估，床上活动和转移几乎不需要任何协助。患者可以使用带膝关节支撑的前轮助行器行走约 5 m。运动检查左侧屈髋肌力 4 级。左侧伸膝肌力提高到 2 级，屈膝肌力 5 级。右侧屈髋肌力 5 级。

尽管临床结果有所改善，但我们还是决定进行腰椎 CT 检查，以确保内固定放置合适。CT 扫描显

示内固定放置正确，无明显神经压迫征象。

患者于术后第 20 天出院。出院时，根据患者的功能评估，她能够在床上独立活动和转身。患者可以使用前轮助行器和护膝器行走约 100 m。她的日常生活能力有了很大的提高，但仍然需要协助。为了缓解疼痛，她根据需要接受麻醉治疗。患者出院后接受家庭保健、理疗和护理。

在 2 个月的随访中，患者陈述情况良好，功能有所改善，但仍然感觉疼痛和左下肢无力。在肌肉测试中，无力感从术后即刻开始好转，左侧屈髋肌力为 4 级，伸膝肌力明显改善，达到 3 级。患者仍在使用护膝，但步态正常，她可以用足趾和脚跟行走。所有切口均愈合。X 线片显示脊柱弯曲矫形效果良好，没有内固定失败或并发症的迹象（图 22.2）。患者被安排进行 3 个月的随访，并继续进行股四头肌强化训练。

在 3 个月后的随访中，患者称左下肢持续疼痛和无力。患者觉得虽然无力使人感觉虚弱，但情况正在逐渐好转。体格检查提示其左侧屈髋肌力为 4 级。左股四头肌稍有改善，伸膝肌力为 4 级。此外，肉眼可见左股四头肌萎缩，在上一次随访中并未发现这一点。

考虑到患者的肌无力在 3 个月的随访中没有消失，术后短暂性腰肌炎症的可能性很小。影像学检查结果阴性排除了因内固定位置不当或内植物移位引起的麻痹。值得注意的是，感觉异常和麻木主要发生在 L2 和 L3 皮肤分布区域。此外，髋关节屈曲和膝关节伸展无力与腰丛神经病变相一致，很可能是由腰骶肌入路所致，并可能损伤 L2 和 L3 神经。

并发症处理

由于在 3 个月的随访中症状有所改善，因此采取了观察和等待的方法。如果症状恶化，还将考虑

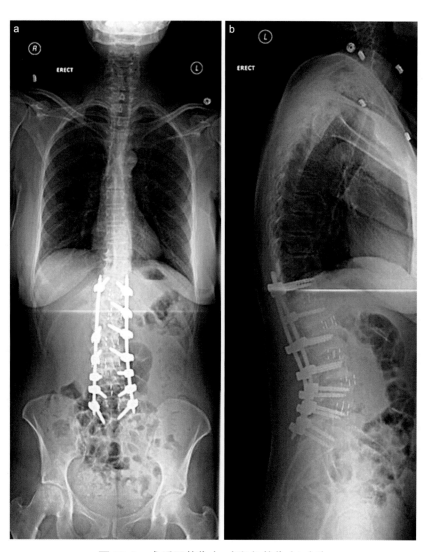

图 22.2　术后冠状位（a）和矢状位（b）片

进一步进行影像学检查，包括 CT 和 EMG 检查。

患者术后 6 个月复诊。此时，患者报告疼痛减轻，主动发力有所改善。在过去的 2 个月里，她停止了使用护膝。患者的运动检查也显示开始逐渐康复；但是，患者的功能尚未恢复到基线水平。她的左侧屈髋肌力为 4+ 级，左侧伸膝肌力为 4 级。由于当时症状似乎正在消退，所以没有进行影像学检查，并安排了进一步的后续随访。

在她术后 9 个月的随访中，患者的运动障碍完全消失。她的功能表现良好，能够行走，并能独立完成日常生活。双侧下肢肌力为 5 级，疼痛明显改善。患者继续定期随访，没有出现初始症状的发展和其他术后并发症。患者术后 1 年的 CT 表明 T12 至 S1 腰椎融合良好。

讨论

并发症原因

侧路腰椎椎间融合术（lateral lumbar interbody fusion, LLIF）是微创脊柱外科医生常用的脊柱融合术。该技术采用腹膜后入路，可以使椎间盘间隙侧向暴露。LLIF 的支持者指出，这种方法规避了椎管、腹腔和大血管，不需要第二次手术，并且保留了前纵韧带（ALL）。尽管如此，LLIF 并非没有其局限性和潜在的并发症。腰丛神经病变是近年来公认的 LLIF 不良并发症[8-13]。这些症状发生在腰大肌入路过程中，肌肉内的神经元会受到直接的创伤、压迫或拉伸损伤。

完整的神经解剖学图像对于理解腰丛神经病变的病理生理学至关重要。腰骶神经丛汇集了 T12-S3 的神经前支，并为下肢提供运动和感觉神经支配。神经丛起源于腰大肌的后部和内侧。然后，这些纤维沿着腰大肌向前侧方下行，最终形成终末支。这些神经包括髂腹下神经（L1）、髂腹股沟神经（L1）、生殖股神经（L1-L2）、股外侧皮神经（L2-L3）、股神经（L2-L4）和闭孔神经（L2-L4）。

一些研究已经证明了腰丛的神经解剖学关系。Benglis 等[14]注意到神经丛在腰大肌下行时，逐渐向腹侧方向迁移。基于 3 具尸体研究发现，神经丛相对椎间盘长度的比率在 L1-L2 水平为 0，到 L4-L5 水平为 0.28。根据其解剖结构，神经丛各分支最有可能在 L4-L5 间隙汇集。

利用脊柱的轴向视图，Moro 等[15]将解剖结构从前到后分成 4 个相等的区域。前后界以椎体边缘为界，以 I 区最靠前。6 具尸体的研究显示，在 L2-L3 及以上水平，整个神经丛都位于 IV 区或后部。当生殖股神经被排除在分析之外时，神经丛甚至位于更后方。Uribe 等[16]利用这些分区来确定 LLIF 期间的解剖安全区。L1-L4 水平的安全区位于 III 区中点。L4-L5 水平的安全区略向前，位于椎体中点，在 II 区和 III 区之间。

股神经起源于腰丛。该神经形成于腰丛 L2-L4 神经腹侧支的腰大肌内。它负责大腿前部包括股四头肌的感觉和运动神经支配。由于其相对解剖位置，股神经在外侧经腰肌入路时有神经损伤的危险，并可能导致股四头肌麻痹。

与其他神经丛疾病一样，股四头肌麻痹可由多种机制引起，包括直接神经损伤、间接压迫、拉伸损伤和炎症。最常见的原因可能是手术牵开器系统间接压迫股神经。Davis 等[13]观察了 L4-L5 椎间盘间隙来定位股神经。一项包含 18 个样本的研究发现，股神经最常见的部位是位于 IV 区和后部，此外在个别标本中也发现了其在 II 区和 III 区存在分布。考虑到撑开系统的入路、股神经的直径和 L4-L5 椎间盘间隙的前后直径，研究推断撑开系统的后侧可能导致股神经在其撑开时受到压迫和（或）张力。椎间盘的横突形成一个僵硬的后缘，可进一步压迫神经，使这种损伤更加严重。

股四头肌麻痹的其他病因已被阐述。O'Brien 等[17]用表格在 5 具不同程度髋关节屈曲的尸体上测量了股神经的神经内压力，发现这一表格可以在 LLIF 期间预防股神经损伤中发挥作用。Papanastassiou 等[18]报道了 2 名在 LLIF 手术中发生对侧股神经卡压的患者。该研究将并发症归因于过度摘除终板导致椎间盘对角骨赘断裂，从而损伤对侧神经根。

临床表现和预后

股四头肌麻痹表现为不同程度的感觉异常和（或）瘫痪，可导致严重后果，手术后恢复缓慢。股四头肌麻痹的发生率和表现各不相同。Cahill 等[10]报告了 118 例接受 LLIF 治疗的患者中有 2 例股神经损伤（占 1.7%）。两种损伤都归咎于接近 L4-L5 椎间盘水平的腰大肌撑开。一名患者的膝跳反射持续下降，股四头肌萎缩，持续无力；另一名患者在 3 个月内康复。

在一项回顾性研究中，28 名因成人脊柱侧凸而接受 MIS 矫正的患者中，Anand 等报告了 2 例股四头肌无力患者，分别在术后 6 个月和 9 个月后症状消失[12]。在最近对 71 名患者的回顾中，Anand 等报告了另外一名股四头肌麻痹患者，在 3 年的随访中仍有 4/5 的运动无力[19]。

Cummock 等[20] 分析了 59 例接受经腰大肌行椎间融合术的患者术后大腿症状。研究发现 62.7% 的患者术后大腿出现症状。然而，50% 的患者在 3 个月内症状消失，90% 的患者在 1 年内痊愈。值得注意的是，4 名患者（6.8%）发现膝关节伸肌无力，可能伴有股神经损伤，并且这些症状都被认为是轻微的，因为它们并不妨碍行走。

Houten 等[9] 报告了 2 例在 L3-L5 水平接受 LLIF 治疗的患者出现术后股四头肌功能障碍。第一例患者术后醒来时，股四头肌肌力为 1 级，髂腰肌肌力为 4 级，L4 支配区域感觉麻木。在 20 个月的随访中，股四头肌的肌力提高到 3 级，髂腰肌的肌力提高到 4+ 级，但是麻木仍然存在。该患者在助行器的辅助下能够行走。在第二个病例中，其术后左髋屈肌和股四头肌的肌力为 3~4 级。在 16 个月的随访中，髂腰肌和股四头肌的肌力提高到 4 级，但伴有持续的感觉障碍。患者有时需要助行器才能行走，有时左膝屈曲。值得注意的是，2 例患者术中肌电图监测均正常。

检查和治疗

术后出现神经症状的患者应进行全面检查。体格检查应评估神经支配区域的分布。这样就可以定位肌肉群或神经根。测试步态很重要，因为术后可能需要行走辅助。影像学检查应排除因器械不当或内植物移位而造成的神经压迫。检查结果为阴性后，最有可能的原因是继发于股神经损伤 / 压迫的股四头肌麻痹。因为并发症通常在 3~6 个月内消失，因此可以采用"观察随访"策略。如果随访后症状没有改善，应考虑进一步检查，包括 MRI 和 EMG。如果发现明显的损伤，外科医生应权衡再次手术的风险和益处。否则，应采取包括理疗和控制疼痛在内的保守措施。

建议

脊柱外科医生可以采用多种策略来减少腰丛神经病变和由此产生的股四头肌麻痹的发生率。在术前，患者应该接受全面的体格检查，以确保术前没有肌无力的体征。术前的影像学图像应仔细评估，以确定是否有迹象表明腰神经丛的位置更靠前，例如延伸至腰骶或腰大肌腹侧。在手术开始前，应重视患者的侧卧体位，因为患者轻微的旋转会导致内植物更后移，导致神经压迫。应避免过度侧屈以打开髂嵴和肋骨之间的间隙，因为该操作可能会导致神经损伤[17]。此外，上肢应弯曲以减少腰大肌和腰丛的张力。

在手术中，熟练掌握神经解剖学是避免神经丛损伤的关键。有效地观察手术部位有助于避免神经损伤。在经腰大肌入路中，撑开器锚定不宜过深，间歇性观察腰大肌纤维可能对手术有所帮助，尤其是在 L4-L5 节段，这里最容易遇到神经丛。手术医生应该对存在解剖异常的患者保持警惕。如果手术中遇到神经丛的成分，手术医生应考虑中止手术，因为通过管状通道暴露提供的一个小窗口进行分离和撑开可能只会进一步束缚神经。

EMG 监测和 SSEP 是术中神经检测的重要手段。自发肌电活动是一种非常敏感但无特异性的活动，如果有持续的突发性活动，则应使用定向触发 EMG 来定位神经的方向。作者通常在 6 mA 的阈值下进行刺激，并以此确定神经在探针的后方。所有随后经腰大肌的扩张和撑开器的放置都应该同样被监测。如果自发 EMG 仍为阴性，则运动神经不太可能在撑开器的路径内。当认为发生神经压迫时，也应在撑开器扩张期间监测 EMG。锚定撑开器系统也可能导致撑开器的意外移位和继发的神经损伤。然而，手术医生应该意识到这些方法并非没有明显的局限性，因为损伤可能无法被发现，尤其是神经牵拉损伤。打开撑开器后，应目视检查管道内可见的区域是否有分布于椎间盘表面的神经，并应像之前一样使用触发 EMG 监测。每一级的撑开持续时间和完成 LLIF 所需的时间也很重要，因为完成手术所花费的时间过长也是导致神经功能缺损的一个重要因素[8]。

从解剖学角度考虑，经腰大肌前方入路（ante-psoas）可能更为可取。该方法中，在腰大肌前缘通过一个倾斜的角度进入椎间隙。这就避免了侵入腰大肌实质，从而避免了对腰丛的意外损伤。Anand 等报告称，在过去的 4 年中，他们使用新的 ante-psoas 方案后未见股四头肌麻痹的病例，而采用经腰大肌入路的方案后，股四头肌麻痹的发生率为 5%；并且采用新方案后，暂时性大腿感觉异常的发生率从

30% 减少到 19%[21]。

最后，安全有效地施行 LLIF 需要丰富的经验。脊柱外科医生应该仔细评估自身的能力，权衡手术矫正的风险和益处。必要时应考虑采用其他融合策略。

要点总结

- 股四头肌麻痹是由于腰大肌内的腰丛尤其是股神经损伤引起的。
- 股神经形成于腰丛 L2-L4 神经腹侧支的腰大肌中。
- 股四头肌麻痹可能是腰大肌内撑开系统的扩张导致股神经间接压迫所致。
- 重点是要了解每个脊柱水平的解剖"安全区"，以避免神经损伤。
- 有效避免神经损伤的策略包括正确的术前计划和患者定位、浅锚定、仔细的 EMG 神经监测、牢固地固定撑开器系统，以及考虑腰大肌前斜角轨迹以完全避开腰丛。

如果对可识别的损伤的检查结果为阴性，建议采用观察和等待的方法，因为症状通常在 3~6 个月内消失。

（Neel Anand, Jason E. Cohen, Ryan B. Cohen 著
陈 锴 译 周潇逸 审校）

参考文献

1. Cobb J. Outline for the study of scoliosis. Instr Course Lect. 1948;5:261–75.
2. Birknes JK, et al. Adult degenerative scoliosis: a review. Neurosurgery. 2008;63(3 Suppl):94–103.
3. Kostuik JP, Israel J, Hall JE. Scoliosis surgery in adults. Clin Orthop Relat Res. 1973;93:225–34.
4. Winter RB, Lonstein JE, Denis F. Pain patterns in adult scoliosis. Orthop Clin North Am. 1988;19(2):339–45.
5. Youssef JA, et al. Current status of adult spinal deformity. Global Spine J. 2013;3(1):51–62.
6. Everett CR, Patel RK. A systematic literature review of nonsurgical treatment in adult scoliosis. Spine (Phila Pa 1976). 2007;32(19 Suppl):S130–4.
7. Silva FE, Lenke LG. Adult degenerative scoliosis: evaluation and management. Neurosurg Focus. 2010;28(3):E1.
8. Pumberger M, et al. Neurologic deficit following lateral lumbar interbody fusion. Eur Spine J. 2012;21(6):1192–9.
9. Houten JK, et al. Nerve injury during the transpsoas approach for lumbar fusion. J Neurosurg Spine. 2011;15(3):280–4.
10. Cahill KS, et al. Motor nerve injuries following the minimally invasive lateral transpsoas approach. J Neurosurg Spine. 2012;17(3):227–31.
11. Youssef JA, et al. Minimally invasive surgery: lateral approach interbody fusion: results and review. Spine (Phila Pa 1976). 2010;35(26 Suppl):S302–11.
12. Anand N, et al. Mid-term to long-term clinical and functional outcomes of minimally invasive correction and fusion for adults with scoliosis. Neurosurg Focus. 2010;28(3):E6.
13. Davis TT, et al. Lumbar plexus anatomy within the psoas muscle: implications for the transpsoas lateral approach to the L4-L5 disc. J Bone Joint Surg Am. 2011;93(16):1482–7.
14. Benglis DM Jr, Vanni S, Levi AD. An anatomical study of the lumbosacral plexus as related to the minimally invasive transpsoas approach to the lumbar spine: laboratory investigation. Journal of Neurosurgery: Spine. 2009;10(2):139–44.
15. Moro T, et al. An anatomic study of the lumbar plexus with respect to retroperitoneal endoscopic surgery. Spine (Phila Pa 1976). 2003;28(5):423–8; discussion 427–8.
16. Uribe JS, et al. Brachial plexus injury following spinal surgery. J Neurosurg Spine. 2010;13(4):552–8.
17. O'Brien J, et al. Femoral nerve strain at L4-L5 is minimized by hip flexion and increased by table break when performing lateral interbody fusion. Spine (Phila Pa 1976). 2014;39(1):33–8.
18. Papanastassiou ID, Eleraky M, Vrionis FD. Contralateral femoral nerve compression: an unrecognized complication after extreme lateral interbody fusion (XLIF). J Clin Neurosci. 2011;18(1):149–51.
19. Anand N, et al. Long-term 2- to 5-year clinical and functional outcomes of minimally invasive surgery for adult scoliosis. Spine (Phila Pa 1976). 2013;38(18):1566–75.
20. Cummock MD, et al. An analysis of postoperative thigh symptoms after minimally invasive transpsoas lumbar interbody fusion. J Neurosurg Spine. 2011;15(1):11–8.
21. Anand N, et al. Comparison of a newer verses older protocol for circumferential minimally invasive surgical (CMIS) correction of adult spinal deformity (ASD) – evolution over a 10-year experience. Spine Deform. 2017;5(3):213–23.

第23章 退行性腰椎侧凸和微创侧路手术并发症

引言

传统上，退行性脊柱侧凸的手术干预主要包括后路减压、固定和融合。这些手术往往需通过前路（ALIF）或后路（TLIF）置入一个椎间融合器来获得额外的支撑。在过去的10年中，微创侧路腰椎椎间融合术（LLIF）已被用于补充甚至替代后路矫形或内固定术。LLIF是作为前路及后路手术的替代方法而发展的技术。这种技术将不再需要其他专业医生来辅助暴露术野，并且能降低与前路手术相关的血管和内脏牵拉损伤的风险。它还可以减少与肌肉切开和失神经支配造成的疼痛、感染，以及后路手术中牵拉神经根引起损伤的风险[1, 2-4]。

LLIF是一种微创手术，从侧腹切口进入并通过腹膜后间隙直接进入椎间盘。Pimenta等最早描述了这种方法[2]。尽管有许多优点，但该手术具有与腰大肌通道相关的风险，包括腰大肌脓肿和感染、椎间融合器下沉和（或）椎体骨折、腰丛神经损伤以及血管和内脏结构损伤。本章将介绍与此手术相关的一些常见并发症以及案例，详细说明潜在的原因，并讨论这些并发症最合适的应对和治疗策略。

病例报告

假性疝/腹壁麻痹[5]

患者为一名54岁男性，于左侧行侧路微创经腹膜后L1/L2和L2/L3椎间融合术。术中和术后病程平稳，患者出院回家。在术后2周的随访中，他注意到左侧远离手术切口处前腹壁膨出（图23.1）。没有相关的疼痛或不适。手术后4周膨出增大。腹部CT扫描证实没有腹壁缺陷或疝气；诊断为腹壁失神经支配。患者用紧身衣保守治疗。术后6个月，患者腹壁麻痹完全缓解，腹部恢复正常，未留下与腹壁功能障碍相关的长期后遗症。

讨论

尚未有文献报道侧路手术后疝或假性疝的发生率。然而，已有许多病例报告侧路手术后患者延迟出现的疝或假性疝。这些患者常表现为术后侧腹部的轻微隆起。由腹壁缺损直接引起的手术切口疝需要手术修复，而与失神经支配相关的假性疝则可用腹带保守治疗。

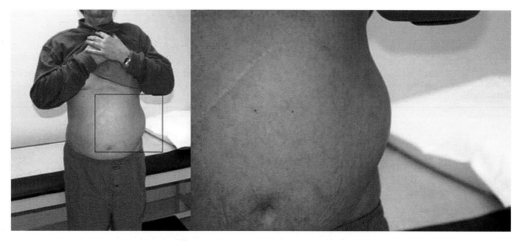

图23.1 侧路腰椎椎间融合术（LLIF）后腹部假性疝

损伤支配腹部肌肉的神经是导致上述病例中假性疝发生的机制。腹壁由四组肌肉组成：腹直肌、外斜肌、内斜肌和腹横肌。支配这些肌肉的神经包括肋下神经、髂腹下神经和髂腹股沟神经。3 条神经均从前下方横穿腹膜后间隙支配腹部肌肉组织。为避免损伤这些神经，建议使用钝器械（止血钳）分离腹部肌肉组织。当进行钝性分离时，要重视所有穿过手术入路的致密纤维组织，因为这些纤维可能包含上述 3 支脆弱神经中的任何一支，过度拉扯或撕脱可能会导致损伤。

处理该并发症的第一步是检查患者以评估膨出是否为可复性的，它是否会导致患者剧烈疼痛，患者是否有胃肠道不适。第二步是进行 CT 扫描。假性疝和真正的疝都可以在卧位时缩小；但是，必须排除肠道受累的可能性。如果肠道突出到腹膜后间隙，应咨询胃肠外科医生以进一步诊治。如果肠道未受累及，则为一种假性疝，可以在非手术干预的情况下进行治疗。许多患者使用腹带后获得缓解。大多数病例在手术后 6～9 个月内假性疝消失 [5-6]。

血管损伤/对侧腰大肌血肿

患者为一位患有成人脊柱侧凸伴冠状失衡的 57 岁女性，主诉行走能力受损，伴长期下腰部及右下肢剧烈疼痛。由于保守治疗失败，患者计划接受二期手术，包括从 L1 到 L5 的四节段微创 LLIF，然后行经皮后路器械内固定术。

在 L4/L5 到 L1/L2 椎间隙，从右侧微创腰大肌入路植入带前凸角度的融合器，然后从 T12 到 S1 完成经皮后路器械内固定术。

患者在术后即刻表现良好。然而，在术后第 4 天，患者主诉右下肢疼痛、麻木和乏力加重但没有皮节定位。进行腰椎 MRI 检查显示对侧腰大肌有血肿（图 23.2）。患者再次行手术以清除对侧腰大肌血肿。术后患者症状逐渐缓解，并转至康复机构进一步康复。

讨论

侧方腰大肌入路手术后的血管损伤极为罕见。Uribe 等 [7] 最近发表了一篇综述文章，评估了超过 13 000 名微创侧路腰椎手术患者的手术效果。血管损伤发生率为 0.1%。这些患者中有一半损伤的是需要缝扎止血的主要血管，另一半患者损伤的是可用电凝或止血剂（如 Floseal）控制的较小血管 [8]。Kueper 等还针对单中心回顾分析了 LLIF 后血管并发症的发生率，结果显示主要血管损伤发生率为每例 0.056%，每节段 0.029%。然而，由于侧路技术正在被应用于更复杂的脊柱畸形和血管系统解剖变异更大的患者，因此要意识到血管损伤的可能性并予以重视，做好充足准备以预防和控制这种并发症。

侧方入路时容易损伤的血管包括节段血管、髂腰静脉、下腔静脉和主动脉。文献中没有关于髂腰静脉和下腔静脉损伤的报道。然而，主动脉和节段血管穿孔或撕裂引起出血则有被报道 [9]。

一般情况下，可以通过术中结扎或电凝来控制节段血管损伤。这些血管损伤可能导致严重的失血；

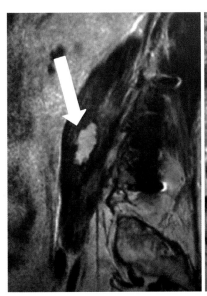
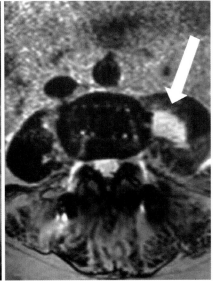

图 23.2　多节段侧路腰椎椎间融合术（LLIF）后的对侧腰大肌血肿

因此，早期识别出血是预防的关键。外科医生必须意识到畸形脊柱中血管系统的变异性增加，并仔细检查术前影像是否提示有血管走行变异。在手术时缺乏对血管损伤的识别可能导致致命的后果。在放置和移开撑开器时仔细的观察以及在进行融合手术前评估每一节段的血管系统可能有助于防止术中节段血管撕裂。大多数血管损伤的报道涉及节段血管，并且往往可以在直视下直接用双极烧灼止血。

如果外科医生在移除撑开器挡片之后遇到出血的情况，应在直视下下重新置入撑开器。使用探针探查该区域确保视野内或出血点附近没有神经，排除神经损伤的风险后则可以用双极烧灼、止血剂及压迫止血。

该病例出现了对侧腰大肌血肿，是一种极为罕见的并发症。形成对侧血肿的原因可能与过度使用器械摘除椎间盘有关。在清除椎间盘时，使用的几种器械包括剥离子，切刀，环形刮匙等。外科医生应通过透视检查，以松解对侧纤维环，避免融合器插入太深对对侧腰大肌和其他无法观察的解剖结构造成损伤。如果外科医生注意到来自对侧的出血，则应使用止血剂并压迫直至成功止血。

椎体骨折/塌陷

患者为一名 62 岁女性，既往体健，出现左下肢疼痛和麻木。腰椎 MRI 显示轻度冠状位畸形，伴有 L2/L3 Ⅰ度滑脱。过伸过屈位影像提示腰椎滑脱的节段不稳定。尽管经过 12 个月的保守治疗，她的症状仍然无法治愈。因此，在 L2/L3 进行了侧路微创经腰大肌腰椎椎间融合术。术中未侵犯终板。同时，她还接受了经皮后路腰椎椎弓根螺钉内固定术。患者在术后第 1 天出院回家，术前根性症状得到缓解。

术后 4 周临床效果良好；然而，侧位腰椎 X 线片显示椎间融合器下沉（图 23.3）。对该患者进行临床随访，未出现需要翻修的症状。

讨论

很难估算 LLIF 术后移植物下陷的真实发生率，同时，哪些病例需要手术干预也同样难以评估。Le 等报道椎间融合器下陷发生率为 14.3%[10]。然而，Marchi 等的另一项研究表明，发生率接近 40%，且取决于椎间移植物的大小[11]。Kwon 等最近发表了一篇综述文章，报道了所有腰椎椎间融合病例的塌陷率在 1.4%~43%，其中包括 ALIF、LLIF 和 TLIF

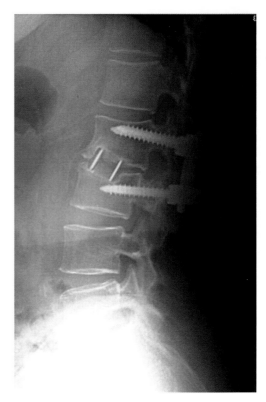

图 23.3 侧路腰椎椎间融合术（LLIF）L2/L3 融合器下陷

手术[12]。

有文章报道椎间隙塌陷会发生在各种椎间融合的患者中。该患者邻近椎体发生了严重骨折，这是由终板破坏、移植物过大及患者骨质差等多种病因引起的[13-14]。

许多研究推测，在椎间隙空间准备过程中，插入试模、使用环形刮匙进行终板准备或椎间盘间隙过度撑开时可能侵犯终板并破坏骨骺环[15-16]。此外，使用侧路钢板固定可能导致终板的侵犯或破坏，继而导致融合器下沉或椎体骨折。目前报道了各种 LLIF 病例出现椎间隙塌陷，包括仅置入椎间融合器（没有后路器械或侧路钢板辅助固定）以及置入融合器并进行后路器械辅助固定。尚未有研究比较这两组病例椎间融合器下陷的风险。Liu 等最近发表了一项生物力学研究，将仅置入椎间融合器、置入椎间融合器并辅以侧路钢板固定，以及置入椎间融合器并辅以后路器械固定三组进行比较，结果显示仅置入椎间融合器组的终板应力更大[17]。

外科医生必须确定哪些患者需要手术干预，哪些患者可以保守治疗。许多情况下可以非手术处理椎间融合器下沉。需要手术干预的情况包括椎体骨折，保守治疗无法缓解的轴向背痛，以及初次手术前的症状复发。

结论

腰椎退行性脊柱侧凸的治疗随着 LLIF 应用的增加而发展。本章的目的是介绍一些在多数病例中可能并不严重的并发症。然而，为了防止这种不良事件恶化的倾向，了解其并发症的原因和恰当的处理（即融合器下沉／椎体骨折、假性疝）变得非常有必要。其他并发症虽然极为罕见，但有可能产生致命的后果，需要立即发现并进行适当的手术治疗。

要点总结

假性疝／腹壁麻痹

- 需要行影像学检查来排除真性疝。
- 如果存在真性疝，需咨询普通外科。
- 假性疝可以用腹带治疗以获得缓解。
- 大多数假性疝在术后 9 个月内消退。

血管损伤

- 避免血管损伤需确保在手术通道中恰当地放置扩张管道、撑开器等。
- 如术中遇到出血，需耐心并利用止血剂和压迫等方法进行止血。
- 如果使用双极烧灼止血，需通过直接神经刺激器确保该区域没有任何神经。
- 对于较大的血管损伤，术中需咨询血管外科。

下沉／椎体骨折

- 应在术前评估使椎间融合器下沉风险增加的因素，例如骨质疏松和肥胖。
- 手术计划：仅放置椎间融合器、侧路钢板辅助固定和后路器械辅助固定三种方式都会对椎间融合器下沉产生不同的风险。
- 在终板准备过程中应确保不破坏终板。
- 应避免椎间隙过度撑开。

（Yusef I. Mosley, Juan S. Uribe 著
陈 虎 练沛荣 译 易红蕾 审校）

参考文献

1. Ploumis A, Transfledt EE, Denis F. Degenerative lumbar scoliosis associated with spinal stenosis. Spine J. 2007;7(4):428–36.
2. Ozgur BM, Aryan HE, Pimenta L, Taylor WR. Extreme lateral interbody fusion (XLIF): a novel surgical technique for anterior lumbar interbody fusion. Spine J. 2006;6(4):435–43.
3. Youssef JA, McAfee PC, Patty CA, Raley E, DeBauche S, Shucosky E, Chotikul L. Minimally invasive surgery: lateral approach interbody fusion: results and review. Spine (Phila Pa 1976). 2010;35(S 26):302–11.
4. Moller DJ, Slimack NP, Acosta FL Jr, Koski TR, Gessler RG, Liu JC. Minimally invasive lateral lumbar interbody fusion and transpsoas approach – related morbidity. Neurosurg Focus. 2011;31(4):E4.
5. Dakwar E, Le TV, Baaj AA, Smith WD, Akbarnia BA, Uribe JS. Abdominal wall paresis as a complication of minimally invasive lateral transpsoas interbody fusion. Neurosurg Focus. 2011;31(4):E18. doi:10.3171/2011.7.FOCUS11164.
6. Dakwar E, Cardona RF, Smith DA, Uribe JS. Early outcomes and safety of the minimally invasive, lateral retroperitoneal transpsoas approach for adult degenerative scoliosis. Neurosurg Focus. 2010;28(3):E8.
7. Uribe JS, Deukmedjian AR. Visceral, vascular, and wound complications following over 13,000 lateral interbody fusions: a survey study and literature review. Eur Spine J. 2015;24(Suppl 3):S386–96.
8. Kueper J, Fantini GA, Walker BR, Aichmair A, Hughes AP. Incidence of vascular complications during lateral lumbar interbody fusion: an examination of the mini-open access technique. Eur Spine J. 2015;24(4):800–9. doi:10.1007/s00586-015-3796-2.
9. Aichmair A, Fantini GA, Garvin S, Beckman J, Girardi FP. Aortic perforation during lateral lumbar interbody fusion. J Spinal Disord Tech. 2015;28(2):71–5.
10. Le TV, Baaj AA, Dakwar E, Uribe JS. Subsidence of polyetheretherketone intervertebral cages in minimally invasive lateral retroperitoneal transpsoas lumbar interbody fusion. Spine (Phila Pa 1976). 2012;37(14):1268–73.
11. Marchi L, Abdala N, Oliveira L, Amaral R, Coutinho E, Pimenta L. Radiographic and clinical evaluation of cage subsidence after stand-alone lateral interbody fusion. J Neurosurg Spine. 2013;19(1):110–8.
12. Kwon B, Kim D. Lateral lumbar interbody fusion: indications, outcomes, and complications. J Am Acad Orthop Surg. 2016;24(2):96–105. doi:10.5435/JAAOS-D-14-00208.
13. Tempel ZJ, Gandhoke GS, Bolinger BD, Okonkwo DO, Kanter AS. Vertebral body fracture following stand-alone lateral lumbar interbody fusion (LLIF): report of two events out of 712 levels. Eur Spine J. 2015;24(S3):S409–13.
14. Tempel ZJ, Gandhoke GS, Okonkwo DO, Kanter AS. Impaired remain bone mineral density as a predictor of graft subsidence following minimally invasive transpsoas lateral lumbar interbody fusion. Eur Spine J. 2015;24(S3):414–9. doi:10.1007/s00586-015-3844-y.
15. Dua K, Kepler CK, Huang RC, Marchenko A. Vertebral body fracture after anterolateral instrumentation and interbody fusion in two osteoporotic patients. Spine J. 2010;10(9):e11–5. doi:10.1016/j.spinee.2010.07.007.
16. Brier-Joes JE, Palmer DK, Inceoglu S, Cheng WK. Vertebral body fracture after transpsoas interbody fusion procedures. Spine J. 2011;11(11):1068–72. doi:10.1016/j.spinee.2001.07.020.
17. Liu X, Ma J, Park P, Huang X, Xie N, Ye X. Biomechanical comparison of multilevel lateral interbody fusion with and without supplementary instrumentation: a three-dimensional finite element study. BMC Musculoskelet Disord. 2017;18(63):1–11. doi:10.1186/s12891-017-1387-6.

第 24 章　退行性腰椎侧凸微创手术（PSO 和 TLIF）并发症

引言

成人脊柱畸形（ASD）是脊柱外科领域最具挑战性的疾病之一。在过去的 20 年中，人们逐渐意识到矢状面参数矫正在 ASD 治疗中的重要性。目前有关脊柱矢状面平衡的概念主要是基于脊柱骨盆参数的测量。一般来说，在各种测量参数中，最重要的是骨盆入射角（pelvic incidence, PI）、腰椎前凸角（lumbar lordosis, LL）和矢状面垂直轴（sagittal vertical axis, SVA）。ASD 手术的主要目标之一是获得最佳的腰椎前凸，这与 PI-LL 不匹配、SVA 值和整体矢状面平衡直接相关。

腰椎经椎弓根截骨术（pedicle subtraction osteotomy, PSO）是实现最佳腰椎前凸的有效方式。1985 年首次报道 PSO 用于治疗强直性脊柱炎导致的矢状面畸形[1]。目前，PSO 已被广泛应用于各种后凸畸形的治疗。通过切除椎体后柱结构和椎体的楔形截骨，PSO 能实现高达 30°~35° 的前凸[2]。手术效果令人非常满意，但是其破坏前柱和后柱支撑，可能会导致较大的出血量和较长的住院周期。随着微创手术技术的发展，上述围术期并发症可以大大减少[2-3]。然而，在生物力学方面，人体自身因素导致的金属磨损和周期应力可能导致内固定失败和（或）假关节形成，甚至在术后 10 年内都有可能发生。

假关节患者通常表现为背痛伴 / 不伴腿痛，如果不进行及时处置，最终会出现矢状面失衡。据报道，假关节患者的健康相关生活质量结果（ODI 和 SRS 评分）一般较差[4-5]，可用于预测假关节的发生[5]。影像学最初的表现很细微，例如螺钉周围有"晕圈"。应谨慎处理螺钉 / 杆断裂且相应节段椎体间未融合的情况。进一步使用相应的检查明确诊断，如 CT 扫描。在目前的临床实践中，假关节形成的真正原因是多因素的，很难进行确认。据报道，假关节的危险因素包括吸烟、骨质疏松、高龄（>55 岁）、较长的融合节段（>12 个椎体）、较大的胸腰椎后凸（≥20°）、矢状面矫正不足、长节段融合基底部不稳固、既往的放射治疗以及强直性脊柱炎等炎症 / 神经

疾病的病史[4, 6-9]。

对于存在脊柱失代偿的假关节患者应进行翻修手术，以达到更好的矢状面平衡。翻修手术策略应根据个体差异量身定制。常见的方法包括延长融合节段、更换更大直径的棒 / 螺钉、实施辅助棒或横联固定，以及应用更多的自体和（或）同种异体植骨[6, 8, 10]。为了避免此类手术后再出现假关节，必须实现脊柱矢状面的充分矫正[6]。此外，还建议对这些患者进行长达 10 年的长期随访。

本章主要展示一名因矢状面失衡而存在严重腰腿痛、需靠轮椅出行的患者，既往行 T10-S1 融合和 L3 水平的 PSO 手术。大约 2 年后，患者突然听见背部"砰"的一声，随后出现严重的背部疼痛。在后来的随访中发现棒和螺钉的断裂、假关节形成和脊柱失代偿。患者进行了翻修手术，术后恢复顺利，临床症状有所改善。

病历报告

患者为 68 岁老年女性，有下腰痛病史，2001 年跌倒后背部疼痛加剧。腰背痛占 50%，腿痛占 50%，左侧疼痛较重。疼痛起源于下背部，放射至小腿（图 24.1a）。患者双足麻木，但无明显感觉异常。双下肢乏力不适，左小腿较重。她无法站立或行走超过 6 m。患者基本上是坐在轮椅上，由于不活动而导致体重超重（身高 1.8 m，体重 95 kg，BMI 为 29.30 kg/m²）。同时，患者还存在严重的便秘，正在接受泼尼松、芬太尼、氢化可的松和普瑞巴林等药物治疗。她还尝试了针灸和硬膜外注射，但上述治疗对疼痛的改善都没有帮助。

查体时可见，患者表现出严重的矢状面失衡和前倾姿势。双侧髋屈肌、膝关节伸肌、踝屈肌、踇长伸肌、踝伸肌肌力均为 4+ 级。其他神经查体无明显异常。

患者进行了脊柱全长 X 线、胸腰椎 CT 和 MR 扫描。结果提示存在严重矢状面失衡的平背综合征（图 24.2a），L3/L4/L5/S1 水平狭窄，尤其是左侧。

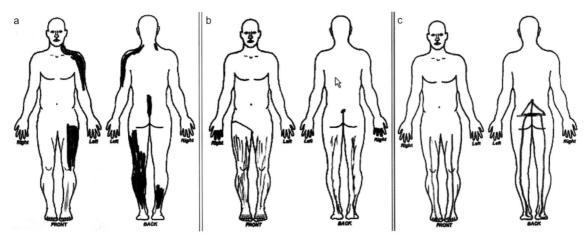

图24.1　患者绘制的疼痛范围。（a）PSO术前疼痛分布情况。（b）PSO术后疼痛分布情况。（c）出现假关节时的疼痛分布情况

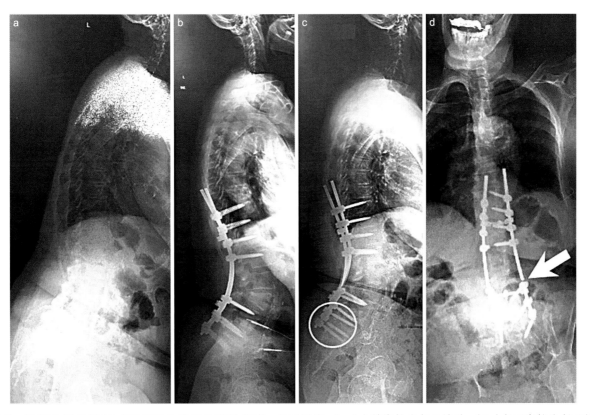

图24.2　69岁女性患者L3水平PSO合并假关节的术前、术后影像。（a）术前脊柱全长X线片。（b）术后脊柱全长X线片。术后患者的临床症状有显著改善。（c,d）PSO术后1年，患者逐渐出现慢性下腰痛和跛行。X线片显示假关节伴有螺钉（圆圈）和棒（箭头）断裂

表24.1　术前、术后骨盆参数

	PI	LL	PI-LL 不匹配	SVA
PSO 前	64°	46°	18°	+18.36 cm
PSO 后	62°	52°	10°	+6.01 cm
假关节形成	62°	36°	26°	+10.89 cm

相关的脊柱骨盆参数为PI 64°，LL 46°，PI-LL 18°，SVA +18.63 cm（表24.1）。

告知患者存在较大相关手术风险后，于2012年10月18日进行了T10-S1固定、L3-5椎板切除术、L4/L5/S1椎体间融合术和L3水平PSO手术。

在接受标准PSO术后，患者的症状明显改善，

可以借助助行器一次走 2~3 个街区。但仍然残留轻微疼痛，可耐受（图 24.1b）。左下肢肌力明显好转。随访的站立 X 线片显示腰椎前凸和 SVA 得到了理想的矫正（图 24.2b）。腰椎前凸由 46° 改善至 52°，SVA 减少至 +6.01 cm（表 24.1）。

手术后约 2 年，患者突然听见背部"砰"的一声，伴随严重的腰臀部疼痛，向下放射至双腿中央（图 24.1c），且左侧更严重。患者自诉背部疼痛占 90%，小腿疼痛占 10%。神经功能查体可见，左侧伸臀肌力为 3 级，伸膝肌力为 4 级，背屈肌力为 3 级。右侧伸髋肌肌力为 3+ 级，其余均为 5 级。患者又开始感到行走和站立困难。X 线片和 CT 扫描显示左侧 S1 螺钉断裂。然而，由于腰椎节段部分融合，以及患者一般条件较差（腿部深静脉血栓形成、小腿软组织肿胀、服用抗凝药等），所以患者仅进行门诊随访。

又过了 6 个多月，患者的病情进一步恶化。疼痛进行性加重，难以忍受。由于站立困难，患者需要长期靠轮椅出行。脊柱全长 X 线片显示双侧棒断裂，矢状面失衡进一步加重（图 24.2c）。脊柱骨盆参数也明显恶化（表 24.1）。

而后患者进行翻修手术，主要为矢状面序列重塑和延长固定节段（图 24.3）。断裂的棒和螺钉被取出（图 24.4）。内固定范围向上延伸到 T9，向下到髂骨。术中注意到腰椎前凸的恢复，患者在翻修手术后恢复顺利。

讨论

目前有很多针对矢状面和冠状面曲度恢复的手术方式。在这些不同的手术方法中，PSO 是最有效的手术之一，它通过单一的后路入路增加 35° 的前凸[1-3]来恢复胸腰椎曲度。尽管该手术具有诸多优点，但已有报道称，由于后柱结构的破坏，PSO 可能会增加手术风险，从而增加围术期和术后的并发症，特别是当手术是传统的"开放"方式时[3-4, 11-13]。Buchowski 等于 2007 年报道了一项长达 10 年的评估，显示 11.1% 的患者出现术中和术后神经功能障碍。这些并发症被认为是由半脱位、残留结构撞击和硬脑膜褶皱引起的。2008 年，Mummaneni 等进行的一项回顾性研究称对翻修病例实施 PSO 的围术期并发症风险超过 50%[12]。随着时间的延长，骨不连和内

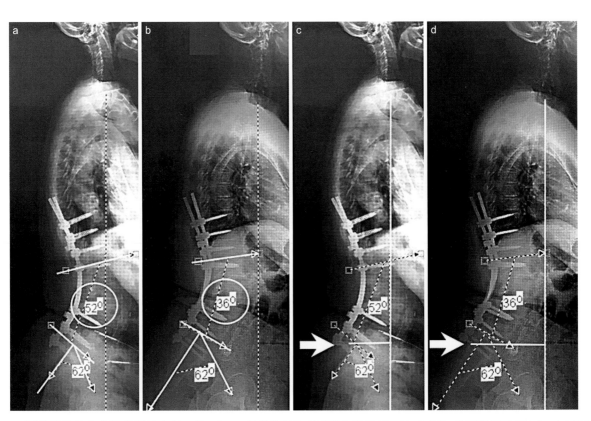

图 24.3 测量脊柱骨盆参数的脊柱全长 X 线。（a,b）腰椎前凸（圆圈）的差异。LL 由 PSO 术后即刻的 52°（a）降至出现假关节症状 / 体征时的 36°（b）。（c,d）SVA（箭头）从 +6.01 cm（c，PSO 后）增加到 +10.89 cm（d，出现假关节时）

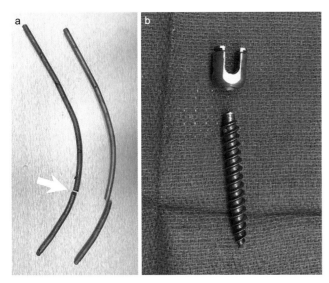

图 24.4 在翻修手术过程中的照片。杆（a，箭头）和螺钉（b）断裂

固定失败的发生率仍然很高。Kelly 等于 2013 年进行的一项研究中发现 ASD 手术的翻修率为 21%，最常见的原因是假关节的形成[10]。尽管微创手术可以避免部分因开放手术增加组织损伤带来的并发症[3]，但对于接受 ASD 矫形手术的患者来说，假关节仍然是一种高风险。

PSO 术后假关节形成的真正原因是复杂的，与生物力学失稳的严重程度有关。Dickson 等研究了 PSO 术后症状性假关节的危险因素，报告总的假关节发生率为 10.5%，显著的危险因素是假关节病史、PSO 水平的既往假关节、既往减压、局部放疗以及炎症 / 神经疾病（如强直性脊柱炎）病史[4]。其他已报道的危险因素包括高龄（＞55 岁）、较长的融合节段（＞12 个椎体）、较大的胸腰椎后凸（≥20°）、矢状面矫正不足、长节段融合基底部不稳固等。

在本病例中，臀部的异响和伴随的剧烈疼痛显然是患者在术后 2 年好转后寻求医生帮助的原因。之前的研究也证明了类似的结果。在 Dickson 等的研究中表明，72% 的假关节是在手术后的头 2 年内发现的[4]。Kim 等于 2007 年时报道大多数患者在术后 3 年内发现假关节，但 26 例假关节中仍有 9 例在术后至少 5 年后被诊断出来[15]。这些结果表明，即使现有的报告显示 PSO 术后假关节的发生率为 9%～24%[7-9, 15-20]，但当患者翻修术后时，总是存在假关节的可能性。可以合理推断，假关节的发生率可能被低估了。因此，假关节的发现对于在脊柱失代偿发生之前及早处理这种并发症是非常重要的。

目前临床上已经提出了很多方法来检测假关节

的形成。Kim 等和 Mulconrey 等描述了基于平片检测内固定失效的几种征象[8, 21]。尽管存在相对较高的辐射，但 CT 扫描目前被认为是准确检测是否存在融合的最佳工具。然而，根据既往的研究，为了排除假关节的可能性，可能需要更长的随访期。有人建议，如果有任何假关节的怀疑，使用平片和 CT 进行为期 10 年的密切随访可能有助于发现这种并发症[4]。最近提倡使用临床分级系统进行评估和预测。Klineberg 等采用健康相关生活质量结果（HRQOL），主要基于 ODI 和 SRS 评分来预测假关节[5]。值得注意的是，在 ODI 和 SRS 评分上如果没有取得显著改善，外科医生应该怀疑可能存在假关节的形成[4-5]。

通过对相关危险因素的分析，提出了避免此类并发症的几种方法。充分的手术规划和实施至关重要，因为不充分的矢状面矫正与内固定失败及棒断裂高度相关[4, 10, 22-23]。棒直径和材料是假关节的其他危险因素[6]。大多数外科医生一般倾向于使用直径 5.5 mm 的棒子。直径 6 mm 的棒提供了更大的硬度和阻力。然而，值得注意的是，如果没有实现矢状面的合适纠正，较粗的棒仍然容易断裂。长节段融合基底部也应该是坚固的，最好延续到骶骨和髂骨。应尽力达到矢状面平衡和前后柱骨融合，以最大限度地减少假关节的风险，增加 ASD 手术后的融合率。

本病例仅展示了在 ASD 手术中进行 PSO 的主要并发症之一。多篇回顾研究表明，PSO 可能是 ASD 手术并发症发生的重要危险因素[4, 11, 13, 23]。对于脊柱外科医生，应尽一切努力发现潜在的症状和体征，并采取相关措施，避免给患者带来严重的临床症状（表 24.2）。

表 24.2 要点

要点
• PSO 术后假关节形成是 ASD 手术中最常见的并发症之一
• 假关节患者的临床结果（ODI 和 SRS 评分）通常较差
• 假关节伴矢状面平衡失代偿应进行翻修手术
• 翻修手术中推荐的方法包括获得充分的矢状面平衡，延长融合节段，以及更换较大直径的螺钉 / 棒
• 临床上应对这类患者进行长期随访

要点总结

• 假关节合并相关的内固定失败可能是复杂的 ASD 手术后的常见并发症。

• 危险因素包括矢状位矫正的不充分、吸烟、肥胖、高龄、骨质疏松症和使用较小直径的棒。

- 预防这一并发症的方式包括使用大量的植骨和辅助材料，使用由更坚硬的金属合金组成的更大直径的棒，使用2根以上的棒，并选择合适长度的固定范围。

（Peng-Yuan Chang, Michael Y. Wang 著
陈　虎　练沛荣 译　易红蕾 审校）

参考文献

1. Thomasen E. Vertebral osteotomy for correction of kyphosis in ankylosing spondylitis. Clin Orthop Relat Res. 1985;194:142–52.

2. Wang MY, Berven SH. Lumbar pedicle subtraction osteotomy. Neurosurgery. 2007;60(2 Suppl 1):ONS140–6; discussion ONS6.

3. Wang MY. Miniopen pedicle subtraction osteotomy: surgical technique and initial results. Neurosurg Clin N Am. 2014;25(2):347–51.

4. Dickson DD, Lenke LG, Bridwell KH, Koester LA. Risk factors for and assessment of symptomatic pseudarthrosis after lumbar pedicle subtraction osteotomy in adult spinal deformity. Spine (Phila Pa 1976). 2014;39(15):1190–5.

5. Klineberg E, Gupta M, McCarthy I, Hostin R. Detection of pseudarthrosis in adult spinal deformity: the use of health-related quality-of-life outcomes to predict pseudarthrosis. Clin Spine Surg. 2016;29(8):318–22. doi: 10.1097/BSD.0000000000000062

6. Berjano P, Bassani R, Casero G, Sinigaglia A, Cecchinato R, Lamartina C. Failures and revisions in surgery for sagittal imbalance: analysis of factors influencing failure. Eur Spine J. 2013;22(Suppl 6):S853–8.

7. Kim YJ, Bridwell KH, Lenke LG, Rinella AS, Edwards C 2nd. Pseudarthrosis in primary fusions for adult idiopathic scoliosis: incidence, risk factors, and outcome analysis. Spine (Phila Pa 1976). 2005;30(4):468–74.

8. Kim YJ, Bridwell KH, Lenke LG, Cho KJ, Edwards CC 2nd, Rinella AS. Pseudarthrosis in adult spinal deformity following multisegmental instrumentation and arthrodesis. J Bone Joint Surg Am. 2006;88(4):721–8.

9. Kim YJ, Bridwell KH, Lenke LG, Rhim S, Cheh G. Pseudarthrosis in long adult spinal deformity instrumentation and fusion to the sacrum: prevalence and risk factor analysis of 144 cases. Spine (Phila Pa 1976). 2006;31(20):2329–36.

10. Kelly MP, Lenke LG, Bridwell KH, Agarwal R, Godzik J, Koester L. Fate of the adult revision spinal deformity patient: a single institution experience. Spine (Phila Pa 1976). 2013;38(19):E1196–200.

11. Cho SK, Bridwell KH, Lenke LG, Yi JS, Pahys JM, Zebala LP, et al. Major complications in revision adult deformity surgery: risk factors and clinical outcomes with 2- to 7-year follow-up. Spine (Phila Pa 1976). 2012;37(6):489–500.

12. Mummaneni PV, Dhall SS, Ondra SL, Mummaneni VP, Berven S. Pedicle subtraction osteotomy. Neurosurgery. 2008;63(3 Suppl):171–6.

13. Cho KJ, Kim KT, Kim WJ, Lee SH, Jung JH, Kim YT, et al. Pedicle subtraction osteotomy in elderly patients with degenerative sagittal imbalance. Spine (Phila Pa 1976). 2013;38(24):E1561–6.

14. Buchowski JM, Bridwell KH, Lenke LG, Kuhns CA, Lehman RA Jr, Kim YJ, et al. Neurologic complications of lumbar pedicle subtraction osteotomy: a 10-year assessment. Spine (Phila Pa 1976). 2007;32(20):2245–52.

15. Kim YJ, Bridwell KH, Lenke LG, Cheh G, Baldus C. Results of lumbar pedicle subtraction osteotomies for fixed sagittal imbalance: a minimum 5-year follow-up study. Spine (Phila Pa 1976). 2007;32(20):2189–97.

16. Raizman NM, O'Brien JR, Poehling-Monaghan KL, Yu WD. Pseudarthrosis of the spine. J Am Acad Orthop Surg. 2009;17(8):494–503.

17. Lapp MA, Bridwell KH, Lenke LG, Daniel Riew K, Linville DA, Eck KR, et al. Long-term complications in adult spinal deformity patients having combined surgery a comparison of primary to revision patients. Spine (Phila Pa 1976). 2001;26(8):973–83.

18. Saer EH 3rd, Winter RB, Lonstein JE. Long scoliosis fusion to the sacrum in adults with nonparalytic scoliosis. An improved method. Spine (Phila Pa 1976). 1990;15(7):650–3.

19. Weistroffer JK, Perra JH, Lonstein JE, Schwender JD, Garvey TA, Transfeldt EE, et al. Complications in long fusions to the sacrum for adult scoliosis: minimum five-year analysis of fifty patients. Spine (Phila Pa 1976). 2008;33(13):1478–83.

20. Yadla S, Maltenfort MG, Ratliff JK, Harrop JS. Adult scoliosis surgery outcomes: a systematic review. Neurosurg Focus. 2010;28(3):E3.

21. Mulconrey DS, Bridwell KH, Flynn J, Cronen GA, Rose PS. Bone morphogenetic protein (RhBMP-2) as a substitute for iliac crest bone graft in multilevel adult spinal deformity surgery: minimum two-year evaluation of fusion. Spine (Phila Pa 1976). 2008;33(20):2153–9.

22. Pichelmann MA, Lenke LG, Bridwell KH, Good CR, O'Leary PT, Sides BA. Revision rates following primary adult spinal deformity surgery: six hundred forty-three consecutive patients followed-up to twenty-two years postoperative. Spine (Phila Pa 1976). 2010;35(2):219–26.

23. Luca A, Lovi A, Galbusera F, Brayda-Bruno M. Revision surgery after PSO failure with rod breakage: a comparison of different techniques. Eur Spine J. 2014;23(Suppl 6):610–5.

第25章 退行性腰椎侧凸微创手术并发症（近端交界性后凸）

引言

近端交界性后凸（proximal junctional kyphosis, PJK）是胸腰椎畸形手术中相对常见的并发症。PJK 传统概念为：从最上固定椎（UIV）的下终板到近端第二个椎体的上终板（UIV+2），融合后近端交界区后凸增加大于10°。此外，角度必须比术前大10°以上。PJK 是通常是一种无症状的影像学检查结果，对临床转归的影响有限。然而，PJK 可能伴有疼痛和（或）神经功能缺损的症状，这通常被称为近端交界性失败（proximal junctional failure, PJF）。治疗方案因临床情况而异，有些病例需要观察和持续拍片随访；而另一些则需要翻修手术，包括扩大融合术。

病例报告

患者为一位51岁女性，因腰椎退行性疾病就诊。

她曾因腰椎管狭窄症伴右足下垂和双腿两侧放射痛而接受多节段减压治疗。自从1年前的最近一次手术后，她出现了进行性腰痛以及严重的左臀部、髋部和大腿前部疼痛，并放射至左膝。她自诉还出现从右下肢膝盖延伸到脚背的麻木。她指出，疼痛感会随着活动或运动以及久坐或久站而加重。她否认有任何明显的胃肠道或膀胱症状。硬膜外封闭注射、肌松剂和物理治疗等非手术治疗均未能缓解她的症状。

相关合并症包括体重指数达到35。在运动检查中，除了右足背屈的肌力为3/5，其余肌力均为正常。右足外翻和内翻均有减弱。感觉检查显示其右胫和右足背侧感觉减退。在检查中还注意到了其跨阈步态。

MRI 显示除狭窄外，还有既往减压手术的术后改变（图25.1）。36英寸的前后位和侧位 X 线片显示脊柱后凸（图25.2）。

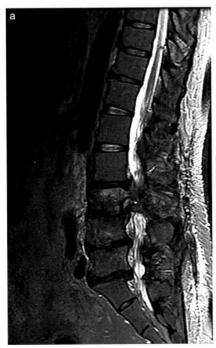
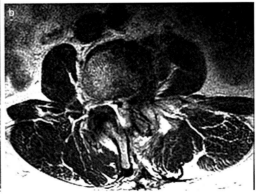

图 25.1 （a）矢状位 T2 加权 MRI 显示从 L2 到 S1 的明显退行性病变。（b）轴位 T2 加权 MRI 显示 L3-4 处严重的左外侧侧隐窝和椎间孔狭窄

图 25.2 （a）侧位脊柱侧凸 X 线片显示腰椎前凸减少，矢状面垂直轴（SVA）测量为 13 cm。（b）前后位脊柱侧凸 X 线片显示由于腰椎显著退变导致冠状面失平衡

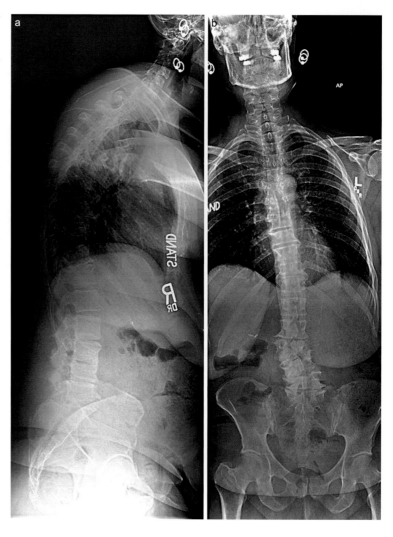

该患者进行了两阶段手术。第一阶段包括左微创腹膜后入路的用于 L2-3、L3-4 和 L4-5 处的侧路腰椎椎间融合术（LLIF）。融合器的植入可以矫正畸形并间接减压椎管的狭窄。第二阶段是 L5-S1 处的微创经椎间孔腰椎间融合术，然后从 L2 至 S1 进行经皮螺钉固定。术后患者感觉非常好，疼痛和功能障碍有显著改善。术后站立位 X 线检查显示脊柱后凸有明显改善（图 25.3）。她的 Oswestry 功能障碍指数（ODI）评分从 56 降至 12。但她先前存在的右足下垂没有改善。

术后约 1 年，患者被牵狗绳绊倒，背部疼痛加重，放射至右下肢。她此时的 ODI 分数是 50。重复成像显示 PJK 和邻近节段 L1-2 病变（图 25.4），伴有 L1-2 处的严重腰椎管狭窄。建议进行翻修手术，包括 L1-2 右侧微创 LLIF，然后将后路内固定延伸至 L1（图 25.4e）。

讨论

PJK 是公认的胸腰椎畸形手术并发症。在一项系统回顾中，发现成人影像学上 PJK 的发病率在 17%～39% 不等[1]。然而，在许多情况下，影像学上 PJK 是无症状的，与临床无关。有症状的 PJK 可导致疼痛和（或）神经系统症状，被认为是 PJF 的一种形式。PJF 不仅包括有症状的 PJK，还包括内固定失败、椎间盘变性、椎体骨折和其他原因。根据定义，PJF 必须进行干预，例如再次手术或如硬膜外类固醇注射等非手术干预措施。尽管研究结果各不相同，但大多数有影像学上 PJK 患者的转归与无影像学表现的患者的转归相似，而 PJF 则会导致预后不良[2-3]。

现有许多危险因素被确定可导致 PJK。Kim 等发现，年龄大于 55 岁、前后联合入路或骶骨融合，

图 25.3 （a）侧位 X 线检查显示矢状面平衡显著改善，SVA 测量值为 2 cm。（b）前后位脊柱侧凸 X 线检查显示冠状面平衡显著改善。（c）术前腰椎矢状面重建图像显示由于退行性变而导致的前凸显著减少。（d）术后矢状面重建图像显示前凸有显著改善

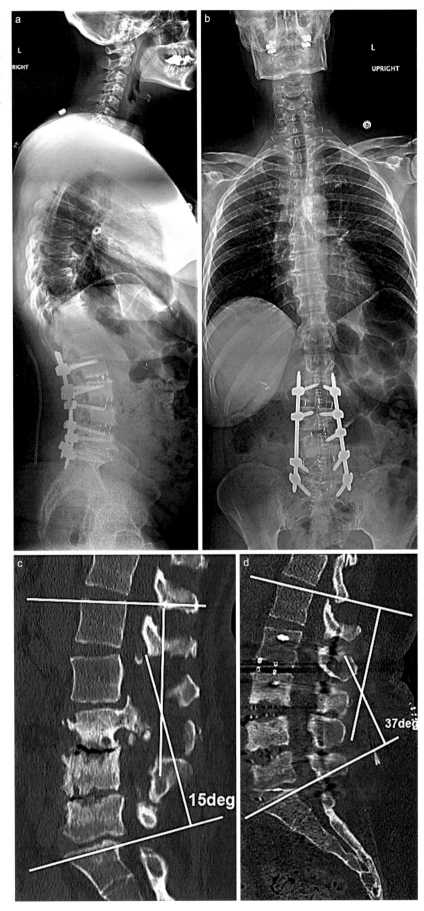

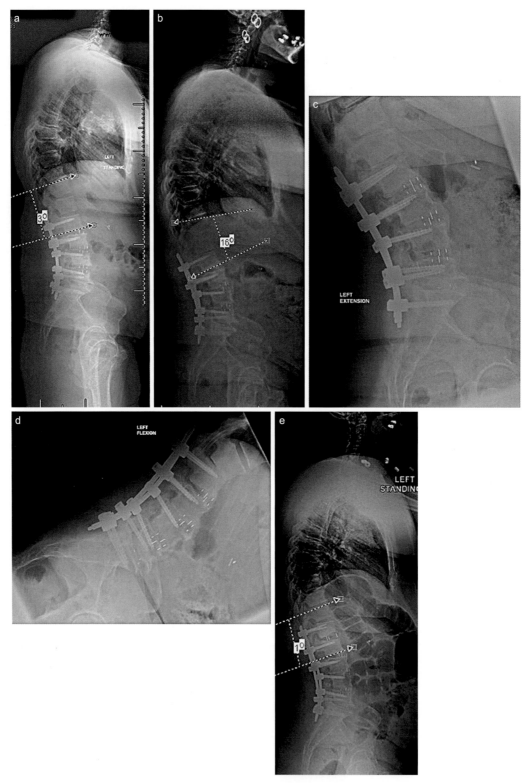

图 25.4 （a）在 PJK 进展之前拍摄的侧位 X 线片显示上固定椎（UIV）和 UIV + 2 之间的前凸为 3°。（b）术后约 1 年的脊柱侧凸侧位 X 线检查显示 PJK 进展，后凸为 16°。（c）侧位伸展位 X 线检查。（d）侧位屈曲位 X 线检查显示后凸增多。（e）延伸至 L1 的翻修手术术后拍摄的侧凸 X 线片显示，从相同的椎体节段测量时，矢状面序列改善，前凸为 1°

PJK 的风险将会增加[4]。他们假设，由前后入路或骶骨融合引起的结构应力增加可能导致 PJK。其他研究表明，最佳的术后矢状面平衡可降低 PJK 的发病率，而矫正不足是一个危险因素[5-6]。

严重畸形也往往具有较高的 PJK 发病率。脊柱单纯前路和单纯后路相比，后路手术的 PJK 发生率更高。一些人认为，PJK 可能是后方张力带破坏、软组织过度损伤和（或）肌肉支撑障碍的结果。骨质差伴骨质减少或骨质疏松症也被证明是 PJK 的危险因素。鉴于 PJK 缺乏任何已证实的单一主要病因，其病因很可能是多因素的。

PJK 的治疗方案通常由症状决定。大多数影像学检查结果无症状的病例仅需要临床和常规影像学随访。连续站立位脊柱侧凸 X 线检查可用于评估 PJK 的进展。此外，动态屈曲 / 伸展 X 线检查有助于评估近端节段的活动度。如果 PJF 最终伴有剧烈疼痛和（或）神经系统改变，则通常需要干预。对于单一的疼痛，可以考虑保守治疗，如口服止痛药、肌松剂、物理治疗或硬膜外类固醇注射。如果这些治疗均无效或存在神经功能缺损，则应考虑进行翻修手术。翻修手术通常需要在受影响的节段减压，并将融合延伸到下一个稳定的椎体。应尽一切努力恢复脊柱骨盆平衡。在某些情况下，椎间融合可能会有所帮助。如果遇到骨质差的患者，且认为是 PJK 的重要因素，那么在翻修时进行椎体成形术可能会有所帮助。在我们的患者中，治疗包括从先前手术的对侧进行微创 LLIF。间接减压是通过改善矢状位序列来实现。如果有需要，可以通过小关节截骨术塑造更大的节段性脊柱腰椎前凸。

微创手术方法对 PJK 的影响尚不清楚。一些人认为，后路开放手术过程中的软组织破坏可导致 PJK 的发生。因此，微创手术可能会降低 PJK 的发生率。鉴于我们的患者中出现症状性 PJK，显然通过微创手术保留肌肉和相关韧带本身并不能完全预防 PJK 的发生。然而，当对更大的患者人群进行评估时，它是一个潜在的可以通过微创方法缓解的改善因素，并可能影响症状性 PJK 的总体发生率。

要点总结

- 在影像学中，PJK 的定义为以 Cobb 角测量，从最上固定椎（UIV）的下终板到近端第二个椎体的上终板（UIV+2）融合近端段后凸增加大于 10°。
- PJK 通常是无症状的，与较差的临床结果无关。
- PJK 没有单一的已知病因，在病因学上可能是多因素的。
- 通过微创手术可减轻引起 PJK 的可能危险因素，包括后方张力带的破坏、过度的软组织损伤和（或）在传统后路开放手术中肌肉剥离引起的肌肉支撑障碍。
- 有症状的 PJK 通常需要手术干预。

（Jacob R. Joseph, Paul Park 著

焦　坤 译　周潇逸 审校）

参考文献

1. Kim HJ, Lenke LG, Shaffrey CI, Van Alstyne EM, Skelly AC. Proximal junctional kyphosis as a distinct form of adjacent segment pathology after spinal deformity surgery: a systematic review. Spine (Phila Pa 1976). 2012;37(22 Suppl):S144–S64.
2. Cho SK, Shin JI, Kim YJ. Proximal junctional kyphosis following adult spinal deformity surgery. Eur Spine J. 2014;23(12):2726–36.
3. Hart RA, McCarthy I, Ames CP, Shaffrey CI, Hamilton DK, Hostin R. Proximal junctional kyphosis and proximal junctional failure. Neurosurg Clin N Am. 2013;24(2):213–8.
4. Kim YJ, Bridwell KH, Lenke LG, Glattes CR, Rhim S, Cheh G. Proximal junctional kyphosis in adult spinal deformity after segmental posterior spinal instrumentation and fusion: minimum five-year follow-up. Spine (Phila Pa 1976). 2008;33(20):2179–84.
5. Maruo K, Ha Y, Inoue S, Samuel S, Okada E, Hu SS, et al. Predictive factors for proximal junctional kyphosis in long fusions to the sacrum in adult spinal deformity. Spine (Phila Pa 1976). 2013;38(23):E1469–76.
6. Yagi M, King AB, Boachie-Adjei O. Incidence, risk factors, and natural course of proximal junctional kyphosis: surgical outcomes review of adult idiopathic scoliosis. Minimum 5 years of follow-up. Spine (Phila Pa 1976). 2012;37(17):1479–89.

第26章 腰椎畸形微创侧路手术并发症（内脏损伤）

引言

成人脊柱畸形（ASD）引起的下腰痛是一常见的脊柱疾病，而侧路腰椎椎间融合术（LLIF）越来越多地用于该类疾病的治疗。腰椎侧路手术于2001年提出，目的是避免后侧入路对神经根的影响、大血管的损伤，以及与传统前入路相关的性功能障碍[1-2]。LLIF已被证明具有减少出血、缩短手术时间和显著矫正畸形的优点，特别是结合后路内固定（开放或经皮）时更显著。由于人口老年化，且该类人群的基础疾病较多，侵入性较小的手术可以为这一人群治疗ASD提供理想的方式[1-3]。

然而，随着新技术的出现，新的风险也随之而来，侧路手术也无法避免。对于脊柱外科医生来说，了解LLIF存在的特殊并发症是很重要的，特别是在成人畸形领域，因为该类患者解剖结构可能比其他种类疾病的患者差异更大[4]。其中一个需要慎重考虑的并发症是肠穿孔。然而文献中没有很好的记录，到目前为止只有3篇文章报道了肠穿孔及其处理，因此其发生率被低估了，仅有0.8%[1,5-6]。

医源性肠道损伤患者的症状可以从轻微的腹痛到严重的急性腹膜炎，并发生脓毒症而导致多器官系统衰竭。后者可能为未明确诊断的肠穿孔，患者可能出现腹痛、压痛和发热。如果不及时发现和治疗，可能会导致感染性休克。此外，大肠升降部处于腹膜后，该处损伤可出现轻微的非特异性症状，然后可能迅速发展为脓毒症而不出现急腹症[1]。

一旦怀疑是肠道损伤，应迅速进行影像学检查，包括腹部CT扫描，评估腹膜内空气/气体和（或）肠道内容物的排出。如果证实为肠道损伤，治疗包括立即请胃肠外科会诊进行手术处理。伴脓毒症的患者需要在重症监护病房（ICU）进行治疗，包括给予抗生素、积极的液体管理和必要的心肺支持。根据损伤和污染的严重程度，需要急诊剖腹探查，修复伤口并进行吻合术或回肠造口术。

病例报告

患者为54岁女性，因进行性腰背部疼痛伴神经源性跛行及神经根受压症状入院。既往有多发性硬化症和子宫切除术病史。X线片可见患者存在脊柱向左侧凸伴旋转，腰椎前凸消失和明显的矢状面失平衡（图26.1和图26.2）。完善检查后，计划分期手术处理，一期行L2至L5侧方入路进行椎间融合，二期行后路多节段减压及融合术。一期手术从L2至L5通过右侧入路进行，以最大程度地减小手术切口，进行上述节段的融合，减少相应节段软组织的损伤（图26.3）。由于左侧髂骨抬高的限制，影响从左入路尾端的椎间隙。手术过程中没有发现任何肠道损伤。此外，术后常规进行的CT平扫未发现任何肠道或腹膜损伤的迹象。术后第1天，患者主诉腹痛、恶心和呕吐。体温为36.4 ℃，查体可见腹部轻微压痛，没有僵硬，这在侧卧位进行了长时间的手术后并不罕见。然而，在24 h内，患者血压降低，尿量减少。实验室显示，白细胞计数为6.8×10^9/L，中性粒细胞为31%，肌酐升高至2.2 mg/dl。急诊行腹部CT扫描，显示腹膜后间隙弥漫肠道内容物并向右侧伤口延伸（图26.4）。患者被转送到ICU，请胃肠外科急会诊，并给予三重抗生素抗感染、积极的液体管理和血管升压剂。该患者进行紧急剖腹探查，发现腹膜后中段升结肠有隐匿性损伤。对腹部和右侧进行积极冲洗和清创，并行右半结肠切除，并行伤口负压引流。术后第2天，在第二次冲洗和清创完成后，尽管进行了积极的血管加压治疗，但患者的血压仍越来越低，随后出现心搏骤停并死亡。

讨论

隐匿性肠损伤是侧方入路的一种非常罕见的并发症；然而，某些情况下会增加其发生率，脊柱外科医生需要敏锐地察觉肠损伤的体征和症状[5-6]。

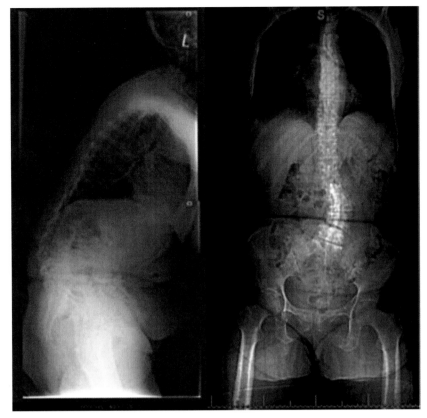

图 26.1　术前脊柱全长片提示脊柱向左侧凸伴明显矢状面失平衡

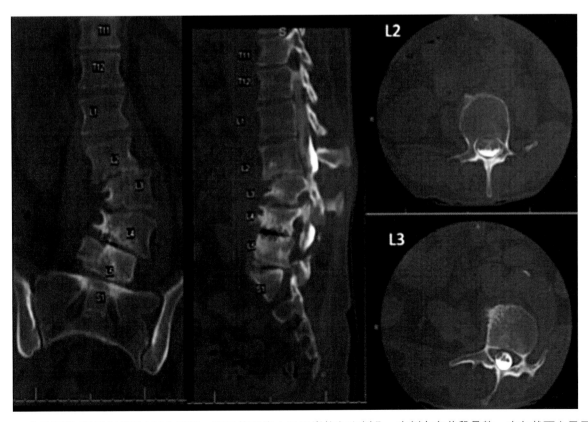

图 26.2　术前腰椎 CT 平扫显示 L2/L3 侧移，在冠状图像上显示脊柱向左侧凸，右侧有多节段骨赘，在矢状面上显示腰椎前凸消失。轴位上显示椎体旋转，与 L2 相比，L3 向左旋转

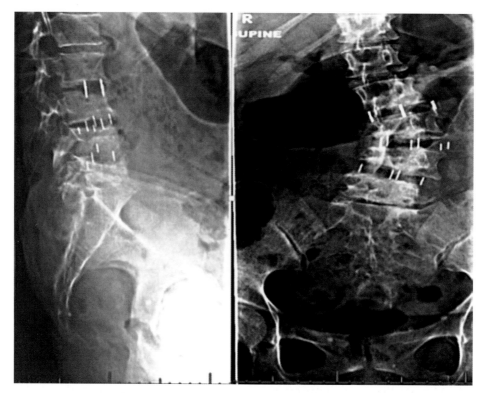

图 26.3 术后即刻腰椎正侧位 X 线片可见经 L2-L5 侧路置入融合器

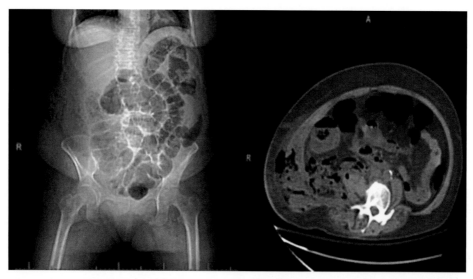

图 26.4 术后腹部 CT 可见大肠明显扩张。轴位图像显示右侧升结肠隐匿性穿孔，气体 / 肠道内容物外渗至腹膜及腹膜后间隙

脊柱侧凸患者的畸形通常伴有旋转，在此病例中也是如此。关键是要观察旋转畸形的程度，并了解手术的边界和范围，包括患者的体态，确定侧方手术是否可以在计划的节段安全实施。如果患者特别苗条或腹膜后脂肪有限，或者旋转方向非常严重，以至于合适的侧位体位需要过度的背部旋转，会限制术者安全地横穿腹外斜肌，那么必须重新考虑该入路，并确定对侧入路、前入路或后入路是否更适合患者。

在上述病例中，从右侧入路可以顺利进入髂骨上方的 L4/L5 椎间盘间隙，并利用凹侧曲度的优势，通过单一筋膜切口进行所有椎间盘切除。然而，为了获得垂直地面的直接的侧方入路，患者必须向背部（向右）旋转以补偿侧弯旋转，从而形成更偏向腹侧的手术切口。这样的体位及切口增加了进入腹腔的风险，导致肠损伤和（或）穿孔。另一种选择是从左侧入路处理 L2/L3 和 L3/L4 节段，从而能够采取更偏向背侧的手术入路，保证在这些节段获得直接的侧方入路。

尽管多个切口不太美观，而且可能会造成更大的伤口疼痛，但在这种情况下，它可能被认为是更安全的入路。因为它不仅是因为更偏背侧，而且由于脊柱凸侧在左侧，使得整个手术通道长度大大缩短，并有效避免过度损伤软组织。此外，沿凸侧方向，骨赘阻碍往往较小，因此进入目标间隙所需去除的骨赘较少。最后，L4/L5 节段由于髂骨的阻挡而无法从左侧操作，需要 ALIF 入路、TLIF 入路或翻身行单节段右侧 LLIF。

另一个涉及入路选择的外科手术考虑因素是单切口与双切口技术。虽然大多数手术医生采用单一切口技术，但有些医生会沿着腰背肌的后外侧缘进行初始手术切口，以获得安全进入腹膜后间隙的途径，随后钝性分离腹膜内容物以扩大安全的手术途径。然后沿正侧方进行二次切口，手指仍插入后方切口，从而保护腹膜内容物以及腹膜后组织和器官，使扩张器和牵引器系统在这些结构的后方穿过。

同样值得注意的是，既往有腹部和侧方入路手术史是该类手术的相对禁忌证，因为瘢痕组织粘连的形成和附着物可能会增加内脏损伤的风险。此病例既往存在腹部手术史，然而，在整个治疗过程中，术前影像学或术中肉眼观察无明显瘢痕粘连形成。

另一个经验是手术医生在取出牵引器之前和期间，应使用配套的光线照明系统仔细检查腹膜后间隙及其内容物。通过术中检查和处理，可以显著降低与肠损伤相关的发病率和死亡率；因此，在植入物放置过程中，在取出牵引器之前和期间应仔细检查手术通道。

正如本文所提到的，由于在出现脓毒症之前腹膜病变的急性体征不明显，隐匿性肠损伤可能很快变得不可控，因此早期发现仍然是最好的保护措施。在作者所在的机构，我们采取了两项保护措施，以减少内脏损伤未被识别时发生灾难性后果的可能性。第一种方法包括术前肠道准备，使用乙二醇电解质泻剂，类似于常规结肠镜检查前使用的方法。这种清洗和排空减少了手术前的肠道内容物和细菌负荷，从而最大限度地减少了穿孔时的污染。其次，对肠道损伤的可疑病例，在手术时口服造影剂，而后进行 CT 扫描，并在 8 h 后重复，观察造影剂是否从肠道渗出。这些预防措施并不一定能改善肠道损伤的发生率，但如果发生这种损伤，它们可以实现早期发现并迅速处理，从而有望降低不良后果的发生率。

要点总结

- 了解脊柱侧凸的椎体旋转，并在规划侧方入路手术时将其与其他解剖学因素一起考虑。
- 尝试双切口技术，以便在旋转性脊柱侧凸患者中安全地在腹膜背侧处理腰椎间盘。
- 在进行 LLIF 手术时，意识到腹部手术和其他可能增加肠道损伤概率的重要风险因素。
- 了解隐匿性肠损伤可以在没有急性腹膜症状的情况下发生和出现。
- 如果怀疑肠道损伤，时间至关重要；紧急请胃肠外科会诊和影像学检查对于早期发现至关重要。
- 在确诊的肠道损伤病例中，必须进行紧急剖腹探查。
- 考虑采取措施将隐匿性肠道损伤的发病率降至最低，例如适当时进行术前肠道准备和术后口服造影剂检查。

（Kourosh Tavanaiepour，Adam S. Kanter 著

陈 虎 练沛荣 译 易红蕾 审校）

参考文献

1. Tormenti MJ, Maserati MB, Bonfield CM, Okonkwo DO, Kanter AS. Complications and radiographic correction in adult scoliosis following combined transpsoas extreme lateral interbody fusion and posterior pedicle screw instrumentation. Neurosurg Focus. 2010;28:E7. doi:10.3171/2010.1.focus09263.

2. Graham RB, Wong AP, Liu JC. Minimally invasive lateral Transpsoas approach to the lumbar spine. Neurosurg Clin N Am. 2014;25:219–31. doi:10.1016/j.nec.2013.12.002.

3. Malham GM, Ellis NJ, Parker RM, Seex KA. Clinical outcome and fusion rates after the first 30 extreme lateral interbody fusions. Sci World J. 2012;2012:1–7. doi:10.1100/2012/246989.

4. Rodgers WB, Gerber EJ, Patterson J. Intraoperative and early postoperative complications in extreme lateral interbody fusion. Spine. 2011;36:26–32. doi:10.1097/brs.0b013e3181e1040a.

5. Uribe JS, Deukmedjian AR. Visceral, vascular, and wound complications following over 13,000 lateral interbody fusions: a survey study and literature review. Eur Spine J. 2015;24:386–96. doi:10.1007/s00586-015-3806-4.

6. Balsano M, Carlucci S, Ose M, Boriani L. A case report of a rare complication of bowel perforation in extreme lateral interbody fusion. Eur Spine J. 2015;24:405–8. doi:10.1007/s00586-015-3881-6.

第 **27** 章　胸腰椎畸形微创前柱松解重建术（MIS-ACR）并发症

引言

矢状面失平衡是成人脊柱畸形（ASD）的常见特征，同时它与功能障碍和较差的生活质量相关[1-3]。有研究表明，恢复正常的矢状面平衡可以改善临床结局[4]。此外，已有研究表明，一些放射学参数与患者的生活质量相关，并已制订了标准阈值。目前的影像学目标包括骨盆入射角（PI）和腰椎前凸角（LL）失匹配小于10°，骨盆倾斜角（PT）小于25°，T1脊柱骨盆倾斜角（T1SPi）小于1°[1-2, 4-5]。目前，恢复这些矢状面参数是ASD手术的主要目标之一。

目前，有几种技术可以恢复矢状面序列。要在基于畸形的严重程度和患者特定的解剖学基础上选择最合适的技术。

更严重的畸形需要更加积极的矫形措施。传统上，它们依赖于后路截骨术，从后柱截骨术（PCO）到三柱截骨术，如经椎弓根截骨术（PSO）和脊柱切除术（VCR），这些技术可以提供更大的局部矢状面矫正[3]。然而，与后路截骨术相关的并发症，包括手术时间延长、神经并发症、手术部位感染和预计失血量大的发生率非常高[6-10]。这些手术相关的并发症发生率相对较高，已证明与截骨范围有关的并发症发生率在PCO中为28%，在VCR中高达61%[11]。脊柱畸形矫正的微创方法已被开发出来，降低了大手术的风险，同时维持了手术效果[12-14]。前柱松解重建术（anterior column realignment, ACR）是一种微创技术，它使用前纵韧带（ALL）松解和放置过度前凸融合器，通过两种不同的微创技术恢复正常的矢状位序列，包括经椎间孔腰椎椎间融合术（TLIF）或前路腰椎椎间融合术（ALIF）[13]。微创前柱松解重建术（MIS-ACR）主要适用于ASD患者[15]。

尽管MIS-ACR是为了减少畸形矫正手术的并发症而开发的，但它们也有自己特有的并发症。Akbarnia等[16]在他们的系列研究中报告了高达47%的并发症发生率，这些并发症本质上都是神经系统并发症，以3个月为分界点，分为主要亚组和次要亚组。另一项由Murray等进行的研究表明，有9/47例（19%）患者出现ACR相关并发症，其中包括8例髂腰肌无力和1例逆行射精。在这项研究中，并没有报道MIS ACR相关的血管、内脏或手术部位感染并发症。此外，Murray等将MIS-ACR并发症分为主要内科、主要外科、次要内科和次要外科，这是对Au[6]等分类的改良版。Berjano等[17]报道在纳入的11例病例中有两种主要并发症，包括肠穿孔和需要手术清创的术后早期感染。

本文作者根据临床经验介绍了MIS-ACR最常见的并发症。重要的是提醒读者，与其他成熟的技术相比，MIS-ACR仍然是一种相对较新的技术。因此，关于这项新技术，尤其是其并发症，还没有足够多的论文发表。在使用MIS ACR技术中，作者遇到过以下不良事件并将在下文讨论：①深静脉血栓形成；②交感神经功能障碍；③神经系统并发症；④血管损伤；⑤减压不完全和终板骨折。

深静脉血栓形成

现病史

患者为一位61岁的白人女性，职业为宠物收容所主人，无吸烟史，无饮酒史，体重指数（BMI）为17.9，有长期背痛、颈部疼痛和脊柱畸形的病史。患者有3年的渐进性畸形病史，最初表现为衣服不合身，后来逐渐进展为身体前倾和右倾。

她的神经根疼痛症主要发生在左臀，偶尔也会沿着左大腿向下延伸到左小腿，随着走动和躯干伸展，疼痛加剧。坐位可以明显减轻疼痛，同时她使用了多塞平、芬太尼贴片和羟考酮进行药物治疗。在就诊时，她患有重度功能障碍，在不停下来休息的情况下无法行走超过5~10 min。由于疼痛和姿势问题，她无法工作。在过去的1年里，她注意自己出现早饱现象，但没有出现任何肠道或膀胱功能障碍。

既往史

30 年前，该患者发生了车祸导致 C2 骨折伴有左侧偏瘫。她同时也发生了左髋骨折，导致 1.5 英寸的腿长差异。系统检查显示她此前没有血管疾病、癌症、放射治疗和糖尿病病史。与深静脉血栓形成（DVT）相关的唯一风险因素是由于疼痛导致的长期行动不便。

体格检查

腰部弯曲 90° 的前倾步态是她止痛的姿态。在仰卧位，她的矢状畸形被动矫正约 50%。除肱二头肌肌力为 4 级外，上肢和下肢肌力均为 5 级。反射为 +2，巴宾斯基征为阴性。

影像学表现

前后位和侧位片提示严重脊柱后凸。她的胸椎骨盆角为 62°，腰椎前凸有 5° 后凸，骨盆倾斜角 36°，骨盆入射角为 58°，胸椎后凸角为 33°；冠状位上，她的近端脊柱侧凸为 20°，胸腰段侧凸为 36°。

她存在 9 cm 的右倾畸形（图 27.1）。

外科治疗

3 天后进行了分期手术，一期为 L3-S1 段的前路腰椎椎间融合术（ALIF），二期为 T4- 骨盆后路脊柱融合术（posterior spinal fusion, PSF）以及 T7-T12 的后柱截骨术（PCO）。患者在二期手术后 6 天在理疗师的帮助下开始活动，并且在二期术后 7 天顺利出院至急性康复机构进行治疗。她的总失血量在一期手术为 100 ml，在二期手术为 500 ml，均不需输血。两个阶段手术均未发生并发症。

并发症

出院 2 个月后，患者因 DVT 导致左下肢肿胀、疼痛和发绀而再次入院。患者没有气短、胸痛或心悸。D- 二聚体为 1813，CRP 为 39.6。有趣的是，双下肢的静脉超声提示为阴性。

CT 血管造影显示左髂总静脉 L5-S1 水平有血栓形成。患者开始服用艾乐妥（阿哌沙班）10 mg，每日 2 次，腿部抬高并穿上抗血栓弹力袜。

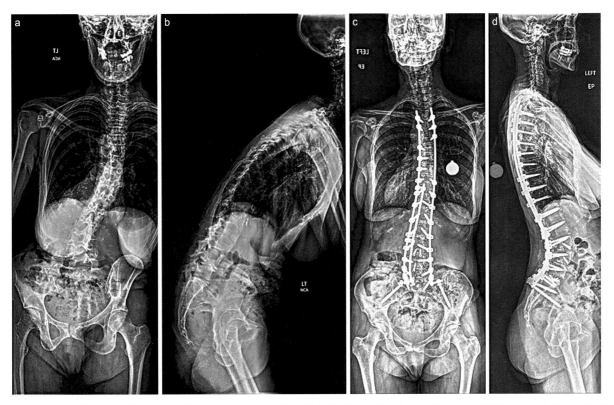

图 27.1　一例三节段前柱松解重建术（ACR）后发生深静脉血栓形成（DVT）患者的术前正侧位（a, b）和术后正侧位（c, d）X 线片（图片由圣地亚哥脊柱基金会提供）

预后

患者的并发症得到了处理，出院后服用药物并接受随访。到目前为止，患者没有出现其他并发症。

讨论

DVT 发生在左侧髂总静脉。ALIF-ACR 是通过左侧腹膜后入路进行操作的。可能是在 ALIF 手术中静脉回缩导致了最初的损伤，从而最终导致 DVT 的形成。此外，为了进行 ACR，解剖必须扩大到更外侧，以进行间隙松解。这需要将髂血管向左移动和收缩。该患者在手术期间和随后的住院期间接受了连续加压装置的物理预防，但没有接受药物预防。我们的方案现在已改为在 ALIF-ACR 或分期后路重建术后 48 h 进行药物预防，以期望避免症状性 DVT。对于高危患者（V 因子突变、瘫痪、高凝状态等），可以放置预防性可回收下腔静脉滤器并在 30 天内取出，同时从手术时开始共 3 个月的药物预防治疗。

交感神经功能障碍

现病史

患者为一位 66 岁的退休男性，有 10 年的进行性腰痛病史。疼痛一直在进行加重，现在限制了他的日常功能和体力。他给自己的疼痛打分为 8 分。他既往有双下肢疼痛的病史，为此植入了脊髓刺激器，腿痛得到了很好的缓解。他仍然能够在清晨进行大量活动，但在一天的剩余时间里，他身体虚弱，由于背痛，不得不大大减少运动和社交活动。

既往史

患者无重大手术史或疾病史。他有骨质疏松的病史，正在服用维生素 D 和钙治疗。

体格检查

患者站立时矢状位和冠状位存在异常。他在 Adam 前屈试验中表现出明显的旋转畸形和腰椎后凸。患者无法保持直立姿势。他能够平躺，并且在俯卧位片和俯卧推压片中表现出一定的柔韧性。因此，他的腰椎存在旋转畸形，与轻度脊柱侧凸一致。他的躯干偏移约 7 cm。

影像学表现

前后位和侧位片显示腰椎前凸 −2°，胸腰段脊柱后凸（T10-L3）66°，骨盆倾斜角 40°，骨盆入射角 66°，SVA 4 cm（图 27.2）。

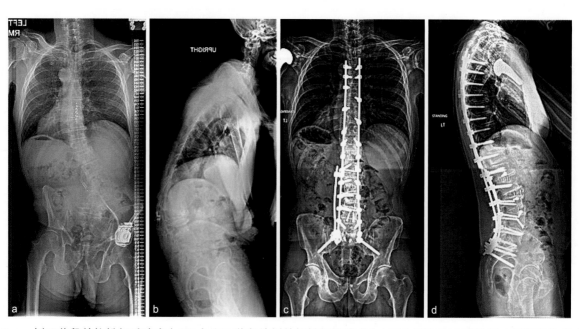

图 27.2　一例两节段前柱松解重建术（ACR）和三节段外侧前柱松解重建术（ACR）后发生交感神经功能障碍的患者的术前正侧位（a,b）和术后正侧位（c,d）X线片（图片由圣地亚哥脊柱基金会提供）

外科手术

他接受了分期手术的前后重建。一期手术包括 L4-S1 ALIF-ACR，在两个节段均植入 30° 植入物。同一天，他接受了 L1-L4 的 LLIF-ACR，每个节段植入 30° 植入物。总预估失血量为 90 ml。入院 3 天后，他接受了 T4 至骨盆后路融合术，T10-S1 后柱截骨术，并移除了脊髓刺激器。他在二期手术时失血量为 700 ml。

并发症

术后前 6 个月，患者的主诉是常规的术后疼痛。在所有术后随访中，其运动、感觉和反射都完好无损。在第 2 个月的随访中，患者开始抱怨持续的双腿（左腿＞右腿）肿胀。DVT 扫描结果为阴性。患者没有肌张力障碍的主诉，但确实有热冷感觉的变化，可能与交感神经功能障碍有关。在第 3 个月和第 6 个月的随访中，他继续抱怨双腿肿胀，目前正在采用抬高下肢和穿弹力袜的保守治疗，并用呋塞米进行药物治疗。手术后 1 年，他的症状完全消失，无须进一步的治疗。

讨论

ALIF-ACR 需要双侧外侧剥离，这可能会无意中损伤交感神经链。从解剖学上讲，交感神经丛沿着前纵韧带的前外侧边缘与腰大肌相交，在接近腰椎前段时，尤其是暴露外侧椎间盘间隙时，交感丛可能会受伤。如果 ACR 是经腰大肌（LLIF-ACR）进行的，那么在前纵韧带减压过程中可能会直接损伤交感神经丛，或者通过前柱拉伸间接损伤交感神经丛。我们的经验是，交感神经损伤几乎总是不完全的。换而言之，出现的症状通常是多变的，有些患者抱怨持续的单侧或双侧腿部肿胀，或交感神经张力障碍引起的冷热感觉变化以及可能的疼痛。症状通常直到术后第一次或第二次就诊才出现，通常需要医生直接询问这些问题，并进行双下肢的查体。治疗通常是对症治疗和支持治疗。弹力袜可以帮助消肿，偶尔也会使用呋塞米等药物来帮助消肿。腿部疼痛通常与肿胀相关，并且随着肿胀的控制而改善。为了避免这种并发症，需要细致的手术技巧。这包括在区域内仅使用双极电凝和非常小心的外侧剥离，避免释放除椎间盘或纤维环以外的任何组织。

神经系统并发症与近端交界性脊柱后凸

现病史

患者为一位 64 岁的退休男性，患有严重的背部疼痛。在就诊前的 5 年里，他的背部疼痛进行性加剧，而在去年，疼痛非常严重，以至于他大部分时间都处于久坐状态。他尝试了非处方止痛药和处方止痛药，以及许多非手术疗法，包括脊椎按摩护理和物理疗法，但都没有长期的改善。

既往史

患者有冠状动脉疾病病史、支架置入史、高胆固醇血症和高血压病史。他既往有每年 50 包烟的吸烟史（目前已戒烟）以及每日饮酒史。

体格检查

患者的双侧髂腰肌、股四头肌、腘绳肌、胫骨前肌、腓肠肌、比目鱼肌和蹞长伸肌群的肌力为 5 级。双下肢的所有皮肤轻触感觉正常。患者的双侧髌骨和跟腱反射均为 +2，足底刺激时脚趾向下。

影像学表现

X 线片显示 T10-L3 呈右侧弯曲 38°。矢状位片发现 T2-T12 有 58° 的脊柱后凸，T10-L2 有 −11° 的脊柱前凸以及 T12-S1 有 −36° 的脊柱前凸。患者在 L4-L5 处也出现 1 级腰椎滑脱，在 L1-L2 和 L2-L3 处出现 1 级侧方滑移。患者还出现多节段腰椎疾病（图 27.3）。

除了 L4-L5 的 1 级腰椎滑脱（这是中度椎管狭窄的原因）外，MRI 图像还显示严重的右侧椎间孔狭窄和椎间盘高度丢失。同时还存在多节段椎间盘退变和多节段轻度椎管狭窄。

外科手术

患者进行了分期手术，包括带支撑钢板的 L5-S1 ALIF 及 L1-L5 左侧经椎间盘 LLIF 和 L4-L5 ACR。采用定向 EMG、EMG 和 SSEP 进行监测。在整个过程中，神经监测没有发现持续性的变化。术中无并发症发生。

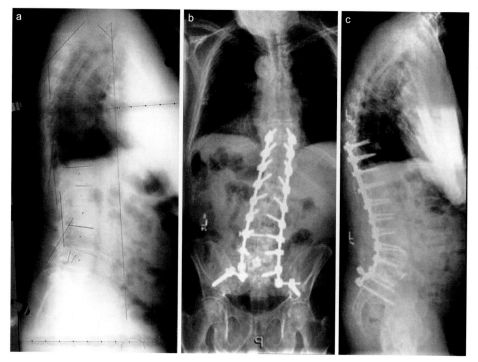

图 27.3　一例 L5-S1 ALIF、L4-L5 ACR 和 L1-L4 椎体间融合术后腰丛病变患者的（a）术前侧位片和（b,c）术后正侧位片（图片由圣地亚哥脊柱基金会提供）

并发症

二期手术后，患者出现左下肢无力。左侧肌力测试显示：髂腰肌 5 级，股四头肌 3 级，胫骨前肌 1 级，腓肠肌 / 比目鱼肌 5 级，鉧长伸肌 2 级。右侧的所有测试均为 5 级。两侧的反射和感觉功能都完好无损。脊柱侧凸 X 线检查显示脊柱对位对线良好，脊柱植入物的位置良好，没有植入物松动或失效的迹象。腰椎 MRI 未显示明显的中央或椎间孔狭窄。他被诊断为术后腰丛神经病变，并在穿戴膝踝足矫形器的同时进行物理疗法和作业治疗。随后的检查显示，股四头肌的力量只有轻微的改善，从术后的 3 级增强到术后 1 个月、3 个月和 6 个月的 4 级。术后 3 个月复查时，X 线检查显示近端交界处后凸。CT 脊髓造影未显示任何复发或残余狭窄。术后 3 个月，对双侧下肢进行 EMG 和神经传导检查，发现慢性左 L4 神经根功能障碍急性发作，并有神经再支配现象。

预后

在 2 年的随访中，尽管他维持了 4 级的肌力，股四头肌功能改善，但仍有持续的足下垂。他改为使用踝足矫形器行走。PJK 正在接受随访观察，因为尽管有放射学检查结果，但患者并没有主诉疼痛或矢状位失平衡。

讨论

前路和侧路手术后的神经损伤是非常可怕的。这种并发症有许多不同的病因，此处将简要讨论技术因素。采用前腹膜后入路时，L4-L5 腰大肌的过度收缩或腰丛的直接损伤都可能导致神经损伤。另一个原因是受影响层面的神经根直接受压。这是继发于放置过度前凸的 20° 或 30° 融合器的结果。前凸植入物如果尺寸不合适，可能会由于椎间孔高度的丢失或继发于椎间孔内的角度变化而导致椎间孔受压。生理性前凸过大的上关节突（SAP）可移入椎间孔，导致神经根直接受压。术中神经监测（IOM）对检测这种神经根压迫至关重要。然而，如果结果为阴性，可能不可靠。我们强烈建议不仅要监测标准的体感和运动诱发电位，而且还要同时监测隐神经，因为其检测股神经变化的能力更为灵敏。遗憾的是，从前入路进行 IOM 常常与手术医生的入路要求相反。手术室的团队需要密切关注，仔细将麻醉要求传达给手术医生和麻醉师。为了避免神经系统并发症，必须密切关注术中成像。这包括对椎间孔高度和上关节突方向的严格检查。如果椎间孔较为狭窄，应考虑置入高度较高的植入物。如果上关节突压迫神经根，则需要从后路直接减压上关节突。

在本病例中，ALIF 手术通常与经腰大肌前入路（LLIF）的微创侧位融合同时进行。这种方法的使用使得与前柱延长相关的神经损伤的病因复杂化。在过去几年里，IOM 取得了很大进展，这使得 LLIF 的并发症更可预测。在目前的情况下，IOM 的标准是自发性 EMG 和定向 EMG。目前，这些手术不仅用这两种方式监测，还用 SSEP 和 MEP 监测。此外，我们认为隐神经监测对于检测股神经受压的早期变化至关重要。最后，我们认为侧向撑开器的使用时间非常重要。我们认为椎间盘处理准备和植入物放置不应超过 20 min。如果手术似乎需要更长时间，则应收紧牵开器，并暂停 2 min，以避免外侧神经结构的长时间受牵拉。

如果遇到神经损伤，应基于诊断进行适当的术后影像学检查。这包括 CT 扫描评估椎间孔解剖结构和植入物放置位置的详细视图，以及 MRI 评估手术入路周围的软组织和神经情况。我们在手术时常规给予 10 mg 地塞米松，如果我们认为存在神经损伤，则每 8 h 静脉注射 8 mg 地塞米松持续 48 h。物理治疗在术后当天开始，理疗师每天 2 次，护理人员每天 2 次，直到出院。物理治疗一直持续到患者完全康复或恢复平稳为止。矫形器仅用于有足下垂或股四头肌麻痹的患者。

血管损伤

现病史

患者为一位 77 岁女性，既往有 L4 骨折病史，在就诊前 5 年接受了 L2-L5 前路融合术和钢板内固定治疗，随后进行了 T12-L5 后路器械融合术。在这 5 年中，患者的运动功能显著下降，并伴有进行性矢状面失衡和无法直立的症状。因此，她的日常活动受到限制，不能进行社交活动。

既往史

既往病史包括高血压和需要支架植入的冠状动脉疾病。上述手术是她唯一一次脊柱手术。

查体

患者先前的前外侧和后侧切口愈合良好。她双下肢力量良好，但在之前的前路手术后大腿左前侧仍有一些麻木。患者的矢状面排列异常，躯干偏移 4 cm。双下肢脉搏正常。

影像学表现

从 T12 到 L5，包括先前的固定节段，均观察到骨不连（图 27.4）。

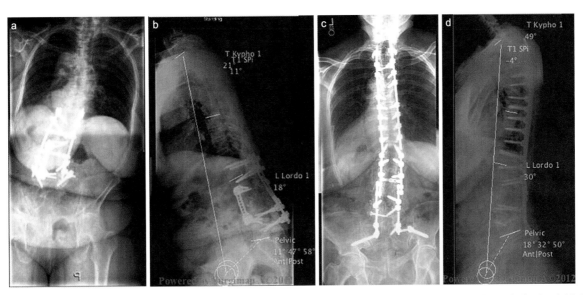

图 27.4 一例 L4-L5 ACR 和 T4- 骨盆后路内固定融合术后血管损伤患者的（a,b）术前正侧位片和（c,d）术后正侧位片（图片由圣地亚哥脊柱基金会提供）

外科手术

由于患者之前进行过脊柱前路手术，因此要求血管外科医生参与暴露过程。通过使用患者先前瘢痕的有限部分，从一个 6 cm 的左外侧切口进入脊柱外侧。取下钢板，然后在 L4-L5 进行 LLIF-ACR，在 L2-L4 进行 LLIF。未更换钢板。然后分段进行 T2- 骨盆后路内固定融合术和 L2-S1 后柱截骨术。侧方入路时发生左侧髂动脉撕裂，一期预计失血量为 800 ml，二期预计失血量为 900 ml。

并发症

在暴露钢板期间，注意到左侧髂动脉和静脉黏附在钢板上。钢板被放置在前外侧。通过 MIS 牵开器小心地移动血管，在移动过程中，左侧髂总动脉发现医源性撕裂。出血最初是通过用纤维、含凝血酶的明胶海绵粉和 Raytecs 填塞伤口来控制的。由于出血没有随着填塞而控制，并且是搏动性的出血，因此开始直接修复。近端夹闭动脉，用 Prolene 缝合线修复，无进一步后遗症或进一步损伤。血管外科医生在整个手术过程中都在场，提供了所需的安全保障。

预后

手术结束后没有进一步的并发症。她没有因动脉修复而出现任何后遗症。术后血流检查显示左下肢无异常。

讨论

血管损伤是前路和侧路手术最可怕的并发症之一。由于其较薄弱的结构，静脉通常是损伤风险较高的血管。静脉一旦发生损伤，可导致快速失血，但通常对压迫和使用止血剂（如纤维和凝血酶）反应效果良好。这是因为静脉系统中存在低压环境。大多数小静脉撕裂不需要直接修复。这与动脉撕裂相反，动脉撕裂是高压系统的固有组成部分，如果不进行直接修复，可能会产生严重的不良后果，包括反复出血或假性动脉瘤的形成。这种并发症预防的关键是在手术计划期间进行预防性考虑。尽管脊柱外科医生对侧方入路有着丰富的经验，但由于腹膜后翻修手术的性质以及前路内固定的存在，要求一

名血管外科医生参与。认识到这种方法存在的高风险性对该患者的安全至关重要。血管外科医生也可以在门诊独立评估患者，独立评估风险并与患者沟通。所有高危患者都需要通过 MRI 或 CT 血管造影仔细检查血管系统。高风险患者包括既往同侧腹膜后手术、有腹膜后复发感染史、既往脊柱前路内固定手术、高级成像上的前部血管扁平化和 2 级脊椎滑脱。此外，手术团队应时刻做好发生意外出血的准备。作者的手术室始终配备有含有凝血酶和纤维的明胶海绵粉（对任意手术开放）。房间里也始终备有明胶海绵、速即纱、凝血酶和艾微停粉，但不适合常规手术。

减压不完全 / 终板骨折

主诉

患者为一名 59 岁女性，有双侧下肢根性病变，腰椎前凸消失，下腰痛，接受 L4-S1 ALIF-ACR 和后路内固定融合术治疗。她向我们讲述了手术后继发的并发症，目前有持续的左下肢疼痛和严重的下腰痛，并呈前倾姿势。在脊柱手术之前，患者身体严重虚弱，面临辞职，并注意到她在家庭中的人际关系受到了影响。

既往史

患者的既往病史包括抑郁症和高血压。患者既往手术史即为上述的 L4-S1 ALIF-ACR。

体格检查

基础检查时，患者没有运动障碍，L5 神经分区有一些麻木和刺痛感。在融合手术后的检查中，除左踇长伸肌（EHL）和胫骨前肌（TA）均为 4 级外，她的双下肢保持良好的肌力。此外，她左侧 L4、L5 和 S1 神经分区的感觉减退。深部腱反射对称。她以略微前倾的姿势站立，从坐姿到站姿以及行走的启动都很困难。

影像学表现

术后 CT 平扫显示 L4-L5 椎间植入物嵌入 L4 椎体，导致后凸畸形（图 27.5a，b）。

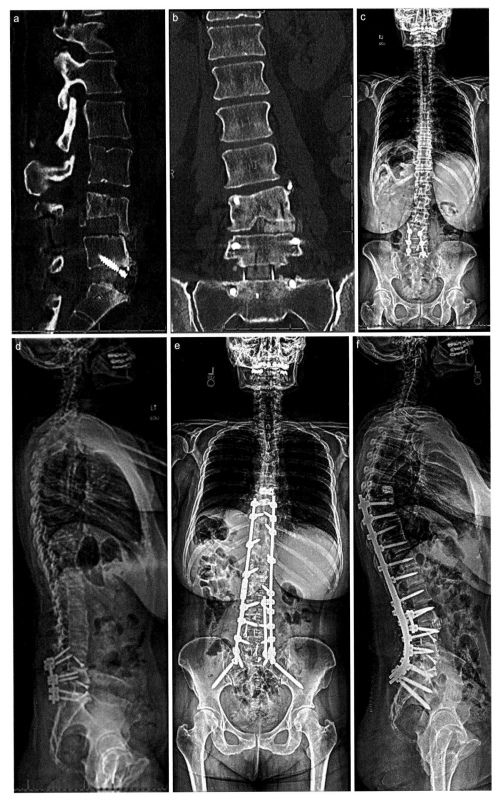

图27.5　（a,b）腰椎 CT 扫描的矢状面和冠状面。尝试使用 20° 植入物进行 L4-S1 ALIF-ACR，结果是椎间植入物下沉，L4 椎体骨折。（c,d）术前和（e,f）翻修后路融合术后胸腰段脊柱伸展位 X 线片（图片由圣地亚哥脊柱基金会提供）

L4-S1 融合术后侧位 X 线片显示躯干偏移 2.2 cm、胸腰椎右侧弯曲 9°、SVA 0 cm、PI 47°、LL 18°、L2-L3 后凸 12°、L3-L4 后凸 14° 和 L4-S 后凸 14°，同时她有胸椎后凸丢失和 T10-L4 前凸 10°（图 27.5c, d）。

外科手术

最初的手术是 L4-S1 ALIF-ACR 和后路脊柱融合术。手术首先进行 ALIF 部分。由一名外科医生进行左腹膜后入路。首先处理 L5-S1 节段，并在椎间隙放置大的植入物。在 L5-S1 处理后，L4-L5 也完成暴露，并在此水平进行 ALIF。这导致了急性植入物沉降和终板 / 椎体骨折。患者在当天接受了后路内固定融合术以稳定两个节段（图 27.5e, f）。

并发症

L5-S1 节段最初用一个非常高的植入物进行治疗，是由于认为间接椎间孔减压可以解决她的基础神经系统问题，前凸植入物可以解决腰骶棘的节段性 / 区域性畸形。该节段的过度填充会导致 L4-L5 ALIF 期间发生骨折。L5-S1 完成后，对 L4-L5 进行解剖，发现患者的血管解剖影响了中线的通路。然后按从左前至右后轨迹清除椎间盘间隙，为融合做准备。进行了一次尝试性减压，目的是放置另一个高大的前凸型椎间融合器。在尝试和植入期间，L5 椎体发生骨折，术中出现植入物急性下沉。应该指出的是，在尝试阶段需要较大的力，超过了本该施加的力量。在放置最后的植入物时，已经发生了大量的下沉。

预后

在第一次手术后大约 2 个月，患者被送回手术室进行继发于医源性平背畸形的曲度重建手术，需要进行 L3-L4 LLIF、T9- 骨盆 PSF 和后柱截骨术。患者完全康复并重返工作岗位。

讨论

最近对矢状位重调整的重视促进许多外科医生重新评估了节段性矢状位矫形目标在退行性脊柱手术中的作用。然而，这种思路带来了一系列新的并发症，这些并发症与更激进的外科重建有关。在这个病例中，错误在于手术方案的制订和实施。在 L5-S1 处放置一个大型植入物，但没有完全松解，导致张力转移到 L4-L5 处的相邻水平。由于患者的血管解剖结构，无法获得理想的由前至后的通道角度，因此在这个水平上的减压也不完全。理想情况下，应在 L5-S1 处放置较小的植入物，从而更容易接近 L4-L5 层面。然而，考虑到恢复前凸的目标，在 L4-L5 水平试图放置一个更前凸的植入物。这使得应力过大，导致了 L5 椎体发生了非常明显的骨折，椎间植入物放置在一个不太理想的位置，在那里可能与 L5 椎体外侧的神经根接触。解决这一并发症的方法是术中认识到患者的局限性。如果解剖结构不允许植入较大的植入物，则必须放置较小的植入物。如果 L5-S1 椎体间隙太大，则必须在手术时对其进行修正，要记住，可以通过后路重建来弥补必要的剩余前凸。

要点总结

ALL 的识别和解剖是一项极其先进的技术，它使脊柱外科医生接触到了不熟悉的局部解剖，从而有损伤自主神经丛、内脏器官或大血管（股动脉、股静脉、主动脉）的风险[15]。由于 MIS-ACR 入路的独特性，特别是腰丛的回缩和重要的腹膜、血管和自主神经结构的邻近，从而能明确 MIS-ACR 特有的并发症[15]。在本章中，我们介绍了作者在 ASD 患者治疗过程中直接经历的 5 种复杂的 MIS-ACR 情况，包括 DVT、交感神经功能障碍、神经并发症、血管并发症、减压不完全和终板骨折。然而，MIS-ACR 并发症并不限于上述 5 种不良事件。在文献中，还有关于大腿无力、大腿前部麻木和逆行射精的报道。

MIS ACR 的成功与否在很大程度上取决于外科医生的经验水平。如果 ALL 减压不充分，强行插入 20° 或 30° 过度前凸的融合器，会导致终板骨折，需要再次手术。然而，大多数情况下，终板骨折都是由于暴力性取出椎间盘和插入融合器所致。强烈建议耐心进行椎间盘摘除，并进行完全和安全的 ALL 松解，以防止终板骨折。

总之，MIS-ACR 是一个技术要求很高的手术。与开放手术相比，它具有改善脊柱序列、减少出血和组织剥离的优点。然而，需要制订一套经过充分研究的手术方案来预防其独特的潜在灾难性并发症，并且只有接受过畸形矫形和微创外科培训的外科医生才能进行此手术，以将这种新技术的并发症降至最低。

（Gregory M. Mundis Jr., Pooria Hosseini 著

焦　坤 译　周潇逸 审校）

参考文献

1. Pellise F, Vila-Casademunt A, Ferrer M, Domingo-Sabat M, Bago J, Perez-Grueso FJ, et al. Impact on health related quality of life of adult spinal deformity (ASD) compared with other chronic conditions. Eur Spine J. 2015;24(1):3–11.

2. Schwab FJ, Blondel B, Bess S, Hostin R, Shaffrey CI, Smith JS, et al. Radiographical spinopelvic parameters and disability in the setting of adult spinal deformity: a prospective multicenter analysis. Spine. 2013;38(13):E803–12.

3. Turner JD, Akbarnia BA, Eastlack RK, Bagheri R, Nguyen S, Pimenta L, et al. Radiographic outcomes of anterior column realignment for adult sagittal plane deformity: a multicenter analysis. Eur Spine J. 2015;24(Suppl 3):427–32.

4. Smith JS, Klineberg E, Schwab F, Shaffrey CI, Moal B, Ames CP, et al. Change in classification grade by the SRS-Schwab Adult Spinal Deformity Classification predicts impact on health-related quality of life measures: prospective analysis of operative and nonoperative treatment. Spine. 2013;38(19):1663–71.

5. Lafage V, Schwab F, Patel A, Hawkinson N, Farcy JP. Pelvic tilt and truncal inclination: two key radiographic parameters in the setting of adults with spinal deformity. Spine. 2009;34(17):E599–606.

6. Auerbach JD, Lenke LG, Bridwell KH, Sehn JK, Milby AH, Bumpass D, et al. Major complications and comparison between 3-column osteotomy techniques in 105 consecutive spinal deformity procedures. Spine. 2012;37(14):1198–210.

7. Kim SS, Cho BC, Kim JH, Lim DJ, Park JY, Lee BJ, et al. Complications of posterior vertebral resection for spinal deformity. Asian spine J. 2012;6(4):257–65.

8. Kim YJ, Bridwell KH, Lenke LG, Cheh G, Baldus C. Results of lumbar pedicle subtraction osteotomies for fixed sagittal imbalance: a minimum 5-year follow-up study. Spine. 2007;32(20):2189–97.

9. O'Neill KR, Lenke LG, Bridwell KH, Hyun SJ, Neuman B, Dorward I, et al. Clinical and radiographic outcomes after 3-column osteotomies with 5-year follow-up. Spine. 2014;39(5):424–32.

10. Suk SI, Kim JH, Kim WJ, Lee SM, Chung ER, Nah KH. Posterior vertebral column resection for severe spinal deformities. Spine. 2002;27(21):2374–82.

11. Smith JS, Sansur CA, Donaldson WF 3rd, Perra JH, Mudiyam R, Choma TJ, et al. Short-term morbidity and mortality associated with correction of thoracolumbar fixed sagittal plane deformity: a report from the Scoliosis Research Society Morbidity and Mortality Committee. Spine. 2011;36(12):958–64.

12. Haque RM, Mundis GM Jr, Ahmed Y, El Ahmadieh TY, Wang MY, Mummaneni PV, et al. Comparison of radiographic results after minimally invasive, hybrid, and open surgery for adult spinal deformity: a multicenter study of 184 patients. Neurosurg Focus. 2014;36(5):E13.

13. Pimenta L, Fortti F, Oliveira L, Marchi L, Jensen R, Coutinho E, et al. Anterior column realignment following lateral interbody fusion for sagittal deformity correction. Eur J Orthop Surg Traumatol Orthop Traumatol. 2015;25(Suppl 1):S29–33.

14. Uribe JS, Deukmedjian AR, Mummaneni PV, Fu KM, Mundis GM Jr, Okonkwo DO, et al. Complications in adult spinal deformity surgery: an analysis of minimally invasive, hybrid, and open surgical techniques. Neurosurg Focus. 2014;36(5):E15.

15. Murray G, Beckman J, Bach K, Smith DA, Dakwar E, Uribe JS. Complications and neurological deficits following minimally invasive anterior column release for adult spinal deformity: a retrospective study. Eur Spine J. 2015;24(Suppl 3):397–404.

16. Akbarnia BA, Mundis GM Jr, Moazzaz P, Kabirian N, Bagheri R, Eastlack RK, et al. Anterior column realignment (ACR) for focal kyphotic spinal deformity using a lateral transpsoas approach and ALL release. J Spinal Disord Tech. 2014;27(1):29–39.

17. Berjano P, Cecchinato R, Sinigaglia A, Damilano M, Ismael MF, Martini C, et al. Anterior column realignment from a lateral approach for the treatment of severe sagittal imbalance: a retrospective radiographic study. Eur Spine J Off Publ European Spine Soc European Spinal Deformity Soc European Sect Cervical Spine Res Soc. 2015;24(Suppl 3):433–8.

第28章　腰椎畸形手术并发症（感染）

引言

腰椎手术部位感染（lumbar spine surgical site infection, SSI）虽然相对少见，但可能导致不良临床结局[1-10]。与腰椎SSI相关的并发症包括疼痛加剧、神经功能障碍、脊柱不稳、需要二次手术、静脉注射抗生素和住院时间延长。由于SSI对患者安全和住院开销的影响，医疗保险和医疗补助服务中心（CMS）将SSI纳入为基于价值的购买模式中评估整体医疗绩效的一个指标[11]。

腰椎畸形手术后发生SSI的风险可能是非畸形性腰椎融合术的2倍[12-13]。脊柱畸形手术后发生SSI的风险因素包括患者的个体特征和合并症、脊柱畸形的严重程度以及手术的范围。特别是，手术时间延长、融合节段增加、术中失血、输血、广泛的肌肉暴露和牵拉以及翻修是脊柱畸形手术中导致SSI风险增加的常见因素[5, 14-20]。后路手术可能导致腰椎椎旁肌缺血、坏死和产生死腔，可能进一步增加感染风险。脊柱器械和骨移植物带入了易受细菌黏附的异物，同时也潜在地保护了这些传染性生物免受免疫系统的清除。个体患者风险因素包括高龄、肥胖、糖尿病、吸烟、营养不良、神经系统功能障碍或其他导致活动障碍的原因[7-9, 13-17, 20-23]。

手术部位感染分为浅表感染和深部感染。浅表性SSI仅限于筋膜闭合的上方区域。深部感染发生在筋膜下，可延伸到脊椎和神经组织以及筋膜上间隙。SSI通常在手术后1~6周出现。急性SSI中最常见的微生物是葡萄球菌、肠杆菌、肠球菌和大肠埃希菌[5, 23-24]。无痛性迟发性感染与表皮葡萄球菌、痤疮丙酸杆菌和棒状杆菌有关。

症状和体征

详细、全面的病史和体格检查对于诊断疑似术后SSI至关重要。急性感染通常最早在术后1周出现，一般在术后6周出现。应彻底检查手术切口。脓性渗出是SSI的特征性表现，通常伴有伤口裂开。

早期感染可能只表现为切口局部压痛，伴有发红、波动感或发热。以疼痛为症状的SSI患者通常会表述切口疼痛感在手术后最初有所改善，但随后变得越来越严重，并且在手术部位有轻微触痛。这类患者通常没有全身症状；然而，有发热、寒战或其他不适的术后患者需要进一步仔细检查。特别是在老年人群中，精神状态的急剧改变可能是SSI或多系统感染的早期征兆。

有切口破裂迹象的疑似SSI患者应使用无菌棉签轻轻探查，以评估筋膜闭合的完整性。筋膜闭合完整提示浅表性SSI，感染局限于筋膜上间隙。突破筋膜（例如能够探触到筋膜下方暴露的骨质或内固定器械）表明存在更广泛的深层感染。神经功能障碍并不常见，但深部感染可能导致脓肿在压力下扩张，造成神经结构受压。如果出现运动无力，尤其是肠道或膀胱失禁，应怀疑神经根或马尾神经受压，这是急诊手术的指征。

实验室和影像学检查

在对手术急性化脓性伤口引流的情况下，通常不需要实验室和影像学检查来诊断SSI。然而，术后数月出现的更为缓慢的迟发性感染可能仅表现为隐约的疼痛症状和内固定失败的影像学表现（例如螺钉松动、脊柱后凸加重）。外周血可能有白细胞增多，也可能没有。然而，红细胞沉降率（ESR）和C反应蛋白（CRP）随着感染而升高，在近期手术后通常也会升高。在明确SSI的情况下获得ESR和CRP基线值对于评估治疗反应很有用。与ESR不同，CRP通常会在手术后10~14天内恢复正常，因此可能是一个更敏感的指标[25-29]。

感染性物质的培养（例如化脓性引流液）是鉴定病原微生物的金标准。由于手术部位的表面拭子可能被正常的皮肤菌群污染，所以最好进行术中培养。对不进行手术清创的患者，无菌床旁针吸法是培养的替代方法。出现全身感染扩散（如脓毒症）的患者应立即进行血液培养，并立即开始使用经验性广谱抗生素。一旦从血液培养中确定病原菌，就可以制订合适的抗生素方案。

手术后早期，X线检查表现可能正常。脊柱内固定植入物附近透亮、椎体皮质终板界限不清、进行性脊柱后凸和轻微创伤后的脊柱骨折是疑似感染的征象。增强计算机断层扫描（CT）和磁共振成像（MRI）可显示积液，并有助于定位筋膜上或深部间隙（图28.1a-d）。然而，CT和MRI不能可靠地区分术后早期血肿和脓肿。此外，脊柱植入物可能会产生伪影，遮挡手术区。出现新发神经功能障碍的患者应立即进行MRI检查，以评估是否有压迫性硬膜外脓肿，尤其要注意位置和范围。CT脊髓造影是无法接受MRI检查的患者的替代成像方式；然而，有可能导致鞘内感染并有脑膜炎的风险，必须谨慎。

治疗方案

SSI的最佳处理是预防。手术前，糖尿病患者应在营养状况、活动能力、体重指数、戒烟和血糖控制方面进行医学优化。手术前使用氯己定清洗手术部位和鼻用软膏的消毒方案已被证明可以降低SSI的风险[30]。根据外科护理改进项目（SCIP）措施，围术期预防性抗生素已被证明可降低感染发生率[31-32]。通常推荐使用第一代或第二代头孢菌素，应在皮肤切开前30 min静脉注射。根据手术的总持续时间，可在术中给予额外剂量。万古霉素和克林霉素是头孢菌素过敏患者的替代选择，建议对已知耐甲氧西林金黄色葡萄球菌（MRSA）感染患者使用万古霉素。

建议在手术期间和关闭伤口之前定期用抗生素溶液冲洗手术区。已证明置入万古霉素粉末可以降低脊柱融合手术后发生SSI的风险[33]。筋膜下引流管的放置可能会减少术后残留液体的积聚，否则会成为细菌生长的培养基。此外，放置引流管可以减少切口应力并防止瘘管形成，这可能是手术部位外源性感染的通道[34-35]。其他策略包括减少手术室人员数量、戴双层手套、使用层流气流、减少不必要的进出手术室，以及尽量减少在手术区附近使用非

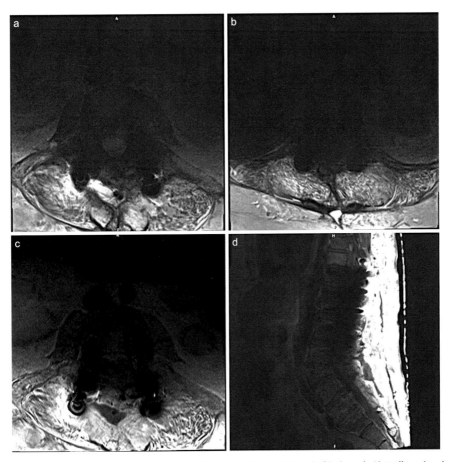

图28.1 （a）T2轴状位MRI显示，液体在邻近脊柱后部的筋膜深处和椎弓根螺内固定处聚集。（b）T2轴状位MRI显示相同的局部积液通过筋膜表面延伸。（c）T1轴状位钆造影MRI显示积液增强，与可能的脓肿一致。（d）T1矢状位钆造影MRI显示增强的积液在多个层面的筋膜下延伸

无菌设备（例如透视）。

术后预防感染的策略包括使用无菌可吸收性敷料。切口上皮化48 h后取下敷料可能有助于促进伤口清洁干燥。切口处的浆液性渗出应及时清洁和保持干燥，以防创面潮湿。持续浆液性引流液可能需要使用无菌技术检查切口。营养优化对确保组织充分愈合至关重要。在手术后14～21天内可以去除缝合钉或外缝线。

尽管医生尽了最大努力预防感染，但SSI还是可能会发生。一旦确诊为SSI，具体合适的治疗措施应取决于感染是浅表感染还是深部感染。浅表感染有完整的筋膜层，未延伸到深部间隙。轻度浅表感染通常可以在密切监测下口服抗生素治疗。应移除明显受到感染的缝合钉或缝合线。如果浅表切口裂开，可以在床旁局部清创皮肤边缘，并每天用无菌纱布换药覆盖2～3次，以便二次缝合切口。

对于保守治疗失败的浅表感染和深部感染，建议进行手术治疗。手术治疗可以获得直接的术中培养；清除感染和坏死物质；直接检查骨骼、神经组织和植入器械；并进行一期伤口修复。理想情况下，术中培养物应在手术开始时获得，然后立即使用广谱抗生素。对于免疫功能低下的患者或那些表现出延迟性感染的患者，应考虑进行真菌培养。目前的脊柱内固定装置通常可以在清创过程中保留，因为与旧的不锈钢器械相比，钛合金在抗生素保护性治疗的情况下不太可能有细菌黏附[5,13]。应移除受感染的松质骨移植物（自体、异体或合成）。在一期伤口闭合前，应进行大量冲洗和抗生素溶液灌洗。在清创和缝合术后，静脉内应用抗生素至少6周[36-37]。

复杂的深部伤口感染具有较高的微生物负荷和复杂的伤口损害，可能需要多次清创并延迟一期缝合。可以考虑在期间进行临时封闭负压引流治疗。慢性复发性深部SSI可能需要彻底移除内固定器械，并进一步延长抗生素治疗时间[37-39]。移除脊柱内固定可能会增加畸形进展的可能性；然而，对于那些之前治疗失败的患者来说，这可能是必要的[39-41]。需要取出内固定器械的患者应接受常规X线检查和症状评估，如果出现畸形进展，一旦感染被根除，应进行翻修手术。

病例报告

患者为67岁女性，主要病史为出现渐进性左下肢疼痛和肌力下降（3级）2年，渐进性背部机械痛

6个月，以及脊柱畸形逐渐加重。她描述了活动时疼痛加剧的情况，卧床可以缓解。重要的是她还有2型糖尿病的既往史。她之前做过两次腰椎后路减压手术，分别在7年前和5年前进行。骨密度检查提示骨质减少。体格检查结果显示体重指数为28.5，轻度左下肢无力，整体正向位矢状面失衡。影像学显示腰椎进行性脊柱侧凸，L3-L4侧向滑移，L2和L5之间的冠状面Cobb角为26°（图28.2a, b）。同时患者还存在L5-S1倾斜。

患者接受了胸腰段脊柱侧凸矫正的后路手术，进行了多节段减压和小关节切除术，并在L4-L5和L5-S1进行了后路椎间融合。从T10至S1椎弓根螺钉内固定和后外侧关节融合，并辅以双侧髂骨螺钉固定。整个手术过程中的失血较多，需要输血。在关闭之前，进行了广泛的抗生素灌洗，并放置了筋膜下Jackson Pratt引流管。

手术后，患者即刻恢复了神经基线状态。术后第5天，当24 h引流量＜100 ml时，拔除筋膜下引流管。术后第6天，发现切口有血性渗出，并通过无菌技术进行检查。术后第7天，患者发热至38.7℃，切口有持续渗出。外周血白细胞计数增至15。血清前白蛋白为5.3，与基线营养不良一致。

术后第7天晚上，患者出现急性低血压，体温升高至39.5℃。我们进行了血液培养，并使用广谱抗生素。血液培养最终提示奇异变形杆菌、屎肠球菌和凝固酶阴性葡萄球菌。手术切口逐渐变软，考虑出现进行性的深部感染。CRP升高到154。在与传染病学顾问和患者讨论后，决定重新探查手术切口以进行清创、冲洗和一期伤口闭合。

术中，有迹象表明筋膜深处有大量脓性液体积聚。出现广泛的肌肉和脂肪坏死。我们进行了伤口深部组织培养。经过检查，内固定植入物看起来完好无损。移除所有移植松质骨。坏死的肌肉、脂肪和皮肤用海绵、刮匙或手术刀予以去除。整个伤口用6 L抗生素间断灌洗冲洗。然后分离并移除所有手术器械。手术团队更换手术衣和手套。然后使用新的无菌单和设备放置筋膜下引流管。筋膜和皮肤进行多层缝合。

术后，患者的神经和血流动力学状况稳定。为控制血糖请内分泌科会诊，为优化营养请营养科会诊，为制订抗生素治疗方案请传染病科会诊。术后12天，当24 h引流量小于15 ml时，拔除筋膜下引流管。给予患者经外周静脉穿刺置入中心静脉导管（PICC），并继续按照传染病科的建议使用适当的抗

图 28.2 （a）36 英寸侧位 X 线片显示 9 cm 矢状位失衡，骨盆入射角 56°，骨盆倾斜角 35°，腰椎前凸 8°。（b）36 英寸前后位 X 线片显示冠状面 Cobb 角为 26°（L2 和 L5）伴有 L5-S1 倾斜

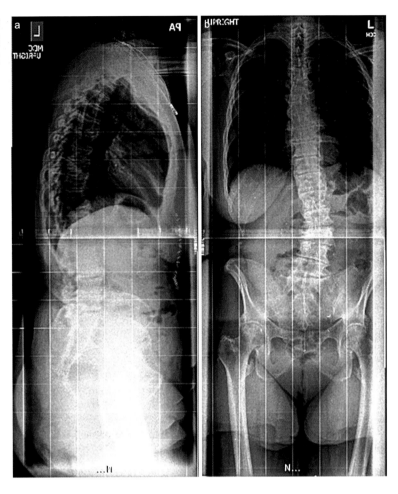

生素治疗方案（氨苄西林 - 舒巴坦、利福平、万古霉素），随后被送往住院康复机构。

患者继续静脉抗生素治疗 6 周，然后口服多西环素和阿莫西林 - 克拉维酸。进行连续 CRP 监测直至正常。患者的临床和神经系统症状有所改善，左下肢肌力增加至 5 级。术后 12 个月进行了一系列的 X 线检查，显示内固定器械稳定，脊柱侧凸得到矫正（图 28.3a, b）。

讨论

尽管医生尽了最大努力预防，但患者还是出现了严重的急性深部 SSI。本例 SSI 的重要危险因素包括广泛的多节段手术和需要输血的大量失血。导致风险增加的个体患者因素包括左下肢无力和术后疼痛导致的行动受限、营养不良伴前白蛋白低以及合并 2 型糖尿病。

在本例中，没有必要进行进一步的影像学检查，因为体格检查清楚地显示伤口裂开并渗出。临床病情急剧恶化、发热加剧、CRP 升高、低血压提示早期脓毒症，伤口进一步恶化表明需要紧急手术再次探查。这名患者接受了一期清创、冲洗和一期闭合，随后接受了长疗程的抗生素治疗。

本书高年资作者更倾向于通过外科清创、冲洗、一期伤口闭合和至少 6 周的静脉注射抗生素治疗所有深部感染和任何保守治疗失败的浅部感染。术中技术包括清除所有感染或坏死的组织。用干海绵擦洗肌肉是清除松散坏死组织的有效方法。用手术刀进行尖锐切口清创可以切除坏死的皮肤边缘。必须仔细检查脊柱内固定器械，尤其是在植入物 - 骨交界处。内固定通常可以保持完好。感染或失败的植入物应通过刮除螺钉钉道来移除。感染的骨移植物也应从伤口清除。大容量（例如 3～6 L）抗生素盐水冲洗和脉冲式抽吸冲洗是缝合前的重要步骤。

放置一个或多个筋膜下引流管对于排空术后积液至关重要，这些积液会导致细菌进一步生长。高年资作者倾向于保持引流状态直到 24 h 引流量小于 10～15 ml。一次性缝合多层，皮肤层采用褥式缝合，有助于消除死腔，减少伤口张力。

大多数感染可通过一期伤口闭合的单一手术解

图28.3 （a）术后12个月36英寸侧位X线片显示通过稳定的内固定器械矫正并保持脊柱的曲度。矢状面垂直轴测量5.5 cm，骨盆入射角56°，骨盆倾斜角28°，腰椎前凸36°。（b）术后12个月36英寸正位X线片显示校正后的冠状面Cobb角为2°

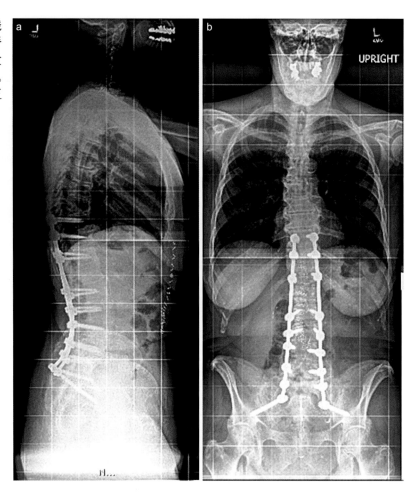

决，其优点是可以更早地恢复活动和过渡到康复医院或回家。然而，更复杂的感染可能需要多期清创并延迟闭合。其他建议包括监测基线指标和一系列血清炎症标志物（CRP、ESR），以持续评估抗生素治疗的反应。传染病科会诊对于确定合适的抗生素方案以及何时停止治疗或是否需要终身口服抗生素至关重要。标准术后随访应包括长达12个月和24个月的临床和影像学评估，以评估矫形的维持水平。

尽管医护人员进行了悉心治疗和护理，术后脊柱感染仍可能发生。由于患者的个体因素和手术的复杂性，与常规非畸形手术相比，腰椎畸形手术具有更高的感染风险。虽然术后感染可能导致潜在的严重危害，包括再次手术和长时间静脉抗生素治疗，但只要采取适当的管理和干预，患者通常可以获得预期的良好的临床结局。

要点总结

- 急性感染发生在手术后1～6周。
- 脓性渗出是手术部位感染的特征性表现。
- 根性压迫症状需要即刻评估。
- 术后10～14天CRP恢复正常。
- 术中或伤口培养是鉴定病原微生物的金标准。
- 最好的治疗方法是预防感染。

对于保守治疗失败或深部感染，建议进行手术治疗。

（Sasha Vaziri, Daniel J. Hoh 著
焦 坤 译 周潇逸 审校）

参考文献

1. Abbey D, Turner D, Warson J, Wirt T, Scalley R. Treatment of postoperative wound infections following spinal fusion with instrumentation. J Spinal Disord. 1995;8(4):278–83.
2. Glassman S, Dimar J, Puno R, Johnson J. Salvage of instrumented lumbar fusions complicated by surgical wound infection. Spine. 1996;21(18):2163–9.
3. Keller R, Pappas A. Infection after spinal fusion using internal fixation instrumentation. Orthop Clin North Am. 1972;3:99–111.
4. Roberts F, Walsh A, Wing P, Dvorak M, Schweigel J. The influence of surveillance methods on surgical wound infection rates in a tertiary care spinal surgery

service. Spine. 1998;23(3):366–70.

5. Weinstein M, McCabe J, Cammisa F. Postoperative spinal wound infection: a review of 2,391 consecutive index procedures. J Spinal Disord. 2000;13(5):422–6.

6. Parchi P, Evangelisti G, Andreani L, Girardi F, Darren L, Sama A, et al. Postoperative spine infections. Orthop Rev (Pavia). 2015;7(3):5900.

7. Klein JD, Garfin SR. Nutritional status in the patient with spinal infection. Orthop Clin North Am. 1996;27:33–6.

8. Stolke D, Sollmann WP, Seifert V. Intra- and postoperative complications in lumbar disc surgery. Spine. 1989;14(1):56–9.

9. A report from the NNIS System. National Nosocomial Infections Surveillance (NNIS) System Report, data summary from January 1992 through June 2004, issued October 2004. Am J Infect Control. 2004;32(8):470–85.

10. Parker S, Adogwa O, Witham T, Aaronson O, Cheng J, McGirt M. Post-operative infection after minimally invasive versus open transforaminal lumbar interbody Fusion (TLIF): literature review and cost analysis. min - Minim Invasive Neurosurg. 2011;54(01):33–7.

11. Calderone RR, Garland DE, Capen DA, Oster H. Cost of medical care for postoperative spinal infections. Orthop Clin North Am. 1996;27(1):171–82.

12. Gunne A, Cohen D. Incidence of surgical site infection following adult spinal surgery and analysis and prevalence of risk factors. Spine J. 2009;9(10):34S.

13. Koutsoumbelis S, Hughes A, Girardi F, Cammisa F, Finerty E, Nguyen J, et al. Risk factors for postoperative infection following posterior lumbar instrumented arthrodesis. J Bone Joint SurgAm. 2011;93(17):1627–33.

14. Wimmer C, Gluch H, Franzreb M, Ogon M. Predisposing factors for infection in spine surgery. J Spinal Disord. 1998;11(2):124–8.

15. Fang A, Hu S, Endres N, Bradford D. Risk factors for infection after spinal surgery. Spine. 2005; 30(12):1460–5.

16. Olsen M, Mayfield J, Lauryssen C, Polish L, Jones M, Vest J, et al. Risk factors for surgical site infection in spinal surgery. J Neurosurg Spine. 2003;98(2):149–55.

17. Olsen M, Nepple JJ, Riew KD, Lenke LG, Bridwell KH, Mayfield J, Fraser VJ. Risk factors for surgical site infection following orthopaedic spinal operations. JBoneJoint SurgAm. 2008;90(1):62.

18. Massie JB, Heller JG, Abitbol JJ, McPherson D, Garfin SR. Postoperative posterior spinal wound infections. Clin Orthop Relat Res. 1992;284:99–108.

19. Levi A, Dickman C, Sonntag V. Management of postoperative infections after spinal instrumentation. Neurosurg Focus. 1997;2(4):E1.

20. Andreshak T, An H, Hall J, Stein B. Lumbar spine surgery in the obese patient. J Spinal Disord. 1997;10(5):376–9.

21. Patel N, Bagan B, Vadera S, Maltenfort M, Deutsch H, Vaccaro A, et al. Obesity and spine surgery: relation to perioperative complications. J Neurosurg Spine. 2007;6(4):291–7.

22. Beiner J, Grauer J, Kwon B, Vaccaro A. Postoperative wound infections of the spine. Neurosurg Focus. 2003;15(3):1–5.

23. Sponseller P, LaPorte D, Hungerford M, Eck K, Bridwell K, Lenke L. Deep wound infections after neuromuscular scoliosis surgery. Spine. 2000;25(19):2461–6.

24. Rechtine G, Bono P, Cahill D, Bolesta M, Chrin A. Postoperative wound infection after instrumentation of thoracic and lumbar fractures. J Orthop Trauma.

2001;15(8):566–9.

25. Mok J, Pekmezci M, Piper S, Boyd E, Berven S, Burch S, et al. Use of C-reactive protein after spinal surgery. Spine. 2008;33(4):415–21.

26. Meyer B, Schaller K, Rohde V, Hassler W. The C-reactive protein for detection of early infections after lumbar microdiscectomy. Acta Neurochir. 1995;136(3–4):145–50.

27. Thelander U, Larsson S. Quantitation of C-Reactive protein levels and erythrocyte sedimentation rate after spinal surgery. Spine. 1992;17(4):400–4.

28. Choi M, Kim S, Kim K, Ament J. Sequential changes of plasma C-Reactive protein, erythrocyte sedimentation rate and white blood cell count in spine surgery : comparison between lumbar open discectomy and posterior lumbar interbody fusion. J Korean Neurosurg Soc. 2014;56(3):218.

29. Takahashi J, Ebara S, Kamimura M, Kinoshita T, Itoh H, Yuzawa Y, et al. Early-phase enhanced inflammatory reaction after spinal instrumentation surgery. Spine. 2001;26(15):1698–704.

30. Bebko S, Green D, Awad S. Effect of a preoperative decontamination protocol on surgical site infections in patients undergoing elective orthopedic surgery with hardware implantation. JAMA Surg. 2015;150(5):390.

31. Barker F. Efficacy of prophylactic antibiotic therapy in spinal surgery: a meta-analysis. Neurosurgery. 2002;51(2):391–401.

32. Sweet F, Roh M, Sliva C. Intrawound application of vancomycin for prophylaxis in instrumented thoracolumbar fusions. Spine. 2011;36(24):2084–8. Tubaki V, Rajasekaran S, Shetty A. Effects of using intravenous antibiotic only versus local intrawound vancomycin antibiotic powder application in addition to intravenous antibiotics on postoperative infection in spine surgery in 907 patients. Spine. 2013;38(25):2149–55.

33. Payne D, Fischgrund J, Herkowitz H, Barry R, Kurz L, Montgomery D. Efficacy of closed wound suction drainage after single-level lumbar laminectomy. J Spinal Disord. 1996;9(5):401–3.

34. Brown M, Brookfield K. A randomized study of closed wound suction drainage for extensive lumbar spine surgery. Spine. 2004;29(10):1066–8.

35. Mehbod A, Ogilvie J, Pinto M, Schwender J, Transfeldt E, Wood K, et al. Postoperative deep wound infections in adults after spinal fusion. J Spinal Disord Tech. 2005;18(1):14–7.

36. Picada R, Winter R, Lonstein J, Denis F, Pinto M, Smith M, et al. Postoperative deep wound infection in adults after posterior lumbosacral spine fusion with instrumentation: incidence and management. J Spinal Disord. 2000;13(1):42–5.

37. Bose B. Delayed infection after instrumented spine surgery: case reports and review of the literature. Spine J. 2003;3(5):394–9.

38. Hedequist D, Haugen A, Hresko T, Emans J. Failure of attempted implant retention in spinal deformity delayed surgical site infections. Spine. 2009;34(1):60–4.

39. Ho C, Skaggs D, Weiss J, Tolo V. Management of infection after instrumented posterior spine fusion in pediatric scoliosis. Spine. 2007;32(24):2739–44.

40. Potter B, Kirk K, Shah S, Kuklo T. Loss of coronal correction following instrumentation removal in adolescent idiopathic scoliosis. Spine. 2006;31(1):67–72.

41. Buchowski J, Lehman R, Kuhns C, Bridwell K, Lenke L. 9:37159. Infections in spinal deformity surgery: a fifteen-year review. Spine J. 2006;6(5):81S.

第 **29** 章 矢状面畸形经椎弓根截骨术（PSO）并发症

引言

成人脊柱畸形（ASD）是一个常见问题，影响多达 32% 的成人和 60% 的老年患者[1-4]。ASD 的临床负担与其他慢性疾病，如癌症、糖尿病和心脏病相似[5]。在 ASD 患者中，矢状面序列失平衡已被证明是一个关键因素，因为它与患者报告的功能障碍相关[6-7]。人们已经开发了几种技术来解决这些矢状面畸形，包括三柱截骨术，如经椎弓根截骨术（PSO）。在过去的 15 年中，对矢状面畸形更深入的认识促使这些截骨术的使用也越来越多[8-9]。

虽然这些截骨术可以有效矫正矢状面畸形，但持续的序列失平衡可能是一个重要的临床问题。例如，Maier 等审查了一个包含 335 名行三柱截骨术患者的大型多中心数据库，并报告称这些患者术后有 17% 的翻修率，其中 34% 的翻修是由于持续的矢状面序列失衡[10]。事实上，正如这些作者所指出的那样，矢状面序列失衡的真实发生率可能更高，因生物力学失败导致需要翻修的患者也有较差的脊柱骨盆序列。这些数据不仅强调了矢状位序列的重要性，也突出了截骨术后序列失衡的问题。脊柱外科医生必须意识到这些问题并了解其治疗原则。

本章介绍了一例 L3 PSO 手术后意外出现矢状面序列重建失败的病例。本病例着重介绍了在先前接受过三柱截骨术的情况下，术前手术计划、术后序列失衡的识别和挽救技术（如骶骨截骨术）的重要性。

病例报告

相关病史和体格检查

患者为一名 65 岁女性，主诉腰痛和腿痛。在前来就诊之前，她接受了 3 次脊柱手术。1977 年，她因腰椎间盘突出症进行了 L5 椎板切除术。1995 年，她因腰椎狭窄接受了 L3-L5 减压融合术。2007 年，

由于持续疼痛，她接受了 L2-L3 减压并延长融合节段。她在 2007 年手术后不久来到我们的诊所，主诉持续的腰痛和腿痛，并且在早上更严重。她给自己疼痛评分为 7 分，并每天服用 3 次羟考酮来控制疼痛。她走路明显前倾，行走不便。体格检查在其他方面没有特殊。影像学检查显示腰椎后凸、躯干前倾和近端交界性后凸（PJK）为 25°（图 29.1a，b）。她有明显的正向矢状面失平衡（SVA，174 mm）和 PI-LL 失衡（77°）。患者存在明显的骨盆和胸椎代偿，即她有明显的骨盆后旋［骨盆倾斜角（PT），46°］和胸椎后凸不足［胸椎后凸角（TK），0°］。当时她的 PI 为 63°（表 29.1）。

手术实施和相关并发症

该病例的矢状面失平衡的程度可能导致严重的功能障碍；患者注意到她无法"站直、行走、和孙子们一起玩耍"。纠正她的矢状位序列失衡需要恢复她的 LL 以匹配她原本的 PI（即较低的 PI-LL）。PI-LL 的正常值为 10°～15°；该患者 PI-LL 为 77°，这意味着需要进行 60° 矫正。如果不进行三柱截骨术即 PSO，是无法达到这种矫正程度的。我们于 2009 年实施了手术。患者接受了 T9-S1 椎体后路融合术，采用 L4 PSO、双侧 L5-S1 椎间孔切除术和 L5-S1 椎体前路腰椎椎间融合术（ALIF）。放置了 S1 螺钉，但未进行髂骨固定。术中失血量为 4000 ml，无重大并发症。

2013 年，我们惊讶地注意到患者再次出现矢状面失平衡（图 29.2a，b）。实施 PSO 后，尽管 LL 从 −14° 提高至 54°，但 PT 和 PI-LL 没有改善（表 29.1）。事实上，SVA 从术前的 174 mm 增加到 193 mm。当试图确定持续性失平衡的原因时，我们发现 PI 从 63° 增加到 106°。计算机断层扫描（CT）显示骶髂关节活动过度；在其中一个轴向切片上发现真空现象（图 29.2d）。

图 29.1 （a）患者于 2007 年在腰椎短融合术后发生腰椎后凸。（b）显示近端交界性后凸近端交界角为 25°

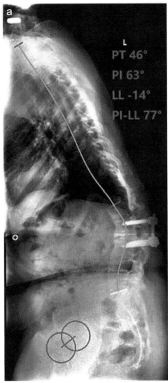

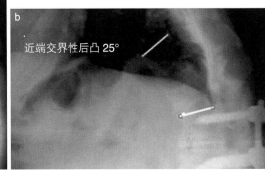

近端交界性后凸 25°

表 29.1 该患者每种情况下的影像学参数

矢状面参数	基准（2007, 图 29.1）	L4 PSO 矫正后（2009, 图 29.2）	骶骨截骨术后（2013, 图 29.4）
PI	66°	103°	83°
PT	48°	48°	33°
SS	19°	55°	50°
LL	−14°	48°	65°
PI-LL	80°	55°	17°
TK	0°	−23°	−36°
SVA	174.17 mm	193.24 mm	53.28 mm

PI：骨盆入射角，PT：骨盆倾斜角，SS：骶骨倾斜角，LL：腰椎前凸角，TK：胸椎后凸角，SVA：矢状面垂直轴。

并发症处理

考虑到患者持续性矢状面失平衡，她选择进行第 5 次手术。然后在 L4-L5 和 L5-S1 处进行骶部补救性截骨术，同时在 L4-L5 和 L5-S1 处进行广泛的中央减压以及广泛的双侧神经松解术。在下腰椎区域（之前的截骨术部位下方）进行压缩，以实现更大的腰椎前凸。移除原有的 S1 螺钉，并用 S2 螺钉替换。考虑到骶髂关节的高度活动性，在每侧放置 2 个髂骨螺钉以加固内固定基础（图 29.3）。翻修时没有相关并发症的记录。

骶骨截骨术显著改善了她的矢状位序列。截骨术使她的 PI 从 103° 降至 62°。因此，PI-LL 从 52° 降低到了 13°，SVA 从 193 mm 改善到 53 mm（图 29.4 和表 29.1）。患者注意到她的健康相关生活质量（HRQOL）显著改善。在 1 年的随访中，她的矢状面序列保持良好（图 29.5）。

讨论

矢状面序列重建失败

退行性改变有可能严重破坏脊柱曲线之间的平衡，导致矢状面失平衡。手术干预（如 Ponte 截骨术

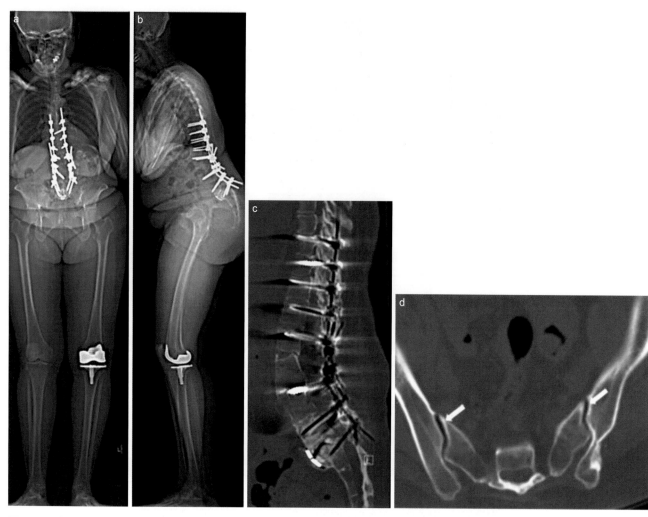

图 29.2 （a,b）在 L4 PSO 后，矢状面失平衡进一步加重为胸椎平背畸形和代偿性膝关节屈曲。（c）矢状面 CT 扫描显示 L4 PSO 和 L5-S1 椎体间融合成功。（d）轴向面 CT 扫描显示骶髂关节出现真空征，提示活动过度

和 PSO）经常用于治疗矢状面失平衡[11]。然而，有证据表明，手术并不总是成功修复到最佳的矢状位序列。最近对 183 名患者的研究表明，只有 32% 的患者术后达到理想的矢状位序列（0＜SVA＜5 cm）[12]。在同一项研究中，42% 的患者术后矢状位持续存在正向平衡，26% 的患者出现过度矫正[12]。即使使用三柱截骨术（允许强力矫正），也可能无法保证术后的平衡。Schwab 等报道 ASD 人群中 PSO 治疗后矢状面序列重建失败率为 18%[13]。

先前的研究表明，恢复 SVA 和 PT 对于改善临床结果至关重要。没有恢复中线对齐可能会导致患者出现疼痛、残疾和行走障碍[6-7, 14]。随着随访时间的延长，重建手术后的翻修率逐渐增加：3 个月随访为 12.3%，1 年随访为 17.6%。鉴于在某些情况下翻修率可能接近 30%，这些翻修可能是由于未能实现和（或）保持重新调整的平衡导致的[10]。

我们展示了一例患者，他接受了包括三柱截骨术在内的手术，并没有恢复理想的矢状位序列。该患者 PI 增加，矢状位持续正向失衡，导致疼痛和残疾。她诉说很难维持平视，尽管存在所有的代偿机制，包括膝关节屈曲、骨盆后倾和胸椎后凸（图 29.2）。

骨盆入射角的变化

PI 表示股骨头（或髋臼）和骶骨之间的关系，这种关系由骶髂关节（SI 关节）的形态决定。由于健康成人的 SI 关节是固定的，因此人们普遍认为 PI 是一个形态学参数，即在骨骼成熟后不会改变。然而，最近一些作者开始质疑这一假设。Legaye 等报道称 60 岁以上患者的 PI 可能会随着年龄的增长而增加[15]。在退行性疾病的情况下，持续的正向矢状面失平衡可能会导致 SI 关节的力矩增加。这个较大的力臂反过来会产生较大的力，从而可能导致 PI 的变

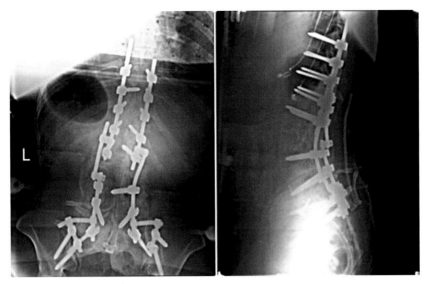

图 29.3　术中图像显示骶骨截骨术后腰骶部翻修手术。在之前的 L4 截骨术部位进行了额外压缩；取下 S1 螺钉，用 S2 翼髂螺钉替换。还进行了每侧 2 个螺钉的额外髂骨固定，以加强内固定

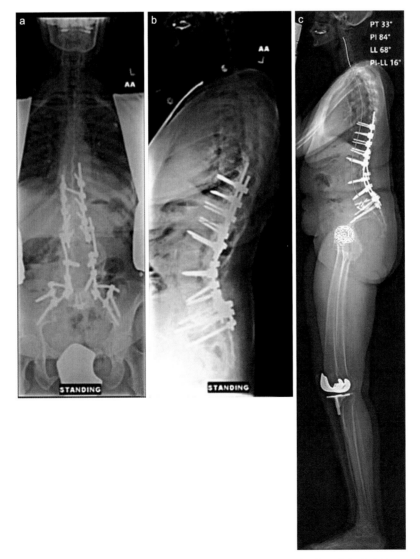

图 29.4　（ a–c ）骶骨截骨术后，匹配的 PI-LL 成功恢复了矢状面序列，并自发改善了膝关节屈曲

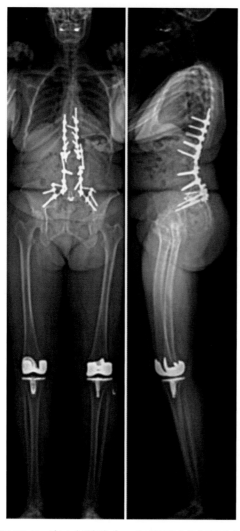

图 29.5 在 1 年随访中，矢状面对齐保持良好

化。畸形手术后 PI 的变化也有报道[16]。Lee 等不仅在 ASD 患者队列中证明了术后 PI 的变化，他们还观察到在没有骨盆固定的患者中，术后 PI 差异明显更大。作者推测，用髂骨螺钉有助于固定骨盆，从而减少 SI 关节的活动。

在该病例中，我们在 L4 进行 PSO 之后没有进行髂骨固定。影像学测量结果（表 29.1）显示，手术后 PI 增加约 40°，从 63° 显著增加到 106°。虽然不可能知道髂骨固定是否会预防这种结果，但可以合理地得出结论，PI 的这种变化是患者矢状面序列重建失败的重要原因。

手术前，我们计划使用 PSO 和 SPO 对 LL 进行 60°~70° 矫正。如果 PI 保持恒定，这将导致 PI-LL 为 10°~20°，这对 65 岁以上患者而言是可接受的目标数值。然而，尽管实现了必要的 LL 矫正（68° 矫正），但由于术后 PI 增加，我们没有实现预期的 PI-LL 匹配。PI 的增加和持续的 PI-LL 不匹配是该患者持续正向矢状面失平衡和功能障碍最可能的原因。

治疗方案

矢状面失平衡是一种复杂的情况，很少有补救方案，特别是在 PSO 过程中。恢复平衡的选择通常因具体情况而异；尝试治疗这些病例的外科医生必须是经验丰富的矫形外科医生，熟悉治疗方案以及潜在的并发症。

ASD 手术后矢状面失平衡最常见的原因是矫正不足[12]。对于这些患者，翻修方案取决于先前的手术以及后路融合块的强度。一般而言，对于矫正不足的患者，可考虑进行额外的截骨术（包括三柱截骨术），以实现充分矫形。然而，对于腰骶后凸或 PI 增加的患者（如本例），使用传统的截骨技术增加 LL 可能不足以恢复矢状面平衡。在这些情况下，骶骨截骨术可能是一种替代方法。

Ondra 首先在一系列骶骨骨折患者中描述了骶骨截骨术[17]，骶骨截骨术也被描述为脊椎前移[18]。Roussouly 最近报道了一系列临床病例，包括 5 名接受骶骨截骨术的脊椎前移患者，并证明了该手术的安全性和有效性[18]。为了进行骶骨截骨术，首先在 S1 进行宽椎板切除术，切除 L5 椎板的下半部分和 S2 椎板的前半部分，根据避免硬膜压迫所需的切除量进行变化。然后识别 S1 椎弓根和椎体后壁。切除 S1 孔的背侧壁，以防止截骨术闭合期间发生撞击。为了在整个过程中能够看到 L5 神经根，还移除了骶骨圆顶和骶骨翼。在保护硬脑膜的情况下，对 S1 椎弓根、椎体和任何剩余的穹窿进行楔形切除，并闭合截骨术。确保截骨术闭合后没有神经压迫至关重要。为了最大限度地提高结构稳定性，通常会放置双侧髂骨螺钉。

骶骨截骨术的生物力学作用是降低 PI。由于脊柱与骨盆的关系"设定"了直立的姿势，PI 的变化会产生许多有趣的影响。例如，在此病例中，PI 的降低也导致 PT 的降低（48°~35°）。这表明患者在手术后骨盆后旋减少，因此恢复了维持矢状面平衡所需的额外代偿储备。

虽然本病例和本章主要关注矫正不足，但也必须承认过度矫正是矢状面矫形失败的重要原因。过度矫正患者最常见的失平衡原因是近端交界性后凸（PJK）和近端交界性失败（PJF）[19]。PJK 的外科治疗通常涉及通过内固定向头侧延伸来解决后凸畸形[20, 21]。因此，胸腰椎交界处的 PJK 通常需要将内固定延伸至胸椎，而颈胸交界处的 PJK 需要延伸至颈椎。治疗这些问题还经常需要行后路截骨术

（Smith-Petersen 截骨术）来矫正后凸畸形。尽管目前还没有广泛接受的预防 PJK 的方法，但 Kebaish 等认为在内固定水平上位及其邻近椎骨上方行预防性椎体成形术可以减少 PJF 的发生[21]。

避免矢状面矫形失败的建议

最佳的矢状位矫形使患者的头部位于骨盆上方，恢复水平凝视，并重建符合人体工程学的站立姿势，从而改善功能并减少疼痛。评估矢状面重新排列的影像学参数包括 SVA、PT 和 PI-LL[22]。Jackson 和 Hales 将最佳矢状面平衡定义为 SVA＜50 mm[23]。达到这一目标可能需要对每个患者进行不同程度的矫正。患者需要的矫正量取决于患者的形态学参数、代偿能力以及计划矫正骨盆和其他脊柱曲线之间的协调性。因此，术前计划是处理这些病例的关键步骤。建议采用以下步骤进行系统有效的手术规划。

确定矢状面失平衡的始动因素

确定矢状面序列失衡的驱动因素是矢状面评估和手术计划的基本组成部分。根据 Kim 的研究，腰椎前凸丢失被认为是退行性人群矢状面序列失衡的主要驱动因素[24]。根据种族、骨盆形态等，各种研究中都描述了 LL 的标准值，范围为 30°~80°[25]。LL 损失应始终通过脊柱骨盆失匹配概念（PI-LL 失匹配）进行量化，该概念将腰椎曲线与骨盆形态联系起来，并缩小了正常 LL 的范围[26-28]。PI-LL 失匹配的常见阈值在 10° 以内；然而，10° 规则没有考虑与年龄相关的变化。最近，Lafage R 等提出了年龄调整的脊柱骨盆对齐目标，这可以改善手术计划，而不会有过度矫正的风险。基于年龄特定（小于 35 岁）的标准理想的 ODI 的 PI-LL 失匹配是 −11.3°，每间隔 10 年约增加 5°，55~64 岁的受试者为 8.3°，65~74 岁的受试者为 13.4°，75 岁以上的受试者为 20.2°。将 PI-LL 恢复到正常值是重建脊柱序列的常用方法。然而，这仅适用于矢状面退变与腰椎不相关的情况。该技术不能应用于 PI 值极端的患者或胸腰椎排列异常的患者。对于胸椎或胸腰椎排列异常的病例，Schwab 等提出了另一个简单公式来确定理想的 LL，该公式适用于骨盆形态和胸椎后凸：LL =½（PI +TK）+ 10[29]。

代偿机制分析

代偿机制是患者对矢状面失平衡加重的渐进性反应[30]。在轻度正向矢状面失平衡后，患者通常开始出现代偿机制。这些机制可能从脊柱的柔性部分开始，向远端移动到臀部和下肢[31]。患者使用这些动作来对抗重心向前或向后的平移。代偿机制的例子包括胸椎变直、骨盆后旋、骨盆后移（骨盆移位）以及膝盖和脚踝屈曲[32]。这些代偿机制对患者的日常活动产生重大影响，并导致维持直立姿势需要消耗大量能量。虽然外科干预通常侧重于序列失衡的始动因素，但理解和关注这种代偿性级联效应很重要。成功的手术复位将使脊柱骨盆序列对齐最优化，并"重置"代偿机制。例如，在我们的患者中，最终手术（骶骨截骨术）导致了 PT 降低。

使用软件和公式进行手术计划

虽然我们强调了上面两个最佳脊柱序列的公式，即 PI-LL ＜10° and LL = ½（PI + TK）+ 10，但这些公式通常更难应用于更复杂的情况（例如我们的骶骨截骨术）。对于这些复杂的情况，可以使用三角公式进行规划，不过通常会很麻烦[33]。在过去 10 年中出现了专门的外科成像软件，可以大大简化术前分析和手术计划。这种演变正在取代历史技术，例如基于外科医生经验的评估、纸张追踪剪切技术和通用图像编辑器。最近的一项研究表明，没有软件工具的外科医生只能在 42% 的时间内预测脊柱复位手术的结果，88% 的外科医生认为使用软件进行计划很重要。Akbar 等提出在截骨术规划和矫正计算中使用专用软件的实用和系统方法[34]。Lafage R 等最近在测量脊柱骨盆参数时使用前瞻性数据库验证了这种基于软件的方法[35]。这些工具能够使手术计划标准化，减少手术可变性，并提高手术效率，为 ASD 患者提供手术干预的最佳实践。

截骨术原理：技术和水平

尽管外科手术计划软件提供了巨大的帮助，但在计划时也应记住一些规则。截骨技术通常取决于所需的矫正量和前柱的状态。PSO 在之前接受过手术且存在非常大的后部骨痂的患者中是优选的，如果椎间盘间隙在后路松解可移动，则 SPO 和 TLIF 更为有利。Schwab 提出了一种系统的、基于解剖学的截骨术分级[36]。该分类提供了 6 个等级的切除，反映了不稳定程度的增加，以及潜在的角度矫正能力（表 29.2）。

关于节段和程度，Ferrero 等报道，当试图使 PT 正常化时，需要考虑沿着脊柱的截骨位置。当截骨

表 29.2 Schwab 截骨分级

	解剖切除	描述	手术入路调整	每节段矫正
1 级	部分关节突关节	在给定的脊柱水平切除上下关节面和关节囊	A/P（前路软组织松解术联合后路切除术） P（仅后入路）	5°～10°
2 级	全部关节突关节	给定脊柱节段的上下关节面全部切除，并完全切除黄韧带；脊椎的其他后方结构，包括椎板和棘突也可以切除	A/P（前路软组织松解术联合后路切除术） P（仅后入路）	5°～10°
3 级	椎弓根 / 部分椎体	部分楔形切除椎体后段和一部分后方椎体元件	A（前路松解） P（后路松解） A/P（两者均有）	20°～40°
4 级	椎弓根 / 部分椎体 / 椎间盘	通过更大范围楔形切除包括后椎体的主要部分和后部元件，并且包括切除相邻椎间盘的至少一部分终板	A（前路松解） P（后路松解） A/P（两者均有）	35°～50°
5 级	完整椎体和椎间盘	完全切除椎骨和两个相邻椎间盘（胸部肋骨切除）	A（前路松解） P（后路松解） A/P（两者均有）	自由操控
6 级	多节椎体和椎间盘	切除一节以上的完整椎骨和相邻椎间盘。5 级切除并附加相邻椎体切除	A（前路松解） P（后路松解） A/P（两者均有）	自由操控

术更靠近尾部时，PT 的减少更大，因此截骨节段以及矫正程度与 PT 的变化相关。同样重要的是，我们需要考虑腰椎 PSO 术后未融合的节段可能会变得更加后凸。例如，Lafage 等据报道，腰椎 PSO 术后未融合的胸椎 TK 增加了 13°[37]。这种现象更常见于 PI 较高、术前矢状面失平衡较大、矫正程度较大和年龄较大的患者。

骨盆固定：骶骨保护器

在我们的病例中，矫形失败的一个可能原因是在未行骨盆固定的情况下终止于骶骨。骨盆固定的适应证已从高度滑脱和骶骨病理性改变（如骨折和肿瘤）发展为长节段固定的常见技术，尤其是在 ASD 中。一般来说，我们建议在任何具有长后路内固定（L2-L5 或 S1 以上）的患者和任何具有腰骶关节（L5-S1）假关节危险因素的患者中进行骨盆固定。对于下腰椎（L4 或 L5）的三柱截骨术（PSO 或脊柱切除术）患者，也应计划骨盆固定，以维持远端固定点并获得额外的固定强度。Lee 等在最近的一项研究中提出了这一概念，他们发现用髂骨螺钉固定骨盆可以防止 ASD 患者 PI 矫正的改变[16]。这些作者认为骶骨内固定可能导致 SI 关节的过度活动。他们建议用髂骨固定来对抗这种过度活动。

用髂骨螺钉固定骨盆后的一个常见并发症是植入物突出造成疼痛。增加对髂嵴切除和髂骨螺钉头深度固定的关注可能会解决这个问题。此外，也有学者报道了骨盆固定的串联技术。使用 S2 起点[38-39]放置 S2 翼髂螺钉。该技术还允许内侧起始点与 S1 插入点对齐，从而可以使用纵向杆直接连接骶骨和骨盆锚固，而不需连接器。

要点总结

- 三柱截骨术后矫形失败很常见，而且在 ASD 人群中情况复杂。
- 必须借助基本数学公式和软件来进行手术规划以避免不良的临床结局。
- 确定失平衡的始动因素和代偿机制的级联是手术计划的重要组成部分
- 对使用长节段内固定或下腰椎三柱截骨术的患者，强烈建议进行骨盆固定。这可能有助于避免 L5-S1 假关节，增加固定点的数量，并保持 PI。
- 尽管 PI 被认为是一个形态学参数，但如果不进行髂骨固定，PI 可能会发生变化。

（Hongda Bao, SravishtIyer, Frank J. Schwab 著
周潇逸 译 焦 坤 审校）

参考文献

1. Robin GC, Span Y, Steinberg R, et al. Scoliosis in the elderly: a follow-up study. Spine (Phila Pa 1976). 1982;7:355–9. doi:10.1097/00007632-198207000-00005.

2. Grevitt M, Khazim R, Webb J, et al. The short form-36 health survey questionnaire in spine surgery. J Bone Joint Surg Br. 1997;79:48–52.

3. Schwab FJ, Dubey A, Gamez L, et al. Adult scoliosis: prevalence, SF-36, and nutritional parameters in an elderly volunteer population. Spine (Phila Pa 1976). 2005;30:1082–5.

4. Schwab FJ, Lafage V, Farcy J-PP, et al. Predicting outcome and complications in the surgical treatment of adult scoliosis. Spine (Phila Pa 1976). 2008;33:2243–7. doi:10.1097/BRS.0b013e31817d1d4e.

5. McCarthy I, Bess RS, Line B, et al. Calculating and defining minimally important clinical difference (MCID) and substantial clinical benefit (SCB) values for adult spinal deformity (ASD): a robust methodology for consistent data reporting. The Spine Journal. 2013;13(9):S75. doi:10.1016/j.spinee.2013.07.209.

6. Lafage V, Schwab F, Patel A, et al. Pelvic tilt and truncal inclination: two key radiographic parameters in the setting of adults with spinal deformity. Spine (Phila Pa 1976). 2009;34:E599–606. doi:10.1097/BRS.0b013e3181aad219.

7. Nielsen D, Hansen L, Dragsted C, et al. Clinical correlation of SRS-Schwab Classification with HRQOL Measures in a Prospective Non-US Cohort of ASD Patients. International Meeting on Advanced Spine Techniques (IMAST), July 16–19; 2014.

8. Bridwell KH, Glassman S, Horton W, et al. Does treatment (nonoperative and operative) improve the two-year quality of life in patients with adult symptomatic lumbar scoliosis: a prospective multicenter evidence-based medicine study. Spine (Phila Pa 1976). 2009;34:2171–8. doi:10.1097/BRS.0b013e3181a8fdc8.

9. Smith JS, Shaffrey CI, Berven S, et al. Improvement of back pain with operative and nonoperative treatment in adults with scoliosis. Neurosurgery. 2009;65:86–93. discussion 93–4. doi:10.1227/01.NEU.0000347005.35282.6C.

10. Maier S, Smith JS, Schwab FJ, et al. Revision surgery after three-column osteotomy in 335 adult spinal deformity patients: inter-Center variability and risk factors. Spine (Phila Pa 1976). 2014;39:881–5. doi:10.1097/BRS.0000000000000304.

11. Diebo B, Liu S, Lafage V, Schwab F. Osteotomies in the treatment of spinal deformities: indications, classification, and surgical planning. Eur J Orthop Surg Traumatol. 2014;24(Suppl 1):S11–20. doi:10.1007/s00590-014-1471-7.

12. Blondel B, Schwab FJ, Bess S, et al. Posterior global malalignment after osteotomy for sagittal plane deformity: it happens and here is why. Spine (Phila Pa 1976). 2013;38:E394–401. doi:10.1097/BRS.0b013e3182872415.

13. Schwab FJ, Patel A, Shaffrey CI, et al. Sagittal realignment failures following pedicle subtraction osteotomy surgery: are we doing enough? Clinical article. J Neurosurg Spine. 2012;16:539–46. doi:10.3171/2012.2.SPINE11120.

14. Mac-Thiong J-M, Transfeldt EE, Mehbod AA, et al. Can c7 plumbline and gravity line predict health related quality of life in adult scoliosis? Spine (Phila Pa 1976). 2009;34:E519–27. doi:10.1097/BRS.0b013e3181a9c7ad.

15. Jean L. Influence of age and sagittal balance of the spine on the value of the pelvic incidence. Eur Spine J. 2014;23:1394–9. doi:10.1007/s00586-014-3207-0.

16. Lee J-H, Na K-H, Kim J-H, et al. Is pelvic incidence a constant, as everyone knows? Changes of pelvic incidence in surgically corrected adult sagittal deformity. Eur Spine J. 2015. doi:10.1007/s00586-015-4199-0.

17. Hsieh PC, Ondra SL, Wienecke RJ, et al. A novel approach to sagittal balance restoration following iatrogenic sacral fracture and resulting sacral kyphotic deformity. Technical note. J Neurosurg Spine. 2007;6:368–72. doi:10.3171/spi.2007.6.4.15.

18. Bodin A, Roussouly P. Sacral and pelvic osteotomies for correction of spinal deformities. Eur Spine J. 2015;24:72–82. doi:10.1007/s00586-014-3651-x.

19. Lau D, Clark AJ, Scheer JK, et al. Proximal junctional kyphosis and failure following spinal deformity surgery: a systematic review of the literature as a background to classification development. Spine (Phila Pa 1976). 2014;39:2093–102. doi:10.1097/BRS.0000000000000627.

20. Hart RA, McCarthy I, Ames CP, et al. Proximal junctional kyphosis and proximal junctional failure. Neurosurg Clin N Am. 2013;24:213–8. doi:10.1016/j.nec.2013.01.001.

21. Kebaish KM, Martin CT, O'Brien JR, et al. Use of vertebroplasty to prevent proximal junctional fractures in adult deformity surgery: a biomechanical cadaveric study. Spine J. 2013;13:1897–903. doi:10.1016/j.spinee.2013.06.039.

22. Schwab FJ, Lafage V, Patel A, Farcy J-P. Sagittal plane considerations and the pelvis in the adult patient. Spine (Phila Pa 1976). 2009;34:1828–33. doi:10.1097/BRS.0b013e3181a13c08.

23. Jackson RP, Phipps T, Hales C, Surber J. Pelvic lordosis and alignment in spondylolisthesis. Spine (Phila Pa 1976). 2003;28:151–60. doi:10.1097/01.BRS.0000041586.19349.36.

24. Kim YB, Kim YJ, Ahn Y-J, et al. A comparative analysis of sagittal spinopelvic alignment between young and old men without localized disc degeneration. Eur Spine J. 2014;23:1400–6. doi:10.1007/s00586-014-3236-8.

25. Vialle R, Levassor N, Rillardon L, et al. Radiographic analysis of the sagittal alignment and balance of the spine in asymptomatic subjects. J Bone Joint Surg Am. 2005;87:260–7. doi:10.2106/JBJS.D.02043.

26. Schwab FJ, Patel A, Ungar B, et al. Adult spinal deformity-postoperative standing imbalance: how much can you tolerate? An overview of key parameters in assessing alignment and planning corrective surgery. Spine (Phila Pa 1976). 2010;35:2224–31. doi:10.1097/BRS.0b013e3181ee6bd4.

27. Schwab FJ, Blondel B, Bess S, et al. Radiographical spinopelvic parameters and disability in the setting of adult spinal deformity: a prospective multicenter analysis. Spine (Phila Pa 1976). 2013;38:E803–12. doi:10.1097/BRS.0b013e318292b7b9.

28. Schwab FJ, Ungar B, Blondel B, et al. Scoliosis Research Society-Schwab adult spinal deformity classification: a validation study. Spine (Phila Pa 1976). 2012;37:1077–82. doi:10.1097/BRS.0b013e31823e15e2.

29. Schwab FJ, Diebo BG, Smith JS, et al. Fine-tuned surgical planning in adult spinal deformity: determining the lumbar lordosis necessary by accounting for both thoracic kyphosis and pelvic incidence. Spine J. 2014;14:S73. doi:10.1016/j.spinee.2014.08.189.

30. Obeid I, Hauger O, Aunoble S, et al. Global analysis of sagittal spinal alignment in major deformities: cor-

relation between lack of lumbar lordosis and flexion of the knee. Eur Spine J. 2011;20(Suppl 5):681–5. doi:10.1007/s00586-011-1936-x.

31. Diebo BG, Ferrero E, Lafage R, et al. Recruitment of compensatory mechanisms in sagittal spinal malalignment is age and regional deformity dependent: a full-standing axis analysis of key radiographical parameters. Spine (Phila Pa 1976). 2015;40:642–9. doi:10.1097/BRS.0000000000000844.

32. Barrey C, Roussouly P, Perrin G, Le Huec J-C. Sagittal balance disorders in severe degenerative spine. Can we identify the compensatory mechanisms? Eur Spine J. 2011;20(Suppl 5):626–33. doi:10.1007/s00586-011-1930-3.

33. Ondra SL, Marzouk S, Koski T, et al. Mathematical calculation of pedicle subtraction osteotomy size to allow precision correction of fixed sagittal deformity. Spine (Phila Pa 1976). 2006;31:E973–9. doi:10.1097/01.brs.0000247950.02886.e5. 00007632-200612010-00024 [pii]

34. Akbar M, Terran J, Ames CP, et al. Use of Surgimap spine in sagittal plane analysis, osteotomy planning, and correction calculation. Neurosurg Clin N Am. 2013;24:163–72. doi:10.1016/j.nec.2012.12.007.

35. Lafage R, Ferrero E, Henry JK, et al. Validation of a new computer-assisted tool to measure spino-pelvic parameters. Spine J. 2015. doi:10.1016/j.spinee.2015.08.067.

36. Schwab F, Blondel B, Chay E, et al. The comprehensive anatomical spinal osteotomy classification. Neurosurgery. 2014;74:112–20; discussion 120. doi:10.1227/NEU.0000000000000182o.

37. Lafage V, Ames C, Schwab FJ, et al. Changes in thoracic kyphosis negatively impact sagittal alignment after lumbar pedicle subtraction osteotomy: a comprehensive radiographic analysis. Spine (Phila Pa 1976). 2012;37:E180–7. doi:10.1097/BRS.0b013e318225b926.

38. Chang T-L, Sponseller PD, Kebaish KM, Fishman EK. Low profile pelvic fixation: anatomic parameters for sacral alar-iliac fixation versus traditional iliac fixation. Spine (Phila Pa 1976). 2009;34:436–40. doi:10.1097/BRS.0b013e318194128c.

39. Zhu F, Bao HD, Yuan S, et al. Posterior second sacral alar iliac screw insertion: anatomic study in a Chinese population. Eur Spine J. 2013;22:1683–9. doi:10.1007/s00586-013-2734-4.

第**30**章 矢状面畸形脊柱切除术（**VCR**）并发症

引言

脊柱疾病概述

成人脊柱畸形（ASD）可导致脊柱序列异常并可能导致疼痛、残疾、神经损伤和（或）功能丧失等各种情况。

这种畸形可能涉及轴状面、冠状面和矢状面的任意组合[1]。ASD 很常见，尤其是在老年人群中。据报道，某些队列中的患病率高达 68%[2-3]。尽管许多 ASD 患者无症状，但越来越多的人认识到，矢状位脊柱骨盆序列失衡可导致严重疼痛、残疾和功能丧失，可能需要手术干预。最近的报告表明，矢状面畸形可作为脊柱侧凸（脊柱后凸畸形）的一个组成部分或单独存在，是导致疼痛和残疾的重要因素[4-8]。

典型表现（症状/体征、体格检查）

矢状面畸形通常会影响老年人，并导致其保持正常直立姿势（头部在骨盆和脚上方）的代偿能力受损。ASD 患者可能伴有背部和腿部疼痛。腿痛可以是神经根性的，也可以由神经源性跛行引起。检查应首先对患者仰卧位、站立位、坐姿和行走位的畸形情况进行评估。站立评估可对矢状面和冠状面畸形进行准确的评估。ASD 患者通常会"向前倾斜"，伴有正向矢状面畸形，并可能伴有冠状面躯干偏移。矢状位序列正向偏移可能与代偿性骨盆后旋有关，以帮助将头部越过骨盆，可通过臀部扁平进行识别。在更严重的畸形患者中，站立或行走时可能伴有髋关节和膝关节屈曲。长期可能导致屈曲挛缩[9]。

治疗方案

ASD 手术的具体适应证包括顽固性背痛和（或）腿痛、有记录的侧凸进展和（或）进行性神经功能障碍[4-5, 10]。对患有复杂多平面畸形的患者，手术目标通常包括神经减压和局部与整体序列的恢复[1]。

矢状面畸形这一通常导致疼痛和残疾的始动因素对 ASD 患者群体非常重要。鉴于我们目前对关键脊柱骨盆参数（矢状面垂直轴 [SVA]、骨盆倾斜角 [PT] 以及骨盆入射角和腰椎前凸角 [PI-LL] 不匹配）与健康相关生活质量（HRQOL）之间关系的理解，这些参数应纳入手术策略的制订中。具体的调整目标包括 SVA < 50 mm，PT < 22°，PI-LL 失匹配在 10° 内[4-5, 11]。最近的证据表明，这些参数的目标值因年龄而异，应根据不同患者适当调整目标值[9, 15]。

对于许多外科医生来说，后路手术已成为治疗退行性胸腰椎畸形的首选方法。这种方法通常需要从胸椎到骶骨的椎弓根螺钉固定，并放置髂骨或骶髂螺钉。在下方节段使用后柱截骨术（PCO）和经椎间孔腰椎椎间融合术（TLIF）有助于纠正脊柱曲度和恢复节段前凸，并提供神经的直接和间接减压[9]。畸形手术的一个重要原则是充分松解骨和软组织，以使脊柱在没有过度用力的情况下重新排列，并促进融合。截骨包括从部分小关节切除到三柱截骨，包括经椎弓根截骨术（PSO）和脊柱切除术（VCR）[13-14]。VCR 除了移除整个椎体和相邻椎间盘外，还需要完全切除后部结构。通常用于严重的局灶性冠状 / 矢状面畸形，而这些畸形无法通过不太激进的截骨术得到满意的治疗。VCR 矢状面矫正可达 45°，同时可使冠状面重新排列。这是技术上最具挑战性的截骨术，并且并发症风险最高[15-23]。

病例报告

相关病史和体格检查

患者是一名 59 岁的男性，患有腰椎退行性后凸畸形，伴有背痛、神经源性跛行和下肢神经根疼痛。该患者之前进行过多次脊柱手术，包括 5 年前的 L3-L4 使用重组人骨形态发生蛋白 2（rhBMP-2）的减压非固定融合。在就诊前的 2 年里，患者出现背痛和下肢神经根疼痛加重，并且难以保持直立姿势。在就诊时，患者的主诉是严重的左腿根性痛，比右腿严重，比右腿严重，从臀部放射到大腿前部，再放射到膝盖，呈 L3-L4 分布，以及进行性行走困难。多种非手术治疗措施包括止痛药、物理治疗和选择性神经根阻滞，都未能改善其疼痛或功能。在体格检查中，他表现出前屈的姿势和步态，并伴有代偿性膝关节屈曲，没有固定挛缩的迹象。他能够用脚跟和脚趾走路，没有明显困难。他的髋关节屈曲、膝关节伸展、踝关节背屈、足底屈曲或脚趾伸展的肌力在两下肢均为 5/5 级。没有感觉障碍，反射对称，无长束征。

影像学表现

站立位全脊柱片显示退行性脊柱后凸畸形，伴有严重的矢状位脊柱骨盆失平衡（图 30.1）。侧位站立位片显示明显的正向整体矢状面失平衡，由于胸腰段交界处脊柱后凸和腰椎前凸丢失，C7-S1 SVA 为 +21.7 cm。胸椎后凸测量为 56°（T5-T12），T9-T10 水平上的角后凸为 36°，这是由于该节段的局灶塌陷和自发融合导致的。脊柱骨盆参数包括腰椎前凸角（LL）40°，骨盆入射角（PI）64°，PT 30°，PI-LL 失匹配 20°。在冠状面上，患者存在左侧侧凸（Cobb 角 29°，从 T12 到 L3 测量，顶点位于 L2）和代偿性胸弯。冠状位 C7 铅锤线位于骶骨中心铅垂线（CSVL）左侧 2 cm 处。仰卧支点位 X 线片显示胸椎后凸比较僵硬，在支点上矫正至 54°。

CT 脊髓造影显示 L2-L3 和 L3-L4 节段严重中央和椎间孔狭窄，由于背侧骨组织过度生长，以及严重的椎间盘和终板侵蚀性改变，L3 上方 L2 椎体前向倾斜和 L4 上方 L3 椎体后向倾斜，导致脊髓造影完全阻滞。在胸椎中，T9-T10 水平显示局灶性后凸、自发融合以及神经根黏附于椎体后壁。

手术实施

患者有复发性腰椎管狭窄的症状，以及继发于

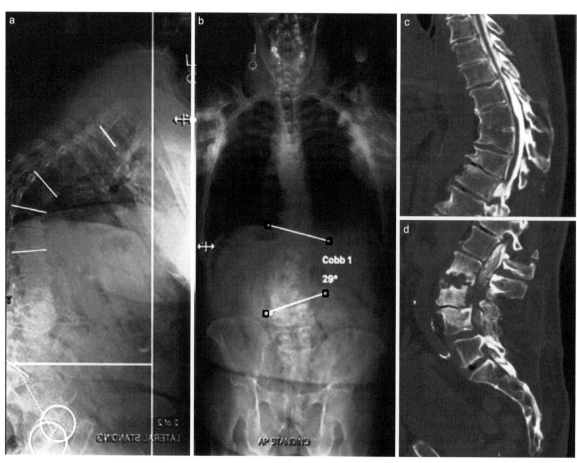

图 30.1　术前 X 线片包括全长站立侧位 X 线片（a）和后前位片（b），显示退行性脊柱后凸畸形，伴有严重的矢状位脊柱骨盆失平衡。胸椎（c）和腰椎（d）的 CT 脊髓造影显示 T9–T10 水平的局灶性脊柱后凸，伴有自体融合及严重的中央和椎间孔狭窄，腰椎完全脊髓造影阻滞

腰椎退行性侧凸和僵硬的胸腰椎后凸的严重矢状位脊柱骨盆失平衡。患者接受了T4-骶骨内固定和融合，从L3至L5进行了翻修减压，并使用了额外的髂骨钉固定。在L2-L3和L5-S1进行经椎间孔腰椎椎间融合（TLIF），以帮助恢复椎间盘高度，确保L2-L3水平的充分神经减压，并促进腰骶交界处的融合。进行T10 VCR治疗胸腰椎交界处的成角畸形。

从T4水平暴露到骶骨后，除了T10椎骨、畸形顶点和VCR的计划位置外，利用解剖标志和透视置入椎弓根螺钉。然后置入双侧髂骨螺钉。接下来，在L2-L3和L5-S1水平进行TLIF。在L5-S1水平，在彻底切除椎间盘后，沿着前纵韧带放置一半大的rhBMP-2海绵（6 mg rhBMP-2），然后放置14 mm×30 mm的月牙形钛融合器，该融合器填充有髂嵴骨移植物，然后锤击到位。在L2-L3水平，沿着前纵韧带放置一半大的rhBMP-2海绵（6 mg rhBMP-2），并将填充有髂嵴骨移植物的12 mm×30 mm月牙形钛融合器锤击到位。接下来，在T10层面进行VCR。暴露出一段6 cm的肋骨，并在T10水平处切除双侧肋椎关节，然后移除整个待切除节段的后部结构。在放置临时棒的情况下，将T10椎体的椎弓根和侧面与T9-T10和T10-T11椎间盘一起移除，同时保留后皮质作为前皮质骨的薄边缘。然后将临时棒移到对侧，移除椎体的其余部分。在后壁敲击器的帮助下移除剩余的后椎壁。在用髂嵴骨移植填充后，将一个18 mm高的VCR钛笼放置在椎体切除术缺损处。将一块大的rhBMP-2海绵（12 mg rhBMP-2）分成条，并沿T10水平放置在笼的任一侧。轻轻按压融合器，以缩短后柱，并确保椎间融合在VCR缺损内有足够的骨贴合。接下来，确定5.5 mm钴铬（CoCr）棒的长度，并将其放置在T4至髂骨的空间中。在腰椎和胸腰椎交界处进行节段压缩，以便于矫正畸形。将另外3块大的rhBMP-2海绵（36 mg rhBMP-2）从T4放置到骶骨，用于后外侧和后外侧关节融合。将局部骨移植、残余肋骨骨移植和60 cc皮质松质同种异体骨混合在一起，并放置在T4和骶骨之间的rhBMP-2海绵上。

患者对手术耐受性良好，术后评估显示神经功能完好。出院前，我们拍摄了站立位全长X线片，显示整体矢状位和冠状位序列显著改善（图30.2）。

并发症的详细描述

手术后，患者明显康复，在康复护理医院短暂停留后出院回家。患者的神经根疼痛得到缓解，背部疼痛逐渐好转，姿势也有了显著改善。8个月后的常规随访影像显示右侧棒有两处断棒，一处位于VCR水平面，另一处位于紧邻下方的水平面（图30.3）。尽管患者无症状，但断棒的位置在VCR部位，如果对侧棒断裂，可能会引起不稳定、进行性后凸和（或）神经损伤。需要进行手术以修正和加强内固定并增强融合。

在翻修手术期间，先前的内固定从T7至L1双侧暴露。右侧棒在T9椎弓根螺钉下方以及T11和T12椎弓根螺钉之间断裂。移除此断开的节段，将之前的融合块完全暴露，发现T9和T11之间只有一小部分纤维连接。移除所有软组织，将这一区域彻底去皮质。左侧的完整棒用横连结的辅助棒加固。在T8和T9之间以及T11和T12之间放置一个侧对侧连接器，并将一个5.5 mm的CoCr棒折弯并放置横跨这些连接器。通过在近端和远端断棒部位放置端对端连接器和一根5.5 mm CoCr棒以跨越该段，修正了右侧断棒段的间隙。两个额外的侧对侧连接器放置在端对端连接器的远端，用于额外的5.5 mm CoCr辅助棒，以加固左侧棒。将T8和L1之间的后部结构彻底去皮质，将一块大的rhBMP-2海绵（12 mg rhBMP-2）放置在这些去皮质的表面上，以及30 cc的皮质松质同种异体骨。患者对手术的耐受性很好，术后过程顺利。在康复医院短暂停留后，患者出院回家，恢复良好，无并发症。

患者继续康复，在翻修手术后6个月（初次手术后14个月）突然出现腰痛和下肢神经根疼痛。当时的影像显示L5-S1处的双侧棒断棒，一个髂骨螺钉断裂，矢状面和冠状面序列情况恶化（图30.4）。

并发症处理

在腰骶交界处出现新的内固定断裂和假关节，患者被送回手术室进行第二次翻修。

此时，先前的融合块完全暴露，特别是腰椎区域。发现L5和S1螺钉轻微松动，并更换为更长和更大直径的螺钉。取出断裂的右髂螺钉，并用更大的（9.5 mm×90 mm）螺钉替换。左髂螺钉也被移除，并用更大的（9.5 mm×90 mm）螺钉替换。所有潜在的假关节区域都用高速磨钻去除所有软组织，并去除骨皮质。在左侧，仔细放置一根6.0 mm的CoCr plus（超强度）棒。这是从S1开始引入螺钉头，然后逐渐悬臂就位，直至T4螺钉。冠

图 30.2 术后 X 线片，包括全长站立侧位 X 线片（a）和后前位片（b），显示整体矢状位和冠状位序列显著改善

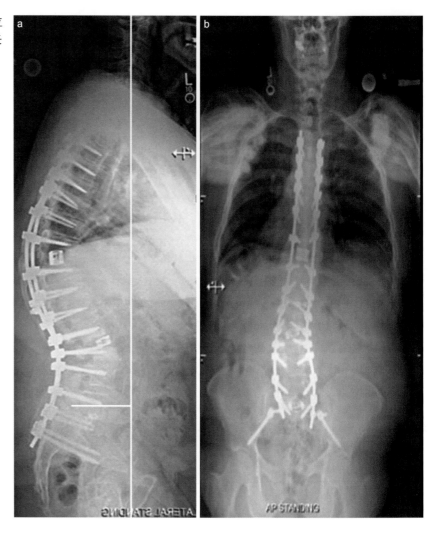

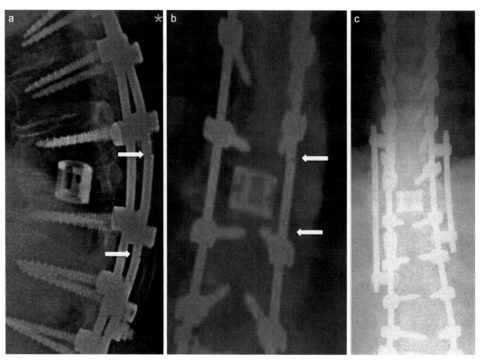

图 30.3 侧位（a）和后前位（b）X 线片显示 VCR 水平和下方水平有两处右侧棒断裂。术后前后位片（c）是在使用 2 个额外的辅助棒横跨 VCR 部位进行翻修后拍摄的

图30.4　侧位全长X线片（a）显示腰骶交界处的双侧棒断裂和矢状面失平衡恶化。腰骶交界处的侧位（b）和后前位（c）片显示L5-S1水平的双侧棒断裂和右侧髂螺钉断裂

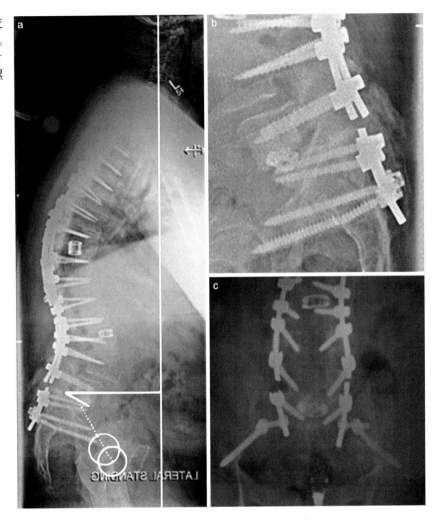

状面折弯用于塑造脊柱轮廓，以矫正右侧冠状畸形，原位折弯用于提供额外的前凸。在右侧，放置第二根6.0 mm钴铬超高强度棒并用悬臂梁技术安装到位。2个主棒就位后，再放置2个6.0 mm CoCr辅助棒，以横跨腰骶关节和VCR部位。使用高速钻头从T4至S1去除后方骨皮质。放置4块大的rhBMP-2海绵（48 mg rhBMP-2），L4和骶骨之间有2块海绵，其余的切成条状，放置在T4和L4之间。接下来，将约30 cc的颗粒骨移植物与60 cc的皮质松质同种异体骨和2 g的万古霉素粉混合，并从T4放置到骶骨。

预后

在1年的随访中，患者临床表现良好。影像学结果显示脊柱序列稳定对齐，无内固定断裂迹象（图30.5）。他的神经根疼痛已经缓解，背痛正在慢慢好转，神经系统仍然完好无损。

讨论

断棒是复杂脊柱重建后最常见的内固定失败。在生物融合过程进展到牢固的骨结合之前，纵向棒必须保持结构完整性。棒的断裂通常发生在高机械应力区域，包括三柱截骨部位或长段融合后的腰骶关节。断棒通常是长节段脊柱融合后延迟愈合或假关节的结果；然而，它们可能发生在具有显著生物力学应力的区域（包括三柱截骨部位）的较早时间点。

已经确定了许多导致棒断裂的危险因素。Smith等的一项前瞻性多中心评估发现，9%的ASD患者发生了断棒；在接受PSO治疗的患者中，这一比例增加到22%。在后者中，91%的患者在PSO部位或附近发生断棒。本研究中发现的其他危险因素包括高龄、体重指数升高和严重的正向矢状面排列不良。更大程度的矫形和残余畸形的存在也被确定为内固定失败的危险因素[24-25]。

图 30.5　最终的术后侧位（a）和后前位（b）片显示，使用横跨 VCR 部位和腰骶交界处的辅助杆，矢状位对齐有所改善

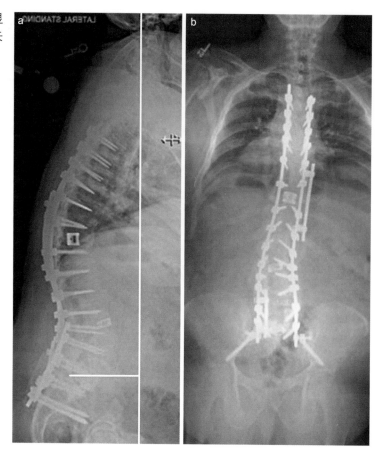

生物力学研究已经确定了可能导致断棒的因素，包括棒折弯的严重程度和棒材料的选择。据报道，棒的大幅度折弯极大地限制了疲劳寿命，使用法国弯棒器等设备进行加工的棒，以及具有极端角度弯曲的杆（如 PSO 处），其疲劳寿命显著缩短[26]。许多人认为，在畸形矫正应用中，CoCr 棒在生物力学上优于钛棒；然而，有关植入失败率的临床研究尚无定论。Smith 等报道，在 ASD 后路融合患者中，CoCr 结构与钛结构相比，棒断裂率降低的趋势并不明显[25]。Slivka 等的耐久性测试表明，CoCr 棒的疲劳寿命比钛和不锈钢都高出 25%[27]。此外，CoCr 已被证明可以抵抗三点法式弯棒器在杆轮廓成形过程中产生裂口的影响[27-28]。

人们已经开发了许多策略来减轻对棒的机械需求以减少断棒的发生率。使用多棒结构、CoCr 棒和椎间融合器等技术是有效的。Hyun 等回顾性评估了三柱截骨病例中的断棒，该研究采用了贯穿截骨部位的多棒结构[29]。研究显示，截骨部位的断棒明显减少，在至少 2 年的随访中，患者需要的翻修手术也明显减少。与传统的一次棒结构相比，多棒结构

已证明一次棒断裂率降低。同样，Smith 等进行的亚组比较显示，在 PSO 病例的 1 年随访中，当放置补充卫星棒横跨截骨部位时，没有发生棒断裂[25]。

本病例说明了关于内固定失败风险因素和预防策略制订的几个重要关键点。在本例中，患者术前有明显的正向矢状面序列失平衡（SVA > 20 cm），伴有固定的胸腰椎后凸。为了实现适当的重新排列，需要使用三柱截骨进行长节段融合，这两个因素都是内固定失败的风险因素。在最初的手术中，使用了双 5.5 mm CoCr 主棒，没有放置卫星棒。横跨极度不稳定的三柱截骨部位的棒会受到显著的生物力学冲击，这可能导致早期内固定失败。几个临床系列研究显示，使用标准双棒结构的三柱截骨早期断棒的发生率很高。

我们目前的做法是使用更大直径的 6.0 mm CoCr 作为主棒，并放置一个额外的卫星棒以跨越三柱截骨部位。在本例中，内固定失败的第二个高危区域是腰骶交界处。几个队列研究表明，延伸至骶骨的长段融合会增加假关节的风险。保护策略包括在腰骶交界处进行椎间融合和放置髂骨螺钉。在本例

中，尽管采用了两种预防策略，同时进行了 L5-S1 TLIF 和骨盆固定治疗，但仍发生了断棒和假关节形成。我们针对第二次内固定失败的修复策略包括用 6.0 mm CoCr 棒替换 2 个主棒，并添加横跨 2 个高风险区域的卫星棒。使用侧对侧连接器，将第三根和第四根 6.0 mm CoCr 棒放置在 VCR 部位和腰骶交界处。为了促进骨融合，暴露整个融合区域并彻底去骨，并使用额外的融合基质（包括 rhBMP-2）和集中在腰骶交界处和胸腰椎交界处的同种异体骨。

要点总结

- 尽管在外科技术、器械和生物制剂的融合增强方面取得了进步，但 ASD 长节段融合后断棒仍然很常见。
- 已经确定了许多内固定失败的风险因素，并制订了预防策略，以帮助减少这些并发症的发生。

术前

（1）为恢复整体和局部对齐，制订个性化的手术计划。

（2）采取所有促进骨愈合的方法，包括：

- 优化营养状况和骨骼健康；
- 停止所有烟草制品；
- 尽量减少抗炎药的使用；
- 考虑使用骨生物制剂。

术中

（1）对于长节段融合，我们现在通常使用 6.0 mm CoCr 或 5.5 ~ 6.0 mm 锥形 CoCr 棒作为主棒。

（2）考虑在所有三柱截骨位置上放置第三个甚至可能第四个卫星棒。

（3）对于骶骨的长节段融合，应考虑在腰骶交界处进行椎间融合。

（4）对于长节段融合，考虑在腰骶交界处放置卫星棒。

（5）对于无禁忌证的患者，考虑使用 rhBMP-2 进行长节段融合。

（6）通过仔细彻底去除所有骨皮质，优化融合面。

术后

（1）定期例行随访并进行影像学检查。

（2）始终警惕发生内固定失败的可能性，尤其是在背痛反复或恶化或出现新的神经根性症状的情况下。

（John C. Quinn, Avery L. Buchholz, Justin S. Smith, Christopher I. Shaffrey 著　周潇逸 译　焦　坤 审校）

参考文献

1. Smith JS, Shaffrey CI, Fu KM, Scheer JK, Bess S, Lafage V, et al. Clinical and radiographic evaluation of the adult spinal deformity patient. Neurosurg Clin N Am. 2013;24(2):143–56.
2. Schwab F, Dubey A, Gamez L, El Fegoun AB, Hwang K, Pagala M, et al. Adult scoliosis: prevalence, SF-36, and nutritional parameters in an elderly volunteer population. Spine (Phila Pa 1976). 2005;30(9):1082–5.
3. Schwab FJ, Smith VA, Biserni M, Gamez L, Farcy JP, Pagala M. Adult scoliosis: a quantitative radiographic and clinical analysis. Spine (Phila Pa 1976). 2002;27(4):387–92.
4. Schwab FJ, Blondel B, Bess S, Hostin R, Shaffrey CI, Smith JS, et al. Radiographical spinopelvic parameters and disability in the setting of adult spinal deformity: a prospective multicenter analysis. Spine (Phila Pa 1976). 2013;38(13):E803–12.
5. Smith JS, Lafage V, Shaffrey CI, Schwab F, Lafage R, Hostin R, et al. Outcomes of operative and non-operative treatment for adult spinal deformity: a prospective, multicenter, propensity-matched cohort assessment with minimum 2-year follow-up. Neurosurgery. 2016;78(6):851–61.
6. Smith JS, Shaffrey CI, Glassman SD, Berven SH, Schwab FJ, Hamill CL, et al. Risk-benefit assessment of surgery for adult scoliosis: an analysis based on patient age. Spine (Phila Pa 1976). 2011;36(10):817–24.
7. Glassman SD, Bridwell K, Dimar JR, Horton W, Berven S, Schwab F. The impact of positive sagittal balance in adult spinal deformity. Spine (Phila Pa 1976). 2005;30(18):2024–9.
8. Glassman SD, Berven S, Bridwell K, Horton W, Dimar JR. Correlation of radiographic parameters and clinical symptoms in adult scoliosis. Spine (Phila Pa 1976). 2005;30(6):682–8.
9. Ailon T, Smith JS, Shaffrey CI, Lenke LG, Brodke D, Harrop JS, et al. Degenerative spinal deformity. Neurosurgery. 2015;77(Suppl 4):S75–91.
10. Smith JS, Shaffrey CI, Berven S, Glassman S, Hamill C, Horton W, et al. Improvement of back pain with operative and nonoperative treatment in adults with scoliosis. Neurosurgery. 2009;65(1):86–93. discussion -4
11. Liu S, Schwab F, Smith JS, Klineberg E, Ames CP, Mundis G, et al. Likelihood of reaching minimal clinically important difference in adult spinal deformity: a comparison of operative and nonoperative treatment. Ochsner J. 2014;14(1):67–77.

12. Smith JS, Klineberg E, Schwab F, Shaffrey CI, Moal B, Ames CP, et al. Change in classification grade by the SRS-Schwab adult spinal deformity classification predicts impact on health-related quality of life measures: prospective analysis of operative and nonoperative treatment. Spine (Phila Pa 1976). 2013;38(19):1663–71.

13. Cho KJ, Bridwell KH, Lenke LG, Berra A, Baldus C. Comparison of Smith-Petersen versus pedicle subtraction osteotomy for the correction of fixed sagittal imbalance. Spine (Phila Pa 1976). 2005;30(18):2030–7. discussion 8

14. Hassanzadeh H, Jain A, El Dafrawy MH, Ain MC, Mesfin A, Skolasky RL, et al. Three-column osteotomies in the treatment of spinal deformity in adult patients 60 years old and older: outcome and complications. Spine (Phila Pa 1976). 2013;38(9):726–31.

15. Lenke LG, Sides BA, Koester LA, Hensley M, Blanke KM. Vertebral column resection for the treatment of severe spinal deformity. Clin Orthop Relat Res. 2010;468(3):687–99.

16. Papadopoulos EC, Boachie-Adjei O, Hess WF, Sanchez Perez-Grueso FJ, Pellise F, Gupta M, et al. Early outcomes and complications of posterior vertebral column resection. Spine J. 2015;15(5):983–91.

17. Suk SI, Chung ER, Kim JH, Kim SS, Lee JS, Choi WK. Posterior vertebral column resection for severe rigid scoliosis. Spine (Phila Pa 1976). 2005;30(14):1682–7.

18. Suk SI, Kim JH, Kim WJ, Lee SM, Chung ER, Nah KH. Posterior vertebral column resection for severe spinal deformities. Spine (Phila Pa 1976). 2002;27(21):2374–82.

19. Xie J, Wang Y, Zhao Z, Zhang Y, Si Y, Li T, et al. Posterior vertebral column resection for correction of rigid spinal deformity curves greater than 100 degrees. J Neurosurg Spine. 2012;17(6):540–51.

20. Boachie-Adjei O, Bradford DS. Vertebral column resection and arthrodesis for complex spinal deformities. J Spinal Disord. 1991;4(2):193–202.

21. Bradford DS, Tribus CB. Vertebral column resection for the treatment of rigid coronal decompensation. Spine (Phila Pa 1976). 1997;22(14):1590–9.

22. Lenke LG, Newton PO, Sucato DJ, Shufflebarger HL, Emans JB, Sponseller PD, et al. Complications after 147 consecutive vertebral column resections for severe pediatric spinal deformity: a multicenter analysis. Spine (Phila Pa 1976). 2013;38(2):119–32.

23. Maier S, Smith JS, Schwab F, Obeid I, Mundis G, Klineberg E, et al. Revision surgery after three-column osteotomy in 335 adult spinal deformity patients: inter-center variability and risk factors. Spine (Phila Pa 1976). 2014;39(11):881–5.

24. Yagi M, Patel R, Lawhorne TW, Cunningham ME, Boachie-Adjei O. Adult thoracolumbar and lumbar scoliosis treated with long vertebral fusion to the sacropelvis: a comparison between new hybrid selective spinal fusion versus anterior-posterior spinal instrumentation. Spine J. 2014;14(4):637–45.

25. Smith JS, Shaffrey E, Klineberg E, Shaffrey CI, Lafage V, Schwab FJ, et al. Prospective multicenter assessment of risk factors for rod fracture following surgery for adult spinal deformity. J Neurosurg Spine. 2014;21(6):994–1003.

26. Tang JA, Leasure JM, Smith JS, Buckley JM, Kondrashov D, Ames CP. Effect of severity of rod contour on posterior rod failure in the setting of lumbar pedicle subtraction osteotomy (PSO): a biomechanical study. Neurosurgery. 2013; 72(2):276–82; discussion 83.

27. Slivka MA, Fan YK, Eck JC. The effect of contouring on fatigue strength of spinal rods: is it okay to re-bend and which materials are best? Spine Deform. 2013;1(6):395–400.

28. Lindsey C, Deviren V, Xu Z, Yeh RF, Puttlitz CM. The effects of rod contouring on spinal construct fatigue strength. Spine (Phila Pa 1976). 2006; 31(15):1680–7.

29. Hyun SJ, Lenke LG, Kim YC, Koester LA, Blanke KM. Comparison of standard 2-rod constructs to multiple-rod constructs for fixation across 3-column spinal osteotomies. Spine (Phila Pa 1976). 2014;39(22):1899–904.

第31章 腰椎畸形——中重度滑脱手术并发症

引言

脊椎滑脱是指邻近椎体向前后移位，最常累及下腰椎和腰骶交界处。有多个分级系统和分类用于描述腰椎滑脱。"重度"指的是根据 Meyerding 分类法滑脱超过 50%，滑脱级别由上位椎体与下位椎体终板滑脱程度的比值决定（即Ⅲ级、Ⅳ级和Ⅴ级）。重度滑脱很罕见（仅占腰椎滑脱患者的 1%），但可形成严重的病理变化，在临床上具有潜在致残可能[1]。

重度脊椎滑脱（high-grade spondylolisthesis，HGS）患者通常伴随临床症状，可表现为根性症状、机械性腰背痛或临床畸形（即滑脱的腰骶段后凸可见近端腰椎前凸过度的"前移表现"）。有症状的 HGS 往往有不良的自然病史，临床和影像学进展的风险很高[2]。因此，手术治疗通常优于非手术治疗，并已被证明可以改善有症状患者的生活质量[3]。HGS 手术的适应证包括滑脱进展、顽固性机械性背部和（或）神经根症状、神经功能缺损、临床畸形和矢状位错位。

HGS 的手术治疗策略差异很大，从原位非固定后路融合术到包括或不包括复位和椎间融合的前、后路固定技术。确切的治疗建议是有争议的，现有的文献大多限于无对照的回顾性研究[4]。也许在 HGS 治疗中最大的争议来源是否进行复位。几十年来，与复位相关的神经风险已经被认识到，以至于一些历史上的作者质疑它是否"应该尝试"[5]。然而，在过去的 25 年里，内固定技术、手术技术和术中神经监测模式的显著进步重新引发了关于 HGS 复位的讨论[2]。此外，最近在脊柱生物力学、脊柱-骨盆平衡和脊柱整体对齐方面的认识似乎倾向于可在适当选择的患者中至少部分复位[6-10]。

然而，HGS 的手术仍然很复杂，而且存在可能致残的并发症。本章将尝试解决对这些复杂的问题，并重点介绍了通过最近报道的进展和我们自己的经验和建议来减轻它们的方法。

脊柱平衡、脊柱-骨盆参数和复位

在过去 10 年中，脊柱矢状面平衡和脊柱骨盆参数已经成为手术计划和决策的重要指导，因此在我们深入讨论手术并发症之前，有必要简要概述 HGS 如何影响这些测量值[6-9]。也许 Labelle 的工作是第一次尝试研究骨盆入射角、骶骨倾斜角和脊柱-骨盆平衡对腰骶椎生物力学和 HGS 发展的影响[11-12]。这产生了一种可靠的 HGS 分级方法，其中矢状面脊柱-骨盆平衡与已经建立的滑移程度和发育不良程度等参数一起被纳入综合分级策略中[13-14]。

所有患者术前均应行腰椎 MRI 和 CT 检查，以确定是否存在椎管狭窄和发育不良程度，站立位脊柱全长片也作为术前评估的一部分。为了测量 PI、PT、LL、SS 和通过 C7 铅垂线法测得的 SVA，腰骶交界处和两个股骨头的清晰视图是至关重要的。对于发育不良的 HGS，可以通过测量腰骶角来确定腰骶后凸的程度，特别是对于明显发育不良的患者（图 31.1）。因此，患者可分为"骶骨-骨盆平衡"（高 SS/ 低 PT ）和"骶骨-骨盆不平衡"（低 SS/ 高 PT ）[8]。

对于严重滑脱，发育不良程度和脊柱-骨盆矢状面平衡是决定手术策略的关键因素，对于那些脊柱骨盆不平衡的患者，更倾向于复位操作（表 31.1）。最近的文献也表明，恢复合适的脊柱-骨盆平衡和纠正腰骶后凸（而不是只关注滑脱分级）是 HGS 手术的首要任务[13]。此外，部分复位技术已被证明可以显著改善骨盆失衡组 HGS 患者的脊柱-骨盆平衡[6]。最近在长期健康相关生活质量研究中证实了这一点[3]。

并发症

解剖结构异常、前凸工作角度、深部手术视野，以及由于慢性牵张、椎管狭窄和炎症反应而高度敏感的神经结构等许多因素导致 HGS 手术复杂，通常在技术上具有挑战性。根据大样本研究，总体并发症发生率为 10.6% ~ 26%，包括神经根损伤、假关

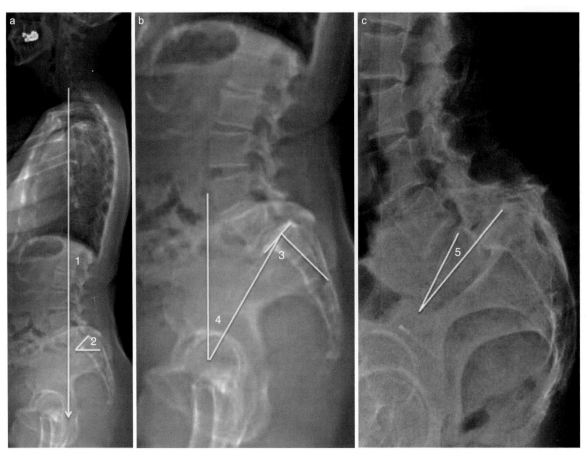

图 31.1 侧位片显示重度滑脱患者的脊柱 - 骨盆参数。(a) 标记 C7 铅垂线 (1) 和骶骨倾斜角 (2)。(b) 标记骨盆入射角 (3) 和骨盆倾斜角 (4)。(c) 另一位腰椎滑脱和腰骶交界处发育不良的患者。标记 SDSG 腰椎骶骨角 (5)

表 31.1　Mac–Thiong 和 Labelle 对于重度腰骶椎滑脱的分类及结合脊柱 – 骨盆平衡情况的潜在治疗策略

滑脱级别	发育不良	骶骨骨盆平衡	建议治疗策略
重度 （＞50% 滑移）	低度发育不良 　轻度腰骶后凸 　L5 形态正常 　轻度 S1 上终板拱顶样变 　后方附件发育良好 　相对正常 TPs	平衡（高 SS/ 低 PT） 　平衡骶骨 　SS≥50° 　PT≤35°	L4-S1 原位融合＋固定 ± 骨盆固定 ± 部分复位
		不平衡（低 SS/ 高 PT） 　骶骨垂直 　SS＜50° 　PT≥25°	L4-S1/ 骨盆融合固定，部分复位 ±L5-S1 椎间融合
重度 （＞50% 滑移）	重度发育不良 　腰骶后凸 　L5 椎体楔形变 　S1 上终板拱顶样变，发育不 　良，后凸 　后方附件发育不良 　TPs 小	平衡（高 SS/ 低 PT） 　平衡骶骨 　SS≥50° 　PT≤35°	L4-S1/ 骨盆融合固定，部分复位 ±L5-S1 椎间融合
		不平衡（低 SS/ 高 PT） 　骶骨垂直 　SS＜50° 　PT≥25°	L4-S1/ 骨盆融合固定，部分复位 / L5-S1 椎间融合
椎体脱离	重度发育不良		环形融合固定 ± 部分复位

来源：Mac-Thiong 等 [34]，图 2

节形成、邻近节段退变、硬脊膜撕裂、内固定失败 / 错位和深部感染[15-17]。前三个并发症与 HGS 有独特的联系，因此将更详细地讨论。

神经根损伤

神经根损伤是最常见也是最可怕的术后并发症（在最近的大型系列研究中发生率为 5%～11.5%）[2,15]。在以往采用多种手术技术和方法的小型研究中，神经根损伤的发生率差异较大（4%～45%）[18-20]。尽管有这样的差异，许多研究指出脊椎滑脱复位与新发神经损伤有关[15-16]。然而，这些研究大多缺乏高质量的数据，而其他研究显示，无论是否进行复位，神经功能损伤的发生率都相似[21-22]。这些研究的不同结果可能是由于复位方法和复位总数量的不同导致的。

腰骶 HGS 复位过程中的神经根损伤（尤其是 L5 出口根）在病理生理学上被认为是一种可能以非线性方式发生的拉伸现象，其中 71% 的 L5 损伤发生在平移复位后半段[23]。此外，在重度滑脱的情况下对腰骶后凸进行角度矫正可能会使 L5 根松弛，但这会显著增加椎间盘高度，特别是在起始椎间盘高度较小的情况下，可能会增加 L5 的牵拉[23]。尽管在损伤发生之前神经能承受多大的拉伸或张力没有明确的共识，但各种动物研究已经证明，在神经牵拉实验中，动脉和静脉血流会中断并产生神经传导丧失[24-26]。

幸运的是，许多 HGS 术后损伤似乎是暂时的，研究表明只有 10% 是永久性的[15]。在 HGS 手术中，术中神经监测使用越来越普遍，特别是在准备复位时。然而，缺乏高质量的证据表明其在预防术后神经功能缺损方面的有效性[2]。

关于复位及其与神经根牵拉损伤的潜在争议，以及最近支持部分复位以恢复和建立脊柱和脊柱 - 骨盆平衡的证据，进一步使得外科医生的决策过程复杂化。在进行手术之前，必须根据患者的具体情况仔细权衡这些因素，并对每个患者进行广泛的咨询。

假关节

对于大多数患者来说，HGS 会导致腰骶交界处的剪切应力增加，这可能导致手术干预后的假关节和滑脱进一步进展，特别是对于已行原位融合的患者[27-28]。此外，许多患者在腰骶交界处存在脊柱后柱附件的发育不良，这可能会减少后外侧融合表面积[29]。

对于这些患者，必须考虑使用髂骨内固定。传统的髂骨螺钉或 S2 翼髂螺钉可以通过抵消水平和旋转剪切力来加强 S1 椎弓根螺钉，这在重度不平衡的患者中尤其明显。

椎间融合可以提供前柱支撑，增强腰骶交界处的稳定性，同时通过更大的椎间融合表面积潜在地增加骨性融合的可能。应谨慎决定使用椎间融合。在某些情况下，由于工作角度不理想，滑脱和骨盆入射角过大，可能会妨碍通过后路或前路行椎间融合。解剖发育不良或患有结缔组织疾病的患者可能存在椎间孔狭窄和腰椎神经根肿大，从而对经椎间孔通道进入椎间盘的安全性造成影响。此外，患有慢性 HGS 的成年患者滑脱节段可能有部分融合，从而影响椎间隙撑开的操作，从而阻碍椎间融合器植入。最后，如果要进行前柱支撑，外科医生必须牢记上述关于椎间盘高度增加和随后 L5 牵拉的讨论。一般来说，HGS 病例的椎间植入应集中于最大化关节融合表面和改善前凸，而不是仅仅关注提高椎间盘高度（图 31.2）。

邻近节段退变

没有研究专门报道 HGS 术后邻近节段退变的发生率。针对多种适应证行腰椎骶骨内固定融合后，大量文献综述发现，在 44.8～164 个月的随访观察中，有症状的邻近节段退变的发生率为 12.2%～18.5%[30]。其他研究表明，矢状面发生显著变化和"异常骶骨倾斜"的患者似乎在腰椎融合术后更容易发生邻近节段退变[31]。

考虑到这一点，我们可以假设，由于 HGS 患者往往有较高的骨盆入射角、骨盆不平衡和（或）整体矢状面失平衡，他们可能有更高的风险发展为有症状的邻近节段疾病（图 31.3）。通过生物力学研究有限元分析表明，在骨盆不平衡的情况下，复位会导致腰骶交界处的畸形加重，近端邻近节段处的应力更高[10]。

在 HGS 中，由于各种因素，例如 L5 椎弓根发育不良，以及在水平剪切和（或）旋转力方面对结构的高要求，需要在滑脱上方多节段固定，因此固定通常需要包括 L4 节段（或以上）。我们的目标总是使上固定椎体（UIV）相对于地面处于水平或前凸，因为将 UIV 终板处于后凸位置会使 UIV 内固定物受到更多的剪切力（图 31.2 和图 31.3）。

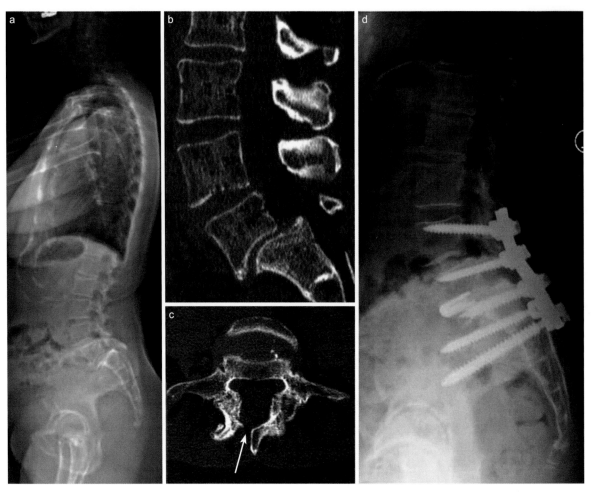

图 31.2 一位 61 岁女性患者存在进行性背痛和 L5 神经根放射痛，保守治疗无效，检查发现Ⅲ度滑脱伴低度发育不良（箭头指示隐性脊柱裂），脊柱 - 骨盆平衡正常（a-c）。她接受了 L4-S1/ 髂骨后路融合及 L5-S1 经椎间孔椎间融合和部分滑脱复位，症状完全缓解（d）

我们的技术

尽管存在神经损害的可能性，但通过复位操作可改善脊柱 - 骨盆和整体矢状面平衡的总体治疗效果。我们可以发现对于症状性 HGS 最佳治疗策略存在争议和缺乏共识。我们认为，确保获得最佳的治疗效果，同时避免潜在的神经根损伤，需要一种系统的针对患者的方法，并遵循以下一般原则：①广泛减压和神经结构可视化；②有限或部分复位和固定足够的近端节段，以建立适当的脊柱 - 骨盆平衡；③明智地使用椎间融合；④强有力的骶骨 - 骨盆固定

神经的广泛减压在 HGS 的手术中是至关重要的。完全暴露椎间孔外的 L5 神经根不仅对充分的减压至关重要，而且在复位时对这些神经的直接物理监测也至关重要。在滑脱复位过程中，使用神经剥离子进行轻柔触诊的视觉和触觉监测是保护 L5 根的关键

手段。将这种视觉和触觉检查与术中神经监测数据相结合是确保这些神经根不受张力的最佳方法。

当准备行 HGS 复位时，适当的操作顺序是至关重要的。首先需要实现充分的固定（几乎总是使用髂骨或 S2 翼髂螺钉）。在大范围减压之后，下一步是撑开操作。这一步是避免单纯滑脱复位和神经根牵拉的关键，因为撑开通常会将 L5 椎体的后下角抬离椎间盘，这样神经根就不会被牵到后面。一旦撑开，可通过对神经根进行仔细的视觉、触觉和生理监测的同时，逐渐进行复位。

如果准备行椎间融合，下一步是椎间盘松解（通常是双侧）。重要的是要记住目标是重新平衡骶骨骨盆，而不是完全复位滑脱，并且矫正后凸远比复位滑脱的程度重要得多。如果使用椎间融合，我们建议使用小器械尽可能靠近 S1 前缘，以便在撑开和复位后，可以使用温和的后路压缩术来产生局部前凸（图

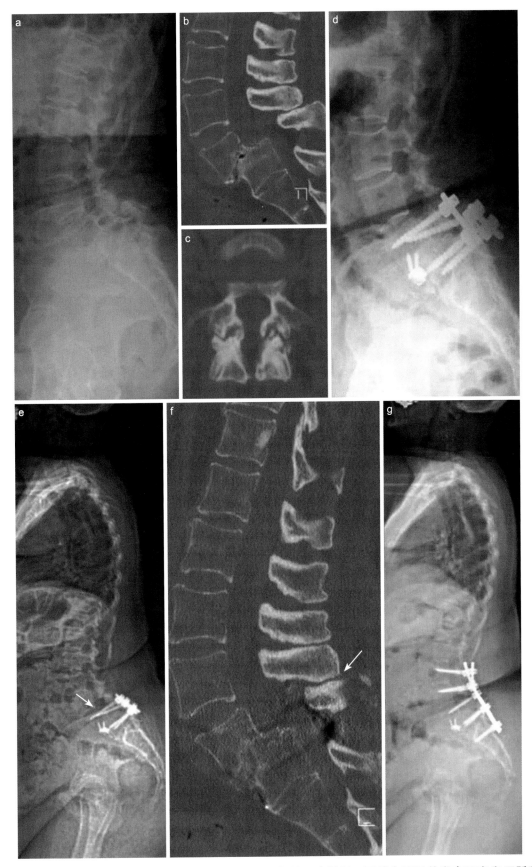

图 31.3　一位 69 岁女性患者主诉背痛及下肢放射痛，检查发现 III 度滑脱，不伴有明显的发育不良和腰骶移行椎变异（ a, b, c）。她接受了前路椎间融合 + 后路固定，症状明显缓解（ d）。5 年后，她的背痛和下肢症状复发，并发现邻近节段退变，引起近端椎体滑脱（ e, f），需要延长节段以复位（ g）

31.2）。同样，在整个过程中观察 L5 神经根至关重要，以确保在脊柱上进行充分的减压和无张力操作。

复位后，上棒固定和最后行扭力扳手锁死。考虑到这些患者假关节的高风险，彻底的关节融合术是必要的。建议对髂翼、横突和小关节（如果存在）进行去皮质术，然后彻底直接"填塞"植骨材料。我们联合使用髂骨移植和局部的自体骨移植（即在减压和关节突松解过程中去除后的侧骨）以及松质异体骨移植，为高危患者（即高龄、吸烟史、糖尿病患者、骨质减少或翻修手术）保留合成骨生物制剂。要非常小心，避免植骨直接暴露在 L5 根上，尤其是在广泛减压的情况下。然后检查最终的 X 线片，以确定内固定植入和生物力线合适。

脊椎滑脱是一种独特的挑战，通常需要多种技术交替使用。对于这些复杂病例，前路将 L5 椎体切除并将 L4 复位至骶骨被认为是一种策略（即"Gaines"手术）[32]。这种手术技术难度高，且与即刻 L5 麻痹高发生率有关，幸运的是，大多数患者似乎在长期随访中情况有所改善[33]。成年 HGS 或脊椎滑脱已慢性融合的患者更具挑战性（图 31.4）。在这些情况下，关键是要确定引起症状的节段。由于滑脱已经融合强直，对相邻节段的充分评估可能会揭示真正的症状驱动因素。此外，由于畸形的"卡滞"性质，在这些患者中重建骶骨 - 骨盆平衡可能有困难，因此在原位融合主滑脱和使用较长的内固定时，在其他节段恢复 / 增加前凸可能是必要的。在这些病例中，主滑脱的部分复位或滑脱性后凸畸形的矫正需要复杂的前路椎体切除术、腰骶交界处的三柱截骨术或更复杂的骶穹形截骨术。每种手术都有较高的并发症发生率，需要非常谨慎的风险 / 效益分析。

要点总结

- 重度脊椎滑脱的手术治疗仍然很复杂，充满争议和潜在并发症。

- 尽管近年来手术技术取得了进步，并且对矢状面脊柱 - 骨盆平衡及其对腰骶区域生物力学和整体脊柱序列影响的理解不断深入，但对于最佳的手术方法仍然没有达成普遍共识。

- 尽管没有在随机研究中得到证明，但对患者进行个体化、系统化的治疗，包括坚强内固定、仔细操作保护神经以及部分复位等，可能改善其长期生活

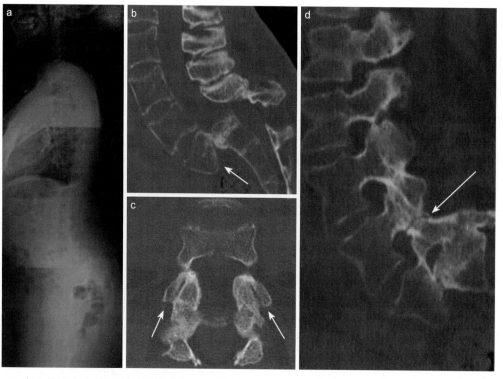

图 31.4 一位 36 岁女性患者主诉进行性持续背部及下肢疼痛，保守治疗无效。检查发现患者 L5-S1 椎体滑脱，伴脊柱矢状面失衡及 Ⅱ 度 L4-L5 滑脱（a）。进一步检查发现患者重度发育不良，横突及后方附件几乎消失，L5 椎体楔形变，骶骨穹顶样改变（b 和 c，箭头）以及骨性强直伴 L4-L5 椎弓根应力性骨折（d，箭头）

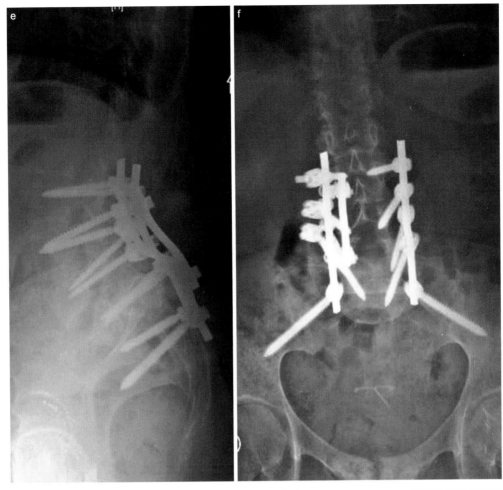

图 31.4（续）　患者接受 L2-S2/ 髂骨后路融合、椎板切除减压以及 L4-L5、L5-S1 节段的 SPO 截骨（e,f）

质量，同时最大限度地减少神经损害和假关节的风险。

- 我们对这种复杂病理的理解持续进步，这将推动手术计划和患者安全的进一步改善。

（Randall B. Graham, Sohaib Hashmi, Joseph P. Maslak, Tyler R. Koski 著　程亚军 译　周潇逸 审校）

参考文献

1. Passias PG, Poorman CE, Yang S, Boniello AJ, Jalai CM, Worley N, et al. Surgical treatment strategies for high-grade spondylolisthesis: a systematic review. Int J Spine Surg. 2015;9:50.
2. Kasliwal MK, Smith JS, Kanter A, Chen CJ, Mummaneni PV, Hart RA, et al. Management of high-grade spondylolisthesis. Neurosurg Clin N Am. 2013;24:275–91.
3. Bourassa-Moreau E, Mac-Thiong JM, Joncas J, Parent S, Labelle H. Quality of life of patients with high-grade spondylolisthesis: minimum 2-year follow-up after surgical and nonsurgical treatments. Spine J Off

J N Am Spine Soc. 2013;13:770–4.
4. Transfeldt EE, Mehbod AA. Evidence-based medicine analysis of isthmic spondylolisthesis treatment including reduction versus fusion in situ for high-grade slips. Spine. 2007;32:S126–9.
5. Nachemson A, Wiltse LL. Editorial: Spondylolisthesis. Clin Orthop Relat Res. 1976 Jun;(117):2–3.
6. Labelle H, Roussouly P, Chopin D, Berthonnaud E, Hresko T, O'Brien M. Spino-pelvic alignment after surgical correction for developmental spondylolisthesis. Eur Spine J Off Publ Eur Spine Soc Eur Spinal Deform Soc Eur Sect Cervical Spine Res Soc. 2008;17:1170–6.
7. Labelle H, Mac-Thiong JM, Roussouly P. Spino-pelvic sagittal balance of spondylolisthesis: a review and classification. Eur Spine J Off Publ Eur Spine Soc Eur Spinal Deform Soc Eur Sect Cervical Spine Res Soc. 2011;20(Suppl 5):641–6.
8. Hresko MT, Labelle H, Roussouly P, Berthonnaud E. Classification of high-grade spondylolistheses based on pelvic version and spine balance: possible rationale for reduction. Spine. 2007;32:2208–13.
9. Harroud A, Labelle H, Joncas J, Mac-Thiong JM. Global sagittal alignment and health-related quality of life in lumbosacral spondylolisthesis. Eur Spine J Off Publ Eur Spine Soc Eur Spinal Deform Soc Eur Sect Cervical Spine Res Soc. 2013;22:849–56.
10. Wang W, Aubin CE, Cahill P, Baran G, Arnoux PJ,

Parent S, et al. Biomechanics of high-grade spondylolisthesis with and without reduction. Med Biol Eng Comput. 2016;54:619–28.

11. Labelle H, Roussouly P, Berthonnaud E, Transfeldt E, O'Brien M, Chopin D, et al. Spondylolisthesis, pelvic incidence, and spinopelvic balance: a correlation study. Spine. 2004;29:2049–54.

12. Labelle H, Roussouly P, Berthonnaud E, Dimnet J, O'Brien M. The importance of spino-pelvic balance in l5-s1 developmental spondylolisthesis: a review of pertinent radiologic measurements. Spine. 2005;30:S27–34.

13. Mac-Thiong JM, Labelle H. A proposal for a surgical classification of pediatric lumbosacral spondylolisthesis based on current literature. Eur Spine J Off Publ Eur Spine Soc Eur Spinal Deform Soc Eur Sect Cervical Spine Res Soc. 2006;15:1425–35.

14. Mac-Thiong JM, Duong L, Parent S, Hresko MT, Dimar JR, Weidenbaum M, et al. Reliability of the spinal deformity study group classification of lumbosacral spondylolisthesis. Spine. 2012;37:E95–102.

15. Kasliwal MK, Smith JS, Shaffrey CI, Saulle D, Lenke LG, Polly DW Jr, et al. Short-term complications associated with surgery for high-grade spondylolisthesis in adults and pediatric patients: a report from the scoliosis research society morbidity and mortality database. Neurosurgery. 2012;71:109–16.

16. Fu KM, Smith JS, Polly DW Jr, Perra JH, Sansur CA, Berven SH, et al. Morbidity and mortality in the surgical treatment of six hundred five pediatric patients with isthmic or dysplastic spondylolisthesis. Spine. 2011;36:308–12.

17. Sansur CA, Reames DL, Smith JS, Hamilton DK, Berven SH, Broadstone PA, et al. Morbidity and mortality in the surgical treatment of 10,242 adults with spondylolisthesis. J Neurosurg Spine. 2010;13:589–93.

18. Lamartina C, Zavatsky JM, Petruzzi M, Specchia N. Novel concepts in the evaluation and treatment of high-dysplastic spondylolisthesis. Eur Spine J Off Publ Eur Spine Soc Eur Spinal Deform Soc Eur Sect. Cervical Spine Res Soc. 2009;18(Suppl 1):133–42.

19. DeWald CJ, Vartabedian JE, Rodts MF, Hammerberg KW. Evaluation and management of high-grade spondylolisthesis in adults. Spine. 2005;30:S49–59.

20. Goyal N, Wimberley DW, Hyatt A, Zeiller S, Vaccaro AR, Hilibrand AS, et al. Radiographic and clinical outcomes after instrumented reduction and transforaminal lumbar interbody fusion of mid and high-grade isthmic spondylolisthesis. J Spinal Disord Tech. 2009;22:321–7.

21. Ruf M, Koch H, Melcher RP, Harms J. Anatomic reduction and monosegmental fusion in high-grade developmental spondylolisthesis. Spine. 2006;31:269–74.

22. Sailhan F, Gollogly S, Roussouly P. The radiographic results and neurologic complications of instrumented reduction and fusion of high-grade spondylolisthesis without decompression of the neural elements: a retrospective review of 44 patients. Spine. 2006;31:161–9; discussion 170.

23. Petraco DM, Spivak JM, Cappadona JG, Kummer FJ, Neuwirth MG. An anatomic evaluation of l5 nerve stretch in spondylolisthesis reduction. Spine. 1996;21:1133–8; discussion 1139.

24. Wall EJ, Massie JB, Kwan MK, Rydevik BL, Myers RR, Garfin SR. Experimental stretch neuropathy. Changes in nerve conduction under tension. J Bone Joint Surg. 1992;74:126–9.

25. Lundborg G, Rydevik B. Effects of stretching the tibial nerve of the rabbit. A preliminary study of the intraneural circulation and the barrier function of the perineurium. J Bone Joint Surg. 1973;55:390–401.

26. Brown R, Pedowitz R, Rydevik B, Woo S, Hargens A, Massie J, et al. Effects of acute graded strain on efferent conduction properties in the rabbit tibial nerve. Clin Orthop Relat Res. 1993;296:288–94.

27. Frennered AK, Danielson BI, Nachemson AL, Nordwall AB. Midterm follow-up of young patients fused in situ for spondylolisthesis. Spine. 1991;16:409–16.

28. Burkus JK, Lonstein JE, Winter RB, Denis F. Long-term evaluation of adolescents treated operatively for spondylolisthesis. A comparison of in situ arthrodesis only with in situ arthrodesis and reduction followed by immobilization in a cast. J Bone Joint Surg Am. 1992;74:693–704.

29. Pawar A, Labelle H, Mac-Thiong JM. The evaluation of lumbosacral dysplasia in young patients with lumbosacral spondylolisthesis: comparison with controls and relationship with the severity of slip. Eur Spine J Off Publ Eur Spine Soc Eur Spinal Deform Soc Eur Sect Cervical Spine Res Soc. 2012;21:2122–7.

30. Park P, Garton HJ, Gala VC, Hoff JT, McGillicuddy JE. Adjacent segment disease after lumbar or lumbosacral fusion: review of the literature. Spine. 2004;29:1938–44.

31. Kumar MN, Baklanov A, Chopin D. Correlation between sagittal plane changes and adjacent segment degeneration following lumbar spine fusion. Eur Spine J Off Publ Eur Spine Soc Eur Spinal Deform Soc Eur Sect Cervical Spine Res Soc. 2001;10:314–9.

32. Lehmer SM, Steffee AD, Gaines RW Jr. Treatment of l5-s1 spondyloptosis by staged l5 resection with reduction and fusion of l4 onto s1 (gaines procedure). Spine. 1994;19:1916–25.

33. Gaines RW. L5 vertebrectomy for the surgical treatment of spondyloptosis: thirty cases in 25 years. Spine. 2005;30:S66–70.

34. Mac-Thiong J-M, Labelle H, Parent S, et al. Reliability and development of a new classification of lumbosacral spondylolisthesis. Scoliosis. 2008;3:19. doi:10.1186/1748-7161-3-19, Creative Commons Attribution License 2.0.

第32章　儿童中重度脊椎滑脱手术并发症

引言

概述

脊椎滑脱是一节椎体在下一级椎体上向前移位。虽然脊椎滑脱的病因有很多，但发生在 L5-S1 水平的最常见的是关节峡部缺损，根据 Wiltse 的分类被称为峡部型脊椎滑脱[1]。峡部缺损和脊椎滑脱并不少见，患病率为 5%～8%[2-5]。这些缺陷可能是由过伸或骨折引起，导致上关节突和下关节突之间存在不连续。Meyerding 提出了一个描述移位大小的分类，3 级为 51%～75%，4 级为 76%～99%，5 级 ≥ 100%[6]。Marchetti 和 Bartolozzi 分类进一步完善，提出一种描述性分类系统，将脊椎滑脱分为峡部裂性或获得性两类，其中滑移超过 50% 被称为"重度"[7]。本综述和病例报告的主题是 L5-S1 水平重度峡部性脊椎滑脱。

典型表现

重度峡部型脊椎滑脱的症状包括偶发下腰痛、姿势和步态异常以及神经功能障碍。需要注意的是，并不是所有重度脊椎滑脱都有症状，其中一些是偶然发现的或可能永远不会被诊断出来。在 L5-S1 水平，最常受累的神经根是 L5。这是由于椎间盘间隙塌陷引起的椎间孔狭窄和发育不良引起的峡部或增生的峡部组织向腹侧移位造成的。L5 神经根是最常受累的神经，患者可表现为 L5 神经支配肌肉（如胫骨前肌）的运动无力。

在重度脊椎滑脱患者中，L5 的移位伴随着 L5-S1 脊柱前凸的丢失和随后的腰骶段后凸丢失[8-9]。这发生在 L5 向腹侧移动到 S1 前上终板的支点时。腰骶后凸将导致患者矢状面向前错位。身体会通过代偿机制进行补偿，如骨盆后倾，从而增加骨盆倾斜角和胸椎前凸。这些机制是为了使头部力线回到骶骨后。在几乎所有患者中，重度滑脱患者的骨盆入射角较高，一般大于 65°。一旦患者出现腰骶段后

凸，需要通过增大骨盆倾斜角以保持整体矢状面平衡。骨盆倾斜导致 Phalen-Dickson 征，伴有髋和膝关节屈曲。在检查中，如直腿抬高等刺激性试验可能会引起 L5 神经受压迫症状。在某些情况下，直腿抬高会引起神经系统受损。任何此类症状都必须记录在医疗记录中。

Mac-Thiong 等利用脊柱畸形研究组（SDSG）的数据提出了患者通过保持姿势的代偿机制，形成脊椎滑脱的另一种分类系统[10]。这种分类是基于滑脱程度、骶骨 - 骨盆平衡和脊柱 - 骨盆平衡。在骶骨 - 骨盆参数平衡的情况下，如果重度脊椎滑脱中骨盆倾斜角小于骶骨倾斜角，则为 4 型脊椎滑脱。5 型脊椎滑脱见于骨盆倾斜角大于骶骨倾斜角的情况，提示骨盆后倾。在这些病例中，人体代偿机制允许 C7 铅垂线落在股骨头后面，提示此时脊柱 - 骨盆平衡。该类型又进一步分为腰骶角 ≥ 80° 的 5a 型和腰骶角 ＜ 80° 的 5b 型。最后，当骶骨 - 骨盆参数（PT ＞ SS）和脊柱 - 骨盆参数（C7 铅垂线落在髋关节前）都不平衡时，则为 6 型脊椎滑脱。这种分类很重要，因为它被认为是一个有用的评估工具以决定患者的手术策略。

治疗方案

重度脊椎滑脱的治疗仍然是一个有争议的话题，必须对患者进行个体化治疗[11]。在无症状的病例中，骨骼成熟的患者可能没有必要进行干预，因为骨骼成熟度与畸形的进展有关[12-13]。因此，除了有症状的患者外，骨骼发育不成熟也可能是手术指征。手术方案的选择从原位融合到三柱截骨重建，目的在于纠正骶骨 - 骨盆和脊柱 - 骨盆参数的失衡[11]。SDSG 分类是为了指导外科医做出决策。针对 4 型和 5a 型的畸形仅进行部分复位即可获益，即无须积极寻求或通过技术手段取得更大的复位效果。5b 型和 6 型畸形可能会受益于更积极的手术，其目的在于调整腰骶交界处，使骨盆倾斜回到正常范围，并使 C7 铅垂线回到股骨头后方。

所有手术的目标都应包括 L5 神经根减压。即使患者没有 L5 神经根受压的证据，矫正移位畸形的手术可能会引起椎间孔狭窄，因此对椎间孔进行预防性减压是必要的。几乎所有病例均行 Gill 椎板切除术，切除 L5 的整个椎板和下关节突。这对于发育不良的重度脊椎滑脱病例至关重要。在这些病例中，L5-S1 节段通常有严重狭窄，并压迫骶神经根。虽然术前可能没有症状，但俯卧位和融合术会压迫神经根并导致马尾综合征[14]。这与峡部重度滑脱不同，在峡部重度椎体滑脱中，L5 椎板不随椎体移动，在 L5-S1 节段椎管内通常有足够的空间。通过前路腰椎椎间融合术可间接减压椎间孔和椎管，恢复椎间孔高度，使部分滑脱复位。外科医生必须检查耻骨联合的位置，以确保可以进入 L5-S1 椎间盘。在某些病例中，骨盆形态和高骨盆入射角阻碍进入椎间盘。通常，可以通过对 L5 椎体前下段截骨来接近椎间盘。

切除 Gill 碎块会切除几乎所有的后路骨块，使后路融合变得困难。在许多病例中，L5 发育不良包括横突较小，进一步增加了后外侧融合的难度。椎间融合有助于提高融合率并增加结构的稳定性。从后入路置入假体需要拨开骶神经根，并且可能靠近 L5 出口根。需要仔细注意这些神经根，以避免发生并发症。骨移植钉可以通过 S1 和 L5 放置，即"Bohlman 技术"，作为另一种椎间融合形式[15]。当 L5 背侧附件被移除时，我们的团队也会常规将融合延伸至 L4。除了 L4-S1 张力带外，L4-L5 关节面通常也需要一定程度的去除，以便完全减压 L5 神经根。我们认为，这些病例早期邻近关节退变的风险很高，L4 融合将获得更持久的结果。

包括经 L5 椎弓根截骨术和骶骨穿窿截骨术在内的三柱截骨术，已被用来治疗重度滑脱伴矢状面畸形[16]。这些都是复杂的手术，没有经椎弓根和脊柱三柱截骨经验的外科医生不应该尝试。骶骨穿窿截骨术可以进入 L5-S1 椎间盘间隙，同时为外科医生提供了一种缩短脊柱的方法，以提高手术的安全性。在没有缩短脊柱的情况下复位重度脊椎滑脱并不明智，因为相当一部分患者可能会由于神经根牵拉而出现 L5 神经根相关并发症。

我们的做法是在所有重度脊椎滑脱病例中固定髂骨[17]。在 S1 节段和椎弓根螺钉上存在很大的应力，螺钉松动和假关节可能会经常发生。髂骨螺钉能够减少 S1 螺钉的应力，并可能降低这些病例中假关节的发生率。此外，S1 节段上的应力也可能导致术后骶骨骨折。

虽然关于重度脊椎滑脱的"最佳"治疗方式仍存在争议，但文献似乎支持腰骶后凸复位[18]。减少滑脱等级可能没有必要，超过 50% 的复位会增加 L5 神经根损伤的风险。然而，是否手术应根据患者知情后的需求来决定。外科医生应该意识到，重度脊椎滑脱手术的并发症并不少见，这些手术应该由有经验的外科医生施行。

病例报告

患者为一名 13 岁男孩，诊断为重度脊椎滑脱（图 32.1a-c）。他的主诉是不能正常行走，因为他发现用脚趾走路更舒服。他否认有根性症状和肢体无力表现。他还否认有排便或排尿困难或习惯改变，他的发育史在其他方面是正常的。脊椎滑脱是由另一位小儿骨科医生发现的，并将其转诊到三级中心。

检查发现，他用脚趾以 Phalen-Dickson 步态走路。相关的阳性发现包括腘绳肌紧绷，导致膝关节无法完全伸展。直腿抬高不会引起根性症状；然而，双侧腓骨肌肌力减弱至 4 级。胫骨前肌肌力仍为 5 级。无感觉不适或病理反射异常。

X 线检查显示固定的 4 级脊椎滑脱，骶骨骨盆参数失平衡（PT=35°），脊柱 - 骨盆序列平衡（C7 铅垂线落在股骨头后，图 32.1c）。腰骶角小于 80°，因此，SDSG 系统将其归类为 5b 型。CT 可见延长的峡部，S1 终板呈半球形，L5 下终板变形（图 32.2）。MRI 显示 L5-S1 椎间孔狭窄，L5-S1 水平严重狭窄（图 32.3a）。其余 MRI 显示正常（图 32.3b）。

鉴于患者为 5b 型畸形，建议手术方式为 L4 至骶骨和髂骨 Gill 椎板切除术，切除 S1 穹窿，L5-S1 椎体间融合。手术目的是通过 S1 截骨术和切除发育不良的 L5 后缘来矫正腰骶段后凸。术前准备包括应进行 Stagnara 唤醒试验以确保 L5 神经根功能。选择 L4/5 椎间融合和髂骨内固定是为了最大限度地减少相邻节段退变和腰骶交界处假关节形成的风险。

具体并发症

手术似乎没有并发症。由于站立位可能会导致骶神经根受压，因此立即进行 Gill 椎板切除术。值得注意的是，腰骶交界处的硬脊膜相当薄，神经根虽然游离，但不像预期的那样搏动。在脊椎滑脱复位过程中，右 L5 神经根随复位手法自由移动。然而，左侧神经根不能那样轻松地向背侧移动。神经根被

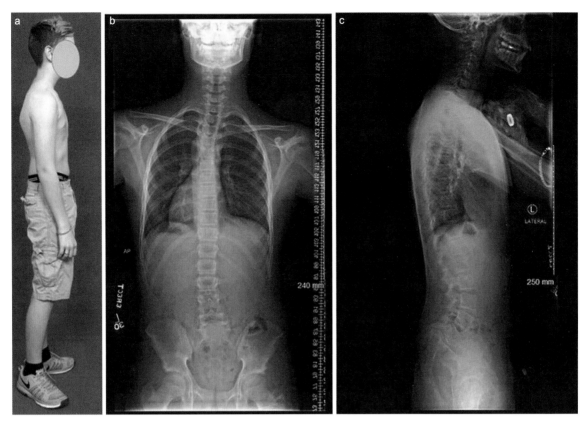

图 32.1 （a）13 岁男孩重度脊椎滑脱，站立侧位片。（b）站立位后前位平片。（c）站立位侧位片，可见重度脊椎滑脱伴高滑脱角（低腰骶角）和骨盆后倾。脊柱 - 骨盆序列平衡。这是 5b 型脊椎滑脱

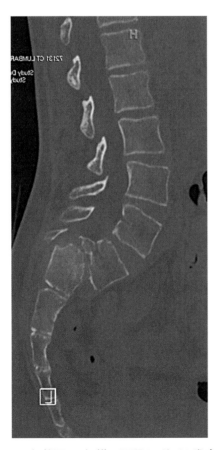

图 32.2 矢状面 CT 扫描。可见 L5 和 S1 发育不良

骶骨翼覆盖，前方的骶骨翼被切除以确保它可自由活动。进行唤醒试验后，患者两侧背屈完全有力。在离开手术室前再次进行检查，显示背屈和跖屈肌力正常。整个过程中的神经监测数据正常，只有偶尔的自发肌电图活动。

术后第 1 天早晨，患者诉有骶神经根的皮神经感觉异常，但没有感觉丧失。术后第 2 天，这些感觉异常进展为感觉丧失。在这一点上，我们与其他几位经验丰富的脊柱畸形外科医生讨论了该病例，试图解释骶神经根损伤。CT 显示充分切除骶骨穹窿，无压迫性血肿。大家一致认为神经根操作可能引起一些刺激，因此进行观察是合理的。术后第 3 天，患者拔除尿管后无法排尿。随后进行 CT 脊髓造影以确定骶神经根受压情况（图 32.4）。最初读片发现椎管内血肿延伸至 L1 节段。再次读片后发现有一些压缩病变，但没有血肿。在没有任何下肢无力的情况下，这一诊断受到质疑，但患者在术后第 3 天被送到手术室进行 L3 椎板切除术并探查椎管。

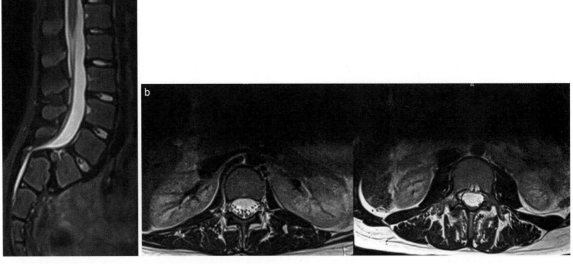

图 32.3 （a）矢状面 MRI 扫描。可见 L5-S1 由于发育不良型脊椎滑脱引起椎管狭窄。（b）L1（左）和 L3（右）轴状面 MRI。可见 L3 到 L1 腰神经根的分布。它们紧贴椎板而不是自由漂浮

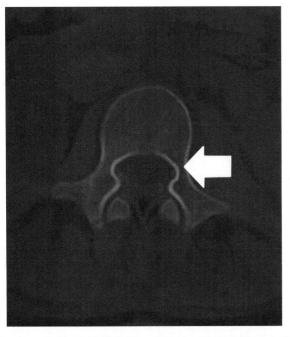

图 32.4 腰椎 CT 脊髓造影。箭头指示腹侧压缩性改变。起初被认为是血肿，尽管 Hounsfield 值提示它更像是水而不是血液

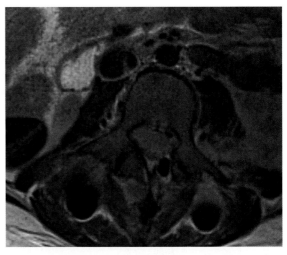

图 32.5 俯卧位 MRI。可见神经根仍然受腹侧椎板压迫，而不是自由漂浮向背侧的椎体

板切除术，囊肿开窗，脊柱融合延伸至 L2。术中可见一个较大的囊肿，神经根减压没有遇到困难。

预后

患者在医院康复期间表现出缓慢的改善，排便控制和骶神经根皮节区的异常疼痛有所恢复。患者出院时留置尿管，但出院后 2 周内恢复排尿功能。在 6 个月的随访中，患者骶骨皮节区完全恢复知觉，性功能正常。他站立位时冠状面和矢状面对齐良好，没有任何不适。对其术后 6 个月的 X 线片的关键分析显示，由于定位行囊肿开窗，腰椎前凸消失。虽然这种不平衡没有表现为临床不适，但我们担心的是，

并发症处理

椎管内无血肿，硬脑膜各处完好。推测诊断为蛛网膜囊肿，并请神经外科会诊。体格检查显示膝反射正常，骶神经损害导致跟腱反射消失，符合圆锥综合征。俯卧位 MRI 证实存在累及整个腰椎的蛛网膜囊肿（图 32.5）。患者于术后第 5 天接受 L3 椎

随着时间延长，患者会注意到这一点，并需要重新调整腰椎，以保持良好的脊柱 - 骨盆平衡（图 32.6）。

讨论

急性圆锥脊髓综合征这一主要并发症是由于最初 MRI 扫描未发现的蛛网膜囊肿引起。椎管缩短导致囊肿压迫脊髓圆锥。鉴于这种诊断 / 病因的罕见性，虽然似乎没有对神经系统造成不良结果，但对其病理变化的识别有些延迟。

椎管内蛛网膜囊肿很少见。它们与神经管缺损（如脊柱裂）有关，而背侧结构异常的重度脊椎滑脱患者有此诊断的风险可能更高[19]。它们也可能与先天性的椎体、心脏、肾脏畸形有关[20]。

蛛网膜囊肿可引起脊髓病变，如脊髓圆锥综合征和马尾综合征[21-23]。尽管很少见，但是仍有病例报道。囊肿在没有手术等刺激下也可能引起神经功能损害。Ziv 等报道两例接受囊肿切除治疗的马尾综合征患儿[23]。尽管膀胱功能没有改善，但感觉恢复。这可能与症状持续时间有关，这些病例需要快速诊断和减压。蛛网膜囊肿在腰椎术后也可能出现症状，因为脊髓栓系松解、腰椎椎板切除术和脊髓造影都

与囊肿的形成有关[24-26]。在不打开硬膜的腰椎椎板切除术中，囊肿扩张可能是由于脑脊液流动改变而引起的。硬膜内手术可能导致硬膜内囊肿的形成。在任何情况下，外科医生都应该了解这些关系，因为这样才能早期诊断这种罕见并发症。

蛛网膜囊肿的治疗采用囊肿开窗和切除术。在某些情况下，囊肿可能会复发，需要腹腔分流术来控制脑脊液积聚。根据我们的经验，脊柱融合术近端或远端椎板切除术可能会导致后期出现脊柱畸形；因此，我们选择将融合延长到 L3 近端的一个节段。急诊手术因没有充分恢复腰椎前凸而使患者出现相对的平背畸形。由于他很年轻，这种畸形可能在数年内能得到良好的耐受，但人们担心的是，未来还需要进行另一次腰椎手术来重新调整。

避免并发症的建议

避免脊柱畸形手术并发症的关键是做好手术准备。在该病例中，包括影像学检查和在复杂病例会议上对病例的讨论在内的完整评估仍然不能预防并发症；因此，仅仅准备是不够的。重度脊椎滑脱的治疗有很大的并发症风险，包括足下垂。手术范围必须包括从肥大的峡部下方到骶骨翼前骨盆边缘，使得 L5 神经根完全减压。必须尽量减少对神经根的操作，以减少运动无力或背根神经节刺激的风险。骶骨截骨提供一种机制来缩短脊柱，并为覆盖在 S1 上的神经根提供腹侧减压。同样，要小心处理骶神经根，在截骨时尽量减少骶神经根的回缩。虽然复位程度因不同病例而异，但我们必须知道，随着滑脱复位的增加，神经功能损害的可能性也会增加。由于腰骶角的矫正可能是一个更合适的目标，外科医生应避免脊椎滑脱的完全复位，而应以矫正为目标，允许在 L5 和 S1 之间放置一个 cage，以增加融合的可能性。

由硬膜内蛛网膜囊肿引起的圆锥脊髓综合征的并发症是罕见的。尽管做了适当的准备，但这种并发症仍然发生了，并且在几天以后才得到正确诊断。外科医生应考虑蛛网膜囊肿的诊断，特别是在存在神经管缺陷如脊柱裂的情况下。术前 MRI 检查显示骶神经根沿椎板分布异常。术前的 MRI 检查可确认囊肿的存在，这可能会改变我们的手术计划。无论如何，在处理并发症时，坚持不懈仍然是至关重要的。虽然该病例的诊断稍有延迟，但正确的诊断和治疗可以消除神经功能损害。

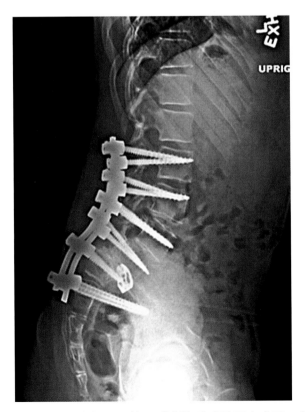

图 32.6　延长融合至 L2 伴 L3 椎板切除囊肿开窗术后 6 个月 X 线片随访

要点总结

- Labelle 分级可能有助于指导重度脊椎滑脱的治疗计划，因为并非所有重度畸形都需要高风险的截骨术来复位。
- 蛛网膜囊肿与神经管缺陷（如隐性脊柱裂）、心脏和肾脏异常以及之前的硬膜内手术有关。
- 蛛网膜囊肿可能在腰椎减压或脊柱缩短手术后出现症状。
- 需要快速识别和治疗蛛网膜囊肿引起的脊髓圆锥综合征或马尾综合征。
- 通过囊肿开窗进行治疗。在某些情况下，可能需要腹腔分流术。
- 重度脊椎滑脱术前细致的准备有助于降低并发症的风险。
- 评估和诊断术后并发症时需要坚持不懈。这将有助于获得最好的可能结果。

（Michael P. Kelly 著　程亚军 译　周潇逸 审校）

参考文献

1. Wiltse LL, Newman PH, Macnab I. Classification of spondylolysis and spondylolisthesis. Clin Orthop Relat Res. 1976;117:23–9.
2. Beutler WJ, Fredrickson BE, Murtland A, Sweeney CA, Grant WD, Baker D. The natural history of spondylolysis and spondylolisthesis: 45-year follow-up evaluation. Spine (Phila Pa 1976). 2003;28(10):1027–35. discussion 35.
3. Fredrickson BE, Baker D, McHolick WJ, Yuan HA, Lubicky JP. The natural history of spondylolysis and spondylolisthesis. J Bone Joint Surg Am. 1984;66(5):699–707.
4. Leboeuf C, Kimber D, White K. Prevalence of spondylolisthesis, transitional anomalies and low intercrestal line in a chiropractic patient population. J Manip Physiol Ther. 1989;12(3):200–4.
5. Virta L, Ronnemaa T, Osterman K, Aalto T, Laakso M. Prevalence of isthmic lumbar spondylolisthesis in middle-aged subjects from eastern and western Finland. J Clin Epidemiol. 1992;45(8):917–22.
6. Meyerding H. Spondylolisthesis. Surg Gynecol Obstet. 1932;54:371–7.
7. Marchetti PB, Bartolozzi P. Classification of spondylolisthesis as a guideline for treatment. In: Bridwell KH, DeWald RL, Hammerberg KW, et al., editors. The textbook of spinal surgery. Phieladelphia: Lippincott-Raven; 1997. p. 1211–54.
8. Labelle H, Mac-Thiong JM, Roussouly P. Spino-pelvic sagittal balance of spondylolisthesis: a review and classification. Eur Spine J. 2011;20(Suppl 5):641–6.
9. Tanguay F, Labelle H, Wang Z, Joncas J, de Guise JA, Mac-Thiong JM. Clinical significance of lumbosacral kyphosis in adolescent spondylolisthesis. Spine (Phila Pa 1976). 2012;37(4):304–8.
10. Mac-Thiong JM, Labelle H, Parent S, Hresko MT, Deviren V, Weidenbaum M, et al. Reliability and development of a new classification of lumbosacral spondylolisthesis. Scoliosis. 2008;3:19.
11. Bridwell KH. Surgical treatment of high-grade spondylolisthesis. Neurosurg Clin N Am. 2006;17(3):331–8. vii.
12. Seitsalo S, Osterman K, Hyvarinen H, Tallroth K, Schlenzka D, Poussa M. Progression of spondylolisthesis in children and adolescents. A long-term follow-up of 272 patients. Spine (Phila Pa 1976). 1991;16(4):417–21.
13. Bourassa-Moreau E, Labelle H, Mac-Thiong JM. Radiological and clinical outcome of non surgical management for pediatric high grade spondylolisthesis. Stud Health Technol Inform. 2010;158:177–81.
14. Schoenecker PL, Cole HO, Herring JA, Capelli AM, Bradford DS. Cauda equina syndrome after in situ arthrodesis for severe spondylolisthesis at the lumbosacral junction. J Bone Joint Surg Am. 1990;72(3):369–77.
15. Hart RA, Domes CM, Goodwin B, D'Amato CR, Yoo JU, Turker RJ, et al. High-grade spondylolisthesis treated using a modified Bohlman technique: results among multiple surgeons. J Neurosurg Spine. 2014;20(5):523–30.
16. Min K, Liebscher T, Rothenfluh D. Sacral dome resection and single-stage posterior reduction in the treatment of high-grade high dysplastic spondylolisthesis in adolescents and young adults. Eur Spine J. 2012;21(Suppl 6):S785–91.
17. Tsuchiya K, Bridwell KH, Kuklo TR, Lenke LG, Baldus C. Minimum 5-year analysis of L5-S1 fusion using sacropelvic fixation (bilateral S1 and iliac screws) for spinal deformity. Spine (Phila Pa 1976). 2006;31(3):303–8.
18. Passias PG, Poorman CE, Yang S, Boniello AJ, Jalai CM, Worley N, et al. Surgical treatment strategies for high-grade spondylolisthesis: a systematic review. Int J Spine Surg. 2015;9:50.
19. Duncan AW, Hoare RD. Spinal arachnoid cysts in children. Radiology. 1978;126(2):423–9.
20. Savage JJ, Casey JN, McNeill IT, Sherman JH. Neurenteric cysts of the spine. J Craniovert Jun Spine. 2010;1(1):58–63.
21. Lee HJ, Cho DY. Symptomatic spinal intradural arachnoid cysts in the pediatric age group: description of three new cases and review of the literature. Pediatr Neurosurg. 2001;35(4):181–7.
22. Liu JK, Cole CD, Sherr GT, Kestle JR, Walker ML. Noncommunicating spinal extradural arachnoid cyst causing spinal cord compression in a child. J Neurosurg. 2005;103(3 Suppl):266–9.
23. Ziv T, Watemberg N, Constantini S, Lerman-Sagie T. Cauda equina syndrome due to lumbosacral arachnoid cysts in children. Eur J Paediatr Neurol. 1999;3(6):281–4.
24. Hung-Kai Weng R, Chang MC, Feng SW, Wang ST, Liu CL, Chen TH. Progressive growth of arachnoid cysts with cauda equina syndrome after lumbar spine surgery. J Chin Med Assoc. 2013;76(9):527–31.
25. Kriss TC, Kriss VM. Symptomatic spinal intradural arachnoid cyst development after lumbar myelography. Case report and review of the literature. Spine (Phila Pa 1976). 1997;22(5):568–72.
26. Glenn CA, Bonney P, Cheema AA, Conner AK, Gross NL, Yaun AL. Iatrogenic intradural arachnoid cyst following tethered cord release in a child. J Clin Neurosci. 2016;24:163–4.

第33章　重度发育不良型脊椎滑脱手术并发症

引言

腰骶椎滑脱最早于 1782 年被比利时产科医生 Herbiniaux 描述为相对于骶骨向前的骨性突出，从而导致产道狭窄[1]。将近 80 年后的 1854 年，Killian 注意到这个前凸是 L5，并提出是腰骶小关节受到异常力量导致其半脱位[1]。虽然 Killian 敏锐地推测腰骶椎滑脱是后方附件相关异常的结果，但直到 Robert、Lambl、Neugebauer 和 Wiltse 的工作，这种异常才被全面定义为形态、发育和机械性质的异常[1-3]。具体来说，腰骶椎滑脱是由于 L5 双侧关节峡部缺损而关节面正常（"峡部滑脱"）或 L5-S1 关节突关节先天缺陷/发育不良（"发育不良/先天性滑脱"）造成的[4-7]。发育不良型可能导致关节突关节横断位或矢状位不能支撑 L5，也可能是前方椎体形成障碍导致腰骶后凸的结果[5]。此外，在发育不良型中，L5 峡部完整，但可能发育不良[5]。虽然发育和激素是异常发育和峡部型腰椎滑脱的病因之一，而盆腔形态改变（即高骨盆入射角）直接影响腰骶椎滑脱的发生、进展和影像学严重程度[8-11]。

根据 Meyerding 等的描述，腰骶椎滑脱的影像学严重程度传统上采用二元分类法进行分级[12]。轻度滑脱定义为 L5 在 S1 上的前滑移＜50%，重度滑脱定义为前滑移＞50%[12]。保守治疗可成功治疗轻度滑脱，同时不论症状如何，建议对所有重度滑脱进行手术治疗。虽然重度滑脱的进展尚不完全清楚，但重度滑脱通常与后部结构发育不良和较大骨盆倾斜程度有关[8-11, 13]。重度滑脱也与不同程度的局部腰骶畸形和发育不良以及腰骶后凸有关，当 L5 相对垂直于骶骨时，就会发生腰骶后凸[14]。在腰椎滑脱的儿童和青少年中，通过滑脱角测量的腰骶后凸越严重，其功能预后评分越差[15-17]。这可能是由于随着腰骶后凸的增加，腰骶椎矢状位失衡也会恶化，使得患者保持直立姿势变得更加困难和费力。虽然一些患者可以通过代偿机制（如腰椎过度前凸、膝关节屈曲、髋关节屈曲）维持正常的整体矢状面平衡，但那些矢状面失代偿的患者与较差的健康相关生活质量（HRQoL）评分相关[18-21]。因此，重度滑脱的手术策略应根据腰骨盆和整体矢状位的不同而调整，以恢复适当的矢状位平衡并获得最佳结果[22-26]。目前，由六部分组成的 Labelle 分类包含了腰骶椎滑脱患者的腰骨盆和整体矢状位序列的影像学变化，可用于指导手术策略[14]。具体来说，对于重度滑移但无腰骨盆失匹配或整体矢状位失衡的患者，建议采用原位内固定融合（4 型："平衡骨盆"）；而对于重度滑移且腰骨盆失匹配且无整体矢状位错位（5 型："骨盆不平衡/脊柱平衡"）和整体矢状面不平衡（6 型："骨盆不平衡/脊柱不平衡"）的患者，建议采用内固定融合复位[22-26]。

在这一章中，为了在重度滑脱矢状位失平衡脊柱畸形患者中突出复位和纠正畸形的重要性，我们报告了一例发育异常的重度脊椎滑脱（Labelle 5 型）行原位后外侧融合和内固定导致内固定失败和假关节形成的病例。还将讨论重度滑脱椎间融合的重要性。

病例报告

一位 16 岁女性因腰痛和肌腱紧张就诊。最初的 X 线片显示重度腰骶椎滑脱（腰椎前移）伴有轻度冠状畸形（图 33.1）。她存在典型的"发育不良特征"，包括 S1 椎体呈拱形，L5 椎体呈梯形（图 33.1）。X 线矢状位参数测量如下：滑脱角 22°，腰椎骨盆失匹配 −14°［骨盆入射角（PI）62°- 腰椎前凸（LL）76°］，骨盆倾斜角 22°（表示骨盆后倾），SVA=0 cm。根据 Labelle 的分类，这些参数符合 5 型（"骨盆不平衡/脊柱平衡"）。外科医生在 L4 至 S1 处进行原位后外侧融合和内固定，在 L5 处使用横连。没有试图复位。L5 也没有椎间支撑，没有固定器械。手术无急性并发症，患者 24 岁前感觉良好。

并发症

随后，她向最初的外科医生主诉出现严重复发性下腰痛和双侧 L5 无力。X 线平片显示假关节形成

213

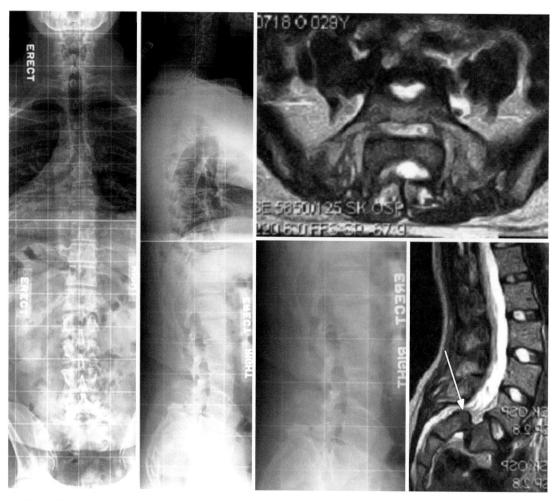

图 33.1 一位 16 岁女性患者的初始站立位 X 线片和磁共振成像，其 L5-S1 椎体滑脱。矢状面 X 线片参数显示滑移角为 22°，腰椎骨盆失匹配为 −14°（骨盆前倾角 62°- 腰椎前凸角 76°]，骨盆倾斜角为 22°，以及矢状面垂直轴为 0 cm。这些符合 Labelle 5 型畸形（"不平衡骨盆 / 平衡脊柱"）

和双侧 S1 椎弓根螺钉断裂，整体矢状位失衡（SVA 5.6 cm），骨盆后倾（PT 28°）和持续的腰骶后凸（滑脱角 25°），以及腰椎骨盆失匹配（PI-LL 16°）（图 33.2）。鉴于翻修手术的复杂性，她被转到更高级别的医疗机构进行治疗。

治疗

翻修手术包括移除之前的内固定，减少腰骶后凸，在 L5-S1 固定基础上，用双侧髂骨钉将内固定从 L3 翻修至骨盆（图 33.3）。这改善了腰骶后凸（滑脱角 7°）和腰椎骨盆参数（PI-LL 3°），骨盆倾斜角 18°，矢状面平衡（SVA 1.8 cm）（图 33.3）。

讨论

腰骶椎滑脱的手术治疗是一个非常有趣和有争议的话题。接下来的讨论将主要集中于重度腰骶椎滑脱的手术治疗方案和术前策略。本文介绍的病例强调了手术治疗这种疾病的挑战和无椎间支撑的原位融合的后果。下面的讨论将证明该患者的并发症（假关节、固定失败）可通过实施不同的初始手术计划来预防，包括椎间融合及处理术前腰椎骨盆和整体矢状面参数。

对于所有重度腰骶椎滑脱患者，非手术治疗的效果不理想，无论其症状如何，都建议采用手术治疗[27-28]。Pizzutillo 等在一篇对 82 名（12 例重度滑脱）患有腰椎滑脱和滑脱症的青少年的综述中证实，非手术治疗的成功与否取决于滑脱的级别，因为 12 例重度滑脱患者中只有 1 例的疼痛得到明显缓解[28]。Harris 和 Weinstein 评估了 32 例重度滑脱患者，他们接受了非手术治疗（n=11）和手术治疗（n=21）[27]。在平均 18 年的随访中，他们观察到非手术治疗的患者比手术治疗的患者症状更严重，有更多的肌肉萎

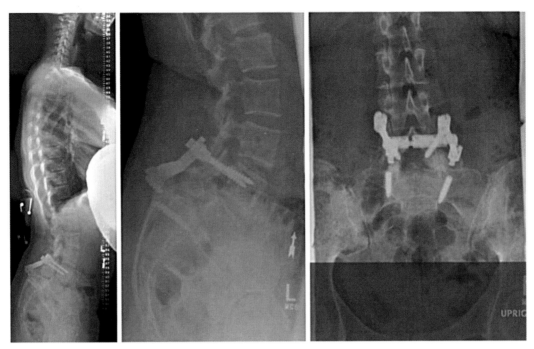

图 33.2　此前接受L4至S1后外侧融合和固定术术后8年的X线片。注意S1椎弓根螺钉双侧失效，无椎间支撑，无L5固定，以及持续的腰骶椎后凸（滑移角25°）和腰椎骨盆失匹配（PI-LL 16°）。她还有整体矢状面失衡（SVA 5.6 cm）和骨盆后倾（PT 28°）

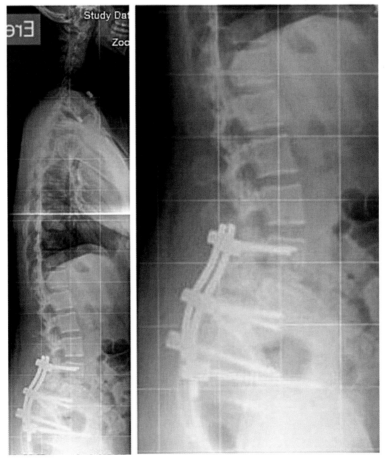

图 33.3　术后站立侧位X线片显示的是翻修手术后的情况，包括去除先前内固定、减少腰骶椎后凸、L5-S1横突间固定以及从L3到骨盆的双侧髂骨螺钉的翻修固定。注意腰骶椎后凸的改善（滑移角7°）以及腰骶参数的正常化（PI-LL 3°），骨盆倾斜角18°，以及矢状面平衡（SVA 1.8 cm）

缩和无力，活动能力更差。最近，Bourassa-Moreau 等证实，重度脊椎滑脱患者接受手术治疗后，其健康相关生活质量结果评分显著提高，而非手术治疗的患者则没有提高[29]。Lundine 等还比较了接受非手术治疗和手术治疗的严重滑脱青少年患者，发现最初接受非手术治疗的青少年中有 36% 最终因持续性疼痛、新的神经功能损害或滑脱进展而需要进行手术干预[15]。然而，对于滑脱角小、症状轻、症状持续时间短和高生存质量评分的患者，可采用非手术方法成功治疗[15]。

重度腰骶椎滑脱的手术策略多种多样。最初的技术是由 Meyerding 和 Wiltse 提出的不带固定的原位融合[30-31]。1947 年，Meyerding 描述了后路原位融合，需要沿着从 L3 到骶骨的棘突两侧放置 2 个长胫骨移植物，并在移植物周围填充近端胫骨松质骨[31]。患者石膏固定卧床 6 周，随后佩戴支具 4 个月[31]。相反，Wiltse 等通过正中皮肤切口使用后外侧肌肉间隙技术，在 L4 至骶翼的横突之间放置自体髂骨移植物[30]。由于 L5 横突位于骶翼前下方，这导致从 L5 到骶骨的植骨处于水平状态，并受到相当大的剪切力，因此对于重度滑脱，融合到 L4 是必要的[5, 32]。许多报道已经证实原位融合治疗重度椎体滑移效果良好[33-35]。例如，Wiltse 和 Rothman 记录了 30 例伴有坐骨神经痛和神经系统改变的重度滑脱患者取得良好或极好的结果，融合率达到 100%[5, 33]。在 Johnson and Kirwan 的研究中，17 例重度滑脱原位融合的患者平均随访 14 年（范围为 7～20 年），除了一位患者外，其余患者评价良好，没有滑脱进展，只有 2 个患者表现出持续的外观畸形[34]。此外，Poussa 等注意到，与采用复位和内固定融合的患者相比，接受原位融合治疗的严重滑脱青少年的 ODI 评分较低，而 SRS 总评分较高[35]。

尽管上述研究报道了原位融合的"良好和优秀"的结果，但也有许多报告显示原位融合的结果并不理想，包括较高的假关节形成和滑脱进展发生率[36-40]。例如，Laurent 和 Osterman 证实 91 例儿童重度滑脱原位融合后的结果为良好（60.4%）、满意（24.1%）和不满意（15.5%）[36]。在他们的研究中，20% 的病例发生骨不连，14% 的患者需要再次手术。在一项对 87 名儿童和青少年重度滑脱行原位融合的单独的回顾性研究中（54 例后路融合，30 后外侧融合，3 例前路融合），Seitsalo 等发现 16 个（54%）患者因为不融合或神经根症状进行了翻修手术，19 例（35%）滑脱进展超过 10%，45% 的患者

在平均 13.8 年的随访中发现后凸畸形增加大于 10°。Lamberg 等在对重度滑脱儿童行原位融合治疗的一系列研究中发现，4%～19% 的患者出现滑脱进展大于 10°，后外侧原位融合和前侧原位融合患者的腰骶后凸角分别平均增加 11° 和 5°[38]。在一项由 56 名患有峡部型重度腰椎滑脱的青少年/青年组成的队列研究中，Lenke 等发现，只有 50% 的患者融合分级为"绝对可靠"[39]。尽管对于严重滑脱已经获得了坚实的融合，但一些作者报道仍可能发生滑脱进展[36, 40]。在 Laurent 和 Osterman 的上述研究中，30% 的患者在后侧融合的情况下仍出现畸形进展[36]。此外，Boxall 等报道，对于重度滑脱行原位融合术后，超过 40% 的患者发生滑脱进展，其中 4 例患者在术后 2 年多仍上发生滑脱进展[40]。

对于原位融合的其他关注点是术后马尾症状、持续的外观畸形以及步态和姿势的异常等风险。Schoenecker 等报道了 12 例重度滑脱的儿童在接受后外侧原位融合后发生马尾症状；7 名儿童有持续的神经功能损害以及肠道和膀胱功能失调[41]。Maurice 和 Morley 还介绍了 4 例严重发育不良型腰椎滑脱术后的马尾症状情况。虽然神经功能恶化是一种破坏性的并发症，但外观畸形（如躯干前缩、脊柱侧凸、腰部横向折痕、心形臀、腰线缺失）也是患者关注的问题。Bradford 和 Boachie-Adjei 在一组重度脊椎滑脱患者中指出，"一些（患者）对躯干的缩短感到情绪上不舒服，并且由于异常的步态和异常的姿势而导致功能受损。他们认为这些因素是一种严重残疾[43]。"

如 Phalen-Dickson 所述，异常的步态和姿势包括膝关节和髋关节弯曲及腰椎前凸过度导致的宽基步态[6, 44]。这种姿势反映了在腰骶后凸的情况下保持直立姿势和向前凝视所需的补偿策略。由于腰椎滑脱需要大量的能量消耗，多项研究表明，滑脱角度越严重，儿童和青少年腰骶滑脱的功能预后评分越低[15-17]。在上述 Lundine 等的研究中，对于非手术治疗和手术治疗重度腰骶滑脱的青少年中，后凸滑脱角度越大，其 SRS-30 评分越低[15]。此外，在一项关于青少年腰骶滑脱（29 例重度滑脱）的回顾性研究中，Tanguay 发现滑脱角度与 SF-12 PCS 评分显著相关（r=-0.55），与重度滑脱患者的相关性甚至更强（r=-0.62）[17]。当矢状面平衡不能由代偿机制维持时，就会发生整体矢状面失代偿。在脊柱畸形的成人及脊柱腰骶滑脱的儿童和青少年中，矢状面失衡一直与较差的 HRQoL 评分相关[18-21]。在一项对 149 名患有腰骶椎滑脱的儿童和青少年的回顾性研究

中, Harroud 等报道, 重度滑脱患者的 SRS-22 总分与 C7 SVA 偏差显著相关 (r=−0.35)[20]。因此, 改善腰椎骨盆和整体矢状面平衡对改善患者功能预后至关重要。

为了纠正矢状面失平衡, 已提出并证明重度滑脱复位是有效的。复位还具有减少假关节发生率和改善外观畸形的优势, 这可能是一个关键因素。例如, 在上述 Bradford 和 Boachie-Adjei 的研究中, "畸形的矫正在他们 (患者) 评估手术结果中是至关重要的"[43]。复位可以使用多种技术来完成。Bradford 和 Boachie 描述了一种两阶段手术方式, 包括一期后路减压、后外侧融合和 halo- 骨骼牵引, 然后是二期前路椎体融合术[43]。Dewald 等报道了一种三阶段方法, 首先采用后路复位, 使用 Harrington 棒从 L1 延伸至骶骨, 从 L4 到 S1 后外侧融合, 然后使用两个髂骨移植进行腰骶前路融合[45]。第三阶段在 6~12 个月后, 主要包括移除牵引棒[45]。另外, Dick 和 Schnebel 描述了使用前路松解和融合, 后路复位和内固定成功矫正畸形[46]。另一些文献描述了通过一期后路采用多种器械类型复位和固定融合[47-56]。虽然没有一种复位技术显示出优于另一种, 但复位已被证明在减少假关节发生率及区域或整体矢状位畸形方面是有效的[23, 46, 55, 57-58]。在一篇对 8 项研究的系统回顾中, 将复位和内固定融合与原位关节融合术进行了比较, 复位与滑脱程度和滑脱角度的显著降低以及假关节发生率的显著降低相关。恢复正常矢状面参数主要是通过改善滑脱角和腰骶后凸来完成的[23, 55, 57-58]。在一项包含 73 个发展为重度滑脱的受试者研究中, Labelle 等发现, 由于滑脱角减少, 40% 的患者从 "不平衡骨盆" 转向 "平衡骨盆" 后降低了异常高的腰椎前凸和骨盆倾斜[23]。其他几位作者也证实了矢状面平衡、骶骨倾斜角、滑脱角度和滑脱分级的显著改善, 具有良好的临床疗效[46, 50-54, 57]。

虽然重度滑脱复位很重要, 但复位的稳定性和维持也是至关重要的。Boxall 等证实, 当尝试使用 Harrington 棒和术后石膏固定进行后外侧融合和复位时, 可能会发生复位丢失[40]。虽然更现代的后路内固定已被用于复位和稳定重度椎体滑脱, 但仅后路内固定不带椎间支撑也会存在内固定失败和假关节形成的风险, 如我们的病例所示[49-51, 59-60]。在 Hu 等的一项回顾性研究中, 12 例重度腰椎滑脱患者只进行了后路固定, 其中 1 例患者因假关节需要进行腓骨移植, 3 例 (25%) 患者内固定失败[50]。Ani 等也发现, 在他们的研究系列中, 所有 3 名接受复位和

后路内固定治疗且无椎间支撑的重度椎体滑脱患者在术后 2 年复位失败[49]。此外, Boos 等发现, 6 例重度椎体滑脱患者中有 5 例 (83%) 通过单次后外侧融合行复位和稳定, 结果显示不融合、复位丢失和植入物失败[51]。这些失败被认为是由于 L5-S1 骨移植物的过度弯曲载荷和剪切力、L5-S1 椎间盘前方的持续应变以及 L5-S1 椎间盘的进行性退变造成的[54, 61-64]。因此, 推荐行前路椎间支撑为融合提供即时的结构稳定性和坚实的骨融合面[45, 52-55, 57, 61, 65-68]。Molinari 等在两项研究中很好地证明了在后路器械融合术中添加 L5-S1 椎间支撑治疗重度滑脱的优势[59-60]。Molinari 等对重度脊椎滑脱进行手术治疗的儿童患者进行回顾性比较, 发现接受环形融合的患者假关节发生率显著降低 (0% vs. 29%), 疼痛较轻 (25% vs. 36%), 与仅采用后路器械融合治疗的患者的功能相似 (92% vs. 91%)[60]。在他们的研究中, 虽然椎间融合是通过 ALIF 或 PLIF 技术实现的[59-60], 但 L5-S1 椎间融合也可以通过 TLIFs 和经骶骨稳定成功实现[45, 55-55, 57, 61, 65-69]。经骶骨稳定可以通过多种技术实现, 包括使用三皮质髂骨移植、腓骨自体和异体移植、椎弓根螺钉和钛融合器, 这些技术都可使假关节和移植失败率较低[53, 54, 66, 68-69]。在我们的病例中, L5-S1 椎间支撑是使用双侧经骶骨椎弓根螺钉完成的, 这种技术曾成功地用于重度腰骶滑脱患者的假关节翻修手术[53]。

总之, 我们报告了一例发育不良的重度脊椎滑脱 (Labelle 5 型: "骨盆不平衡 / 脊柱平衡"), 最初采用原位后外侧融合和内固定治疗。手术 8 年后, 她因假关节而出现内固定失败。该并发症可能是由于原始手术方案的两个主要局限性造成: L5-S1 椎间支撑缺失和未尝试复位腰骶后凸。因此, L5-S1 环形融合术可能避免这一并发症, 因为它可预期性地降低重度腰骶滑脱患者的假关节发生率。初步复位患者的腰骶后凸也是有益的, 目前的文献也支持它可以改善功能结局, 因为它可以恢复正常的腰骨盆和整体矢状位序列。这两种策略均被安全地应用于翻修手术, 并成功改善了矢状面参数和临床结局。

要点总结

- 重度腰骶椎滑脱是一种异质性疾病, 可能导致显著的区域和整体矢状位错位。
- 所有重度滑脱都应行内固定环形融合, 以减少假关节和 (或) 内固定失败的风险。

- 对于重度滑脱且无腰椎骨盆失匹配或整体矢状位失衡的患者（Labelle 型 4："平衡骨盆"），推荐行原位内固定环形融合。
- 重度滑脱伴矢状面失衡的原位融合容易因滑移进展和假关节形成而失败。因此，对于重度滑脱伴腰椎骨盆失匹配且无整体矢状位畸形（Labelle 5 型："骨盆失衡 / 脊柱平衡"）和整体矢状位失衡（Labelle 6 型："骨盆失衡 / 脊柱失衡"）的患者，建议采用复位联合内固定环形融合。

（ Alexander A. Theologis, Yazeed M. Gussous, Sigurd H. Berven 著　程亚军 译　周潇逸 审校）

参考文献

1. Ganju A. Isthmic spondylolisthesis. Neurosurg Focus. 2002;13:E1. doi:10.3171/foc.2002.13.1.2.
2. Wiltse L. Spondylolisthesis in children. Clin Orthop. 1961;21:156–63.
3. Fredrickson B, Baker D, McHolick W, et al. The natural history of spondylolysis and spondylolisthesis. J Bone Joint Surg Am. 1984;66:699–707.
4. Wiltse L, Newman P, Macnab I. Classification of spondylolysis and spondylolisthesis. Clin Orthop Relat Res. 1976;117:23–9.
5. Lonstein JE. Spondylolisthesis in children. Cause, natural history, and management. Spine (Phila Pa 1976). 1999;24:2640–8. doi:10.1097/00007632-199912150-00011.
6. Newman P. A clinical syndrome associated with severe lumbo-sacral subluxation. J Bone Joint Surg Br. 1965;47:472–81.
7. Wiltse L, Widell EJ, Jackson D. Fatigue fracture: the basic lesion is isthmic spondylolisthesis. J Bone Joint Surg Am. 1975;57:17–22.
8. Labelle H, Roussouly P, Berthonnaud E, et al. Spondylolisthesis, pelvic incidence, and spinopelvic balance: a correlation study. Spine (Phila Pa 1976). 2004;29:2049–54. doi:10.1097/01.brs.0000138279.53439.cc.
9. Roussouly P, Gollogly S, Berthonnaud E, et al. Sagittal alignment of the spine and pelvis in the presence of L5-s1 isthmic lysis and low-grade spondylolisthesis. Spine (Phila Pa 1976). 2006;31:2484–90.
10. Jackson RP, Phipps T, Hales C, Surber J. Pelvic lordosis and alignment in spondylolisthesis. Spine (Phila Pa 1976). 2003;28:151–60. doi:10.1097/01.BRS.0000041586.19349.36.
11. Hu SS, Tribus CB, Diab M, Ghanayem AJ. Spondylolisthesis and spondylolysis. Instr Course Lect. 2008;57:431–45. doi:10.1097/00007611-196009000-00007.
12. Meyerding H. Spondylolisthesis. Surg Gynecol Obstet. 1932;54:371–7.
13. Curylo L, Edwards C, DeWald R. Radiographic markers in spondyloptosis: implications for spondylolisthesis progression. Spine (Phila Pa 1976). 2002;27:2021–5.
14. Mac-Thiong J, Labelle H, Parent S, et al. Reliability and development of a new classification of lumbosacral spondylolisthesis. Scoliosis. 2008;3:1–9

15. Lundine K, Lewis S, Al-Aubaidi Z, et al. Patient outcomes in the operative and nonoperative management of high-grade spondylolisthesis in children. J Pediatr Orthop. 2014;34:483–9.
16. Tanguay F, Mac-Thiong J, Wang Z, et al. Developmental spondylolisthesis: is slip angle related to quality of life? Stud Health Technol Inform. 2010;158:182–5.
17. Tanguay F, Labelle H, Wang Z, et al. Clinical significance of lumbosacral kyphosis in adolescent spondylolisthesis. Spine (Phila Pa 1976). 2012;37:304–8.
18. Glassman SD, Berven S, Bridwell K, et al. Correlation of radiographic parameters and clinical symptoms in adult scoliosis. Spine (Phila Pa 1976). 2005;30:682–8. doi:10.1097/01.brs.0000155425.04536.f7.
19. Glassman SD, Bridwell K, Dimar JR, et al. The impact of positive sagittal balance in adult spinal deformity. Spine (Phila Pa 1976). 2005;30:2024–9. doi:10.1097/01.brs.0000179086.30449.96.
20. Harroud A, Labelle H, Joncas J, Mac-Thiong J. Global sagittal alignment and health-related quality of life in lumbosacral spondylolisthesis. Eur Spine J. 2013;22:849–56.
21. Mac-Thiong J-M, Transfeldt EE, Mehbod AA, et al. Can C7 plumbline and gravity line predict health related quality of life in adult scoliosis? Spine (Phila Pa 1976). 2009;34:E519–27. doi:10.1097/BRS.0b013e3181a9c7ad.
22. Labelle H, Mac-Thiong J, Roussouly P. Spino-pelvic sagittal balance of spondylolisthesis: a review and classification. Eur Spine J. 2011;20:641–6.
23. Labelle H, Roussouly P, Chopin D, et al. Spino-pelvic alignment after surgical correction for developmental spondylolisthesis. Eur Spine J. 2008;17:1170–6.
24. Mac-Thiong J, Wang Z, de Guise J, Labelle H. Postural model of sagittal spino-pelvic alignment and its relevance for lumbosacral developmental spondylolisthesis. Spine (Phila Pa 1976). 2008;33:2316–25.
25. Hresko M, Labelle H, Roussouly P, Berthonnaud E. Classification of high-grade spondylolistheses based on pelvic version and spine balance: possible rationale for reduction. Spine (Phila Pa 1976). 2007;32:2208–13.
26. Longo U, Loppini M, Romeo G, et al. Evidence-based surgical management of spondylolisthesis: reduction or arthrodesis in situ. J Bone Joint Surg Am. 2014;96:53–8.
27. Harris I, Weinstein S. Long-term follow-up of patients with grade-III and IV spondylolisthesis. Treatment with and without posterior fusion. J Bone Joint Surg Am. 1987;69:960–9.
28. Pizzutillo P, Hummer C 3rd. Nonoperative treatment for painful adolescent spondylolysis or spondylolisthesis. J Pediatr Orthop. 1989;9:538–40.
29. Bourassa-Moreau É, Mac-Thiong J, Joncas J, et al. Quality of life of patients with high-grade spondylolisthesis: minimum 2-year follow-up after surgical and nonsurgical treatments. Spine J. 2013;13:770–4.
30. Wiltse L, Bateman J, Hutchinson R, Nelson W. The paraspinal sacrospinalis-splitting approach to the lumbar spine. J Bone Joint Surg Am. 1968;50:919–26.
31. Meyerding H. Surgical fusion of the vertebral articular facets; technique and instruments employed. Surg Gynecol Obstet. 1947;84:50–4.
32. Pizzutillo P, Mirenda W, MacEwen G. Posterolateral fusion for spondylolisthesis in adolescence. J Pediatr Orthop. 1986;6:311–6.
33. Wiltse L, Rothman L. Spondylolisthesis: classification, diagnosis and natural history. Semin Spine Surg. 1989;1:78–94.

34. Johnson J, Kirwan E. The long-term results of fusion in situ for severe spondylolisthesis. J Bone Joint Surg Br. 1983;65:43–6.

35. Poussa M, Remes V, Lamberg T, et al. Treatment of severe spondylolisthesis in adolescence with reduction or fusion in situ: long-term clinical, radiologic, and functional outcome. Spine (Phila Pa 1976). 2006;31:583–90. discussion 591–2.

36. Laurent L, Osterman K. Operative treatment of spondylolisthesis in young patients. Clin Orthop Relat Res. 1976;117:85–91.

37. Seitsalo S, Osterman K, Hyvärinen H, et al. Severe spondylolisthesis in children and adolescents. A long-term review of fusion in situ. J Bone Joint Surg Br. 1990;72:259–65.

38. Lamberg T, Remes V, Helenius I, et al. Uninstrumented in situ fusion for high-grade childhood and adolescent isthmic spondylolisthesis: long-term outcome. J Bone Joint Surg Am. 2007;89:512–8.

39. Lenke L, Bridwell K, Bullis D, et al. Results of in situ fusion for isthmic spondylolisthesis. J Spinal Disord. 1992;5:433–42.

40. Boxall D, Bradford D, Winter R, Moe J. Management of severe spondylolisthesis in children and adolescents. J Bone Joint Surg Am. 1979;61:479–95.

41. Schoenecker P, Cole H, Herring J, et al. Cauda equina syndrome after in situ arthrodesis for severe spondylolisthesis at the lumbosacral junction. J Bone Joint Surg Am. 1990;72:369–77.

42. Maurice H, Morley T. Cauda equina lesions following fusion in situ and decompressive laminectomy for severe spondylolisthesis. Four case reports. Spine (Phila Pa 1976). 1989;14:214–6.

43. Bradford D, Boachie-Adjei O. Treatment of severe spondylolisthesis by anterior and posterior reduction and stabilization. A long-term follow-up study. J Bone Joint Surg Am. 1990;72:1060–6.

44. Phalen G, Dickson J. Spondylolisthesis and tight hamstrings. J Bone Joint Surg Am. 1961;43:505–12.

45. DeWald R, Faut M, Taddonio R, Neuwirth M. Severe lumbosacral spondylolisthesis in adolescents and children. Reduction and staged circumferential fusion. J Bone Joint Surg Am. 1981;63:619–26.

46. Dick W, Schnebel B. Severe spondylolisthesis. Reduction and internal fixation. Clin Orthop Relat Res. 1988;232:70–9.

47. Kaneda K, Satoh S, Nohara Y, Oguma T. Distraction rod instrumentation with posterolateral fusion in isthmic spondylolisthesis. 53 cases followed for 18-89 months. Spine (Phila Pa 1976). 1985;10:383–9.

48. Steffee A, Sitkowski D. Reduction and stabilization of grade IV spondylolisthesis. Clin Orthop Relat Res. 1988;227:82–9.

49. Ani N, Keppler L, Biscup R, Steffee A. Reduction of high-grade slips (grades III-V) with VSP instrumentation. Report of a series of 41 cases. Spine (Phila Pa 1976). 1991;16:S302–10.

50. Hu S, Bradford D, Transfeldt E, Cohen M. Reduction of high-grade spondylolisthesis using Edwards instrumentation. Spine (Phila Pa 1976). 1996;21:367–71.

51. Boos N, Marchesi D, Zuber K, Aebi M. Treatment of severe spondylolisthesis by reduction and pedicular fixation. A 4-6-year follow-up study. Spine (Phila Pa 1976). 1993;18:1655–61.

52. Shufflebarger H, Geck M. High-grade isthmic dysplastic spondylolisthesis: monosegmental surgical treatment. Spine (Phila Pa 1976). 2005;30:S42–8.

53. Smith J, Deviren V, Berven S, et al. Clinical outcome of trans-sacral interbody fusion after partial reduction for high-grade l5-s1 spondylolisthesis. Spine (Phila Pa 1976). 2001;26:2227–34.

54. Bartolozzi P, Sandri A, Cassini M, Ricci M. One-stage posterior decompression-stabilization and trans-sacral interbody fusion after partial reduction for severe L5-S1 spondylolisthesis. Spine (Phila Pa 1976). 2003;28:1135–41.

55. Fabris D, Costantini S, Nena U. Surgical treatment of severe L5-S1 spondylolisthesis in children and adolescents. Results of intraoperative reduction, posterior interbody fusion, and segmental pedicle fixation. Spine (Phila Pa 1976). 1996;21:728–33.

56. Sijbrandij S. A new technique for the reduction and stabilisation of severe spondylolisthesis. A report of two cases. J Bone Joint Surg Br. 1981;63-B:266–71.

57. Ruf M, Koch H, Melcher R, Harms J. Anatomic reduction and monosegmental fusion in high-grade developmental spondylolisthesis. Spine (Phila Pa 1976). 2006;31:269–74.

58. Boachie-Adjei O, Do T, Rawlins B. Partial lumbosacral kyphosis reduction, decompression, and posterior lumbosacral transfixation in high-grade isthmic spondylolisthesis: clinical and radiographic results in six patients. Spine (Phila Pa 1976). 2002;27:E161–8.

59. Molinari R, Bridwell K, Lenke L, Baldus C. Anterior column support in surgery for high-grade, isthmic spondylolisthesis. Clin Orthop Relat Res. 2002;394:109–20.

60. Molinari R, Bridwell K, Lenke L, et al. Complications in the surgical treatment of pediatric high-grade, isthmic dysplastic spondylolisthesis. A comparison of three surgical approaches. Spine (Phila Pa 1976). 1999;24:1701–11.

61. Hanson D, Bridwell K, Rhee J, Lenke L. Dowel fibular strut grafts for high-grade dysplastic isthmic spondylolisthesis. Spine (Phila Pa 1976). 2002;27:1982–8.

62. L'Heureux EJ, Perra J, Pinto M, et al. Functional outcome analysis including preoperative and postoperative SF-36 for surgically treated adult isthmic spondylolisthesis. Spine (Phila Pa 1976). 2003;28:1269–74.

63. La Rosa G, Conti A, Cacciola F, et al. Pedicle screw fixation for isthmic spondylolisthesis: does posterior lumbar interbody fusion improve outcome over posterolateral fusion? J Neurosurg. 2003;99:143–50.

64. Barrick W, Schofferman J, Reynolds J, et al. Anterior lumbar fusion improves discogenic pain at levels of prior posterolateral fusion. Spine (Phila Pa 1976). 2000;25:853–7.

65. Goyal N, Wimberley D, Hyatt A, et al. Radiographic and clinical outcomes after instrumented reduction and transforaminal lumbar interbody fusion of mid and high-grade isthmic spondylolisthesis. J Spinal Disord Tech. 2009;22:321–7.

66. Bohlman H, Cook S. One-stage decompression and posterolateral and interbody fusion for lumbosacral spondyloptosis through a posterior approach. Report of two cases. J Bone Joint Surg Am. 1982;64:415–8.

67. Roca J, Ubierna M, Cáceres E, Iborra M. One-stage decompression and posterolateral and interbody fusion for severe spondylolisthesis. An analysis of 14 patients. Spine (Phila Pa 1976). 1999;24:709–14.

68. Sasso R, Shively K, Reilly T. Transvertebral Transsacral strut grafting for high-grade isthmic spondylolisthesis L5-S1 with fibular allograft. J Spinal Disord Tech. 2008;21:328–33.

69. Dommisse G. Lumbo-sacral interbody spinal fusion. J Bone Joint Surg Br. 1959;41-B:87–95.

第34章 骶骨不全骨折手术并发症

引言

概况

腰椎骶骨内固定关节融合术后骶骨不全骨折的危险因素包括骨质疏松、过度的生物力学应变和畸形矫正、体重指数（BMI）增加、近期使用皮质类固醇和可能的手术技术[1-3]。骨质差导致骶骨无法支持腰椎骨盆承重轴，随后上半身的剪切力加上脊柱的刚性可导致骶骨骨折。据报道，该并发症在短节段融合结构的发生率为1%，在长节段融合结构的发生率高达3%[2]。

临床表现

术后骶骨不全骨折的表现通常是隐匿的；术后数天到数月，腰痛的二次加重应该是一个警告信号。负重时疼痛通常加剧，可能严重到患者拒绝走动甚至站立。患者可能有近期轻微创伤的病史，但并非总是如此。一项对23例术后骶骨不全骨折的回顾性研究报告显示，术后平均症状出现时间为97.6天，范围为6～722天[3]。也可能存在腰骶神经丛损伤继发的神经功能缺损，但其患病率尚未得到确切证实。

影像学表现

初始的前后位和侧位X线检查可识别不全性骨折，但轻微移位/成角骨折可能无法清晰显示。骨折可能被肠内气体和血管钙化或手术器械所掩盖。对于疑似骶骨不全骨折，首选影像学检查为计算机断层扫描（CT）及矢状面和冠状面重建。在一项对23例骶骨不全骨折患者的回顾性研究中，即使通过先进的影像学检查做出正确诊断，放射科医生也只能在其中1名患者的X线平片上看到骨折[3]。

治疗方案

骶骨不全骨折在既往未行腰骶融合的情况下，通常可以采用保守措施治疗。经皮骶骨成形术已被证明在控制疼痛和允许早期活动方面是有效的[4]。

术后骶骨不全骨折可以通过外固定器和活动锻炼进行非手术治疗，也可以手术治疗，将节段内固定延伸至髂骨。通常倾向于手术治疗，以促进更快地康复和恢复活动。Klineberg和同事评估了9名骶骨不全骨折患者，在7名接受支具治疗初步试验的患者中，3名实现骨愈合，而4名患者放弃支具治疗[2]。支具失败的原因包括持续疼痛、初次愈合后再骨折、神经功能恶化和骨不连。两侧采用单个或双髂螺钉的腰椎骨盆内固定是手术稳定的首选方法，可使患者早期活动。

病例报告

病史

患者为75岁女性，有多年进行性下腰痛和双下肢疼痛的病史。80%以上的疼痛都发生在臀部，并延伸到她的右大腿后侧，而不是左大腿。她接受了物理治疗、硬膜外和经椎间孔类固醇注射及疼痛管理，但这些措施的疗效有限。她被转去做手术评估。她患有骨质疏松症，正在接受钙和维生素D的治疗。她有吸烟史，在就诊前10多年已经戒烟。她的神经系统检查未见异常。

影像学

术前后前位和侧位片显示L5-S1脊椎滑脱为Ⅲ级（图34.1）。术前过屈过伸位片显示滑脱轻度活动（图34.2）。

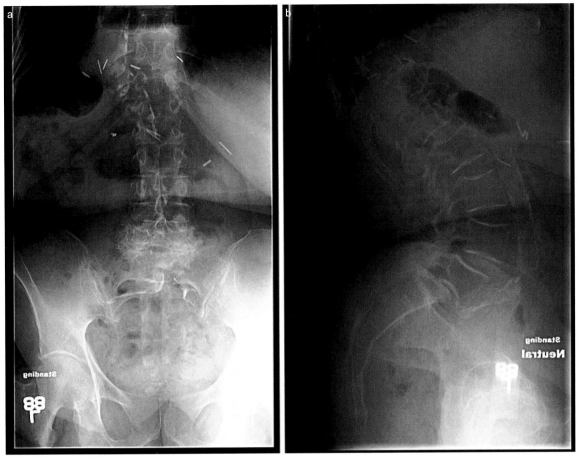

图 34.1　术前后前位（a）和侧位（b）片显示 L5-S1 节段Ⅲ度腰椎滑脱

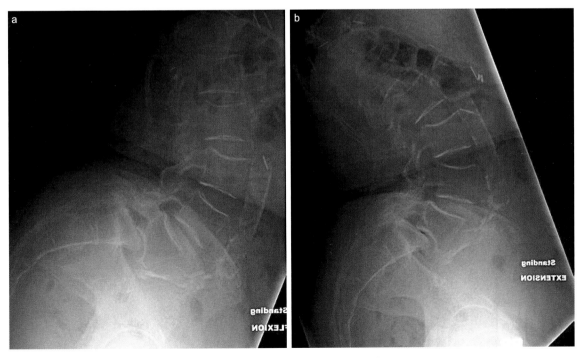

图 34.2　术前过屈（a）过伸（b）位片

手术和住院过程

该患者接受了 L5-S1 Ponte 截骨术和经椎间孔腰椎椎间融合术（TLIF），L4-S1 行后路节段内固定和融合。手术无即刻并发症。如图 34.3 所示，术中 X 线片显示脊椎滑脱复位良好，直径 7.5 mm 的骶骨椎弓根螺钉双皮质置入指向骶骨角。

术后 1 天，患者进行了物理治疗，活动自如，并在平稳住院后出院回家。她的腿痛在手术后立即明显改善。手术后当天的后前位和侧位片见图 34.4。

并发症

术后 4 个月，患者因 2 天前站立摔倒后腰背部和左腿疼痛加剧于门诊就诊。她的疼痛涉及左臀部、左后大腿和小腿，并延伸到脚背。坐下或站立时疼痛明显加重，仰卧时疼痛减轻。神经系统检查显示新发左踝关节背屈肌无力，肌力为 3 级。患者转去做腰骶椎和骨盆的 CT 扫描。CT 扫描的后前位和侧位图像显示 S1 螺钉尾端骶骨发生新的成角移位骨折（图 34.5）。腰骶椎 CT 扫描矢状面重建进一步显示了骨折（图 34.6）。

处理

讨论治疗方案后，患者被转移到手术室行内固定延伸到髂骨。每侧放置两枚 8.5 mm×80 mm 髂骨螺钉，以增强稳定性，减少骨盆不全骨折的风险。手术无即刻并发症。住院期间，她的疼痛明显改善，

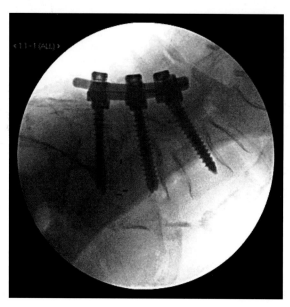

图 34.3　术中影像显示滑脱复位良好

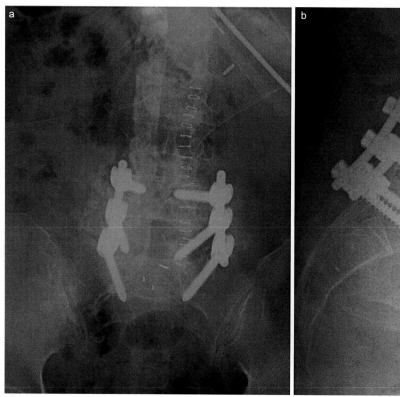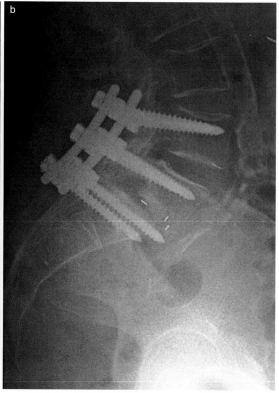

图 34.4　术后后前位（a）和侧位（b）片

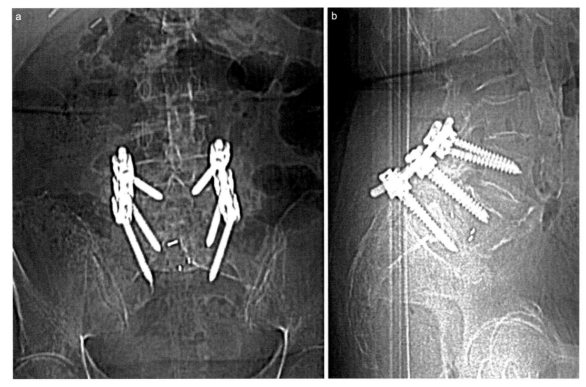

图 34.5 后前位（a）和侧位（b）CT 定位片显示 S1 螺钉尾端骶骨发生移位骨折

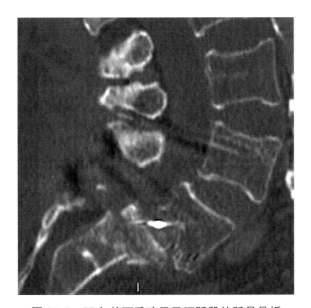

图 34.6 CT 矢状面重建显示腰骶段的骶骨骨折

术后第一天即可活动，不需任何外部器械。她的背屈无力有所改善，术后 6 周不再出现。在首次手术36 个月后的最后一次随访中，她的神经系统查体基本正常，仅有些许背痛。36 个月随访的后前位和侧位片如图 34.7 所示。

讨论

腰椎内固定和融合已变得越来越普遍。融合会导致相邻节段生物力学应力增加 [5]。这种生物力学应力随着结构延长而增加，这是由于较长的力臂所致。同样，畸形矫正会增加内固定、内固定 - 骨界面和相邻节段的生物力学应力。

上述病例有许多潜在的导致不全骨折发生的危险因素：已知的骨质疏松症、脊椎滑脱和畸形矫正，以及既往的吸烟史。骨质疏松症可能没有以前认为的那么重要，因为在最近的一系列病例中，23 例患者中只有 4 例被发现有骨质疏松症 [3]。在同一系列中，所有 23 例骶骨不全骨折患者均为骶骨体水平骨折，骨折涉及一个或两个螺钉孔，这意味着骶骨插入螺钉本身可能增加了应力。

避免方法

术前

骨质疏松症的术前治疗和戒烟是任何接受脊柱内固定手术患者的重要考虑因素。术前应考虑使用双膦酸盐、降钙素或特立帕肽治疗，并根据需要转

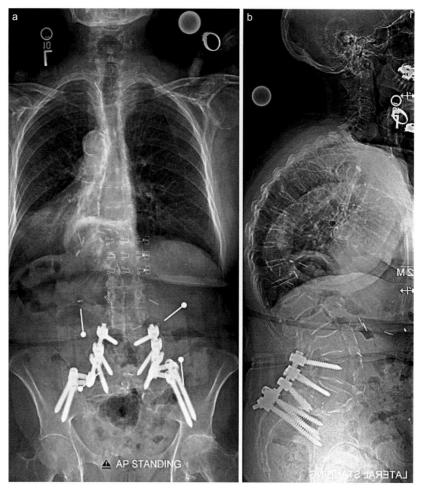

图 34.7   患者骶骨不全骨折翻修术后 36 个月随访拍摄的后前位（a）和侧位（b）全长片

诊至骨内分泌科医生。适当地识别和治疗骨质疏松症可能有助于预防不全骨折的发生。局部骨量减少或伴弥漫性骨质疏松的骶翼脂肪骨髓替代可在术前 CT 成像中显示。如果发现这种情况，术前至少应与患者讨论不全骨折的风险，并应考虑改变手术计划。

术中

术中，我们通常使用几种技术来避免降低脊柱的稳定性。使用 Lenke 探针插入 S1 椎弓根时应尽可能平稳，避免探针的过度旋转和（或）多次穿刺，这可能导致骨量减少。通过透视将 S1 螺钉对准骶骨角和双皮质置入，有助于最大限度地增强金属 - 骨界面的强度。尽管螺钉置入正确，但螺钉本身可能增加应力，无意中导致骨折的发生。骶骨翼过度去皮质融合也可能降低后翼皮质强度，也应避免。

术后

术后应鼓励患者以正常直立姿势活动。过度前屈的姿势如步行时前屈，可能会增加结构和整个腰骶椎的压力，应该避免。应坚持治疗骨质疏松症和坚持戒烟。尽管长期使用支具可能导致伸肌无力，但支具可用于促进在适当解剖对齐下的活动。根据我们的经验，通常不常规使用外部支具；然而，这也取决于外科医生的判断。

治疗方案

治疗方案包括非手术和手术两种。治疗方案应以个人为基础，考虑患者的整体状况和症状。外部支具和活动改变的非手术措施也应被考虑，因为 Wilde 和同事报道，在他们的系列研究中，近一半的患者可通过保守措施治愈[3]。腰椎骨盆内固定采用单髂或双髂螺钉固定是手术稳定脊柱的首选方法。手术内固定还可使患者更早下地活动。应仔细权衡手术干预的风险与长期卧床和活动调整的风险。

要点总结

- 在腰骶段后路内固定和关节融合术后的前 3 ~ 4 个月内，骶骨不全骨折通常会隐匿地表现为下腰痛的继发性加重。
- 需要高度警惕才能正确和及时诊断术后骶骨不全骨折。
- 仅凭 X 线平片通常不足以显示这些骨折。腰骶椎 CT 成像以及冠状位和矢状位重建是首选的诊断方法。对于平片阴性和有相关病史的患者，应考虑早期进行 CT 检查。
- 非手术和手术方法均可成功治疗术后骶骨不全骨折。通过双髂螺钉行内固定延长的优点是坚强内固定，并允许术后早期活动。非手术治疗失败应考虑尽早手术治疗。

（Michael LaBagnara, Durga R. Sure, Christopher I. Shaffrey, Justin S. Smith 著

程亚军 译 周潇逸 审校）

参考文献

1. Bose B. Fracture of S1-2 after L4-S1 decompression and fusion. Case report and review of the literature. J Neurosurg. 2003;99(3 Suppl):310–2.
2. Klineberg E, McHenry T, Bellabarba C, Wagner T, Chapman J. Sacral insufficiency fractures caudal to instrumented posterior lumbosacral arthrodesis. Spine. 2008;33(16):1806–11.
3. Wilde GE, Miller TT, Schneider R, Girardi FP. Sacral fractures after lumbosacral fusion: a characteristic fracture pattern. AJR Am J Roentgenol. 2011;197(1):184–8.
4. Lyders EM, Whitlow CT, Baker MD, Morris PP. Imaging and treatment of sacral insufficiency fractures. AJNR Am J Neuroradiol. 2010;31(2):201–10.
5. Wood KB, Schendel MJ, Ogilvie JW, Braun J, Major MC, Malcom JR. Effect of sacral and iliac instrumentation on strains in the pelvis. A biomechanical study. Spine. 1996;21(10):1185–91.

第35章 骶骨肿瘤手术并发症

引言

骶骨肿瘤在临床中相对少见，约占脊柱相关肿瘤的 1%~7%。骶骨肿瘤可能是原发性恶性肿瘤（脊索瘤或肉瘤）、良性或恶性低位马尾周围神经鞘瘤、良性骶骨肿瘤（巨细胞瘤、动脉瘤性骨囊肿），或结直肠肿瘤直接侵犯骶骨。骶骨肿瘤切除术通常用于原发性骶骨恶性肿瘤的治疗，偶尔也用于无转移迹象的累及骶骨的盆腔内脏恶性肿瘤。骶骨全切术的手术大小和患者对于此类手术的经历通常使患者无法接受该手术没有根治性疗效。本章将概述骶骨全切术患者的评估、实施和并发症处理。值得注意的是，局限性手术可用于良性肿瘤患者，以实现局部控制，同时保留功能。在临床中，最常见的采用这种方法的情况是患有巨细胞瘤、动脉瘤性骨囊肿或类似的良性但局部侵袭性病变的患者。

临床表现

骶骨恶性肿瘤患者最常见的症状是疼痛。由于骨盆体积大，且骶骨下神经根神经支配冗余 / 重叠，患者往往因进展性疼痛而在确诊前已发展为巨大肿瘤。此外，骶骨不包括在许多评估腰痛的标准影像学检查中（骶骨中部和尾部通常被排除在标准的腰椎 MRI 扫描之外），因此患者可能进行了影像学检查以评估疼痛的来源，但不幸的是覆盖面积没有涉及骶骨。

虽然神经功能损害常见于骶骨恶性肿瘤患者，但很少在疼痛发作之前出现。患者可能经历的另一种表现是盆腔出口梗阻症状（图 35.1）。局部进展期的低位骶骨肿瘤常压迫直肠和膀胱，导致大便变细甚至便秘。出现这种情况的患者可能会出现相对突然的症状。偶尔，因局部晚期骶骨肿瘤而出现便秘的患者可能需要行结肠造口术和耻骨上导管来检查和处理恶性肿瘤，并防止内脏破裂。

临床检查

对骶骨肿瘤患者进行评估时，需要对其下肢神

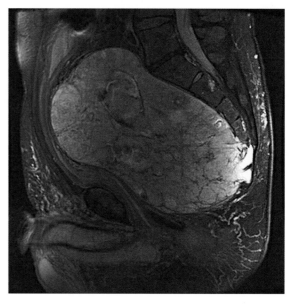

图 35.1 局部晚期骶骨盆恶性肿瘤（脊索瘤），表现为盆腔出口梗阻伴梗阻性肾衰竭和便秘

经功能进行详细检查。根据肿瘤位置，骶神经根功能可能会出现轻微的损害（如 S1 神经根跖屈）。此外，直肠检查和评估膀胱残余尿量有助于了解泌尿系统和肛门括约肌损害。

除了这些神经功能外，还应对患者的骶骨后背侧软组织、会阴区和腹部是否存在肿块进行评估。既往任何腹部手术史都应注意，因为这可能会影响手术切除的方法。任何活检部位也需要记录。如果患者做了经皮穿刺活检，要对其进行标记和拍照，以便在以后不太明显时进行手术切除。

影像学检查

腰骶部正侧位平片以及骨盆正位、入口和出口位平片用于评估骶骨恶性肿瘤患者。大部分 X 线平片无法清晰地观察骶骨肿瘤。然而，进行这些影像学检查的主要原因是充分了解腰椎骨盆交界处周围的骨骼解剖，以发现任何异常。此外，术中定位骶骨肿瘤最常用的是侧位透视，这些平片为术中所见提供了一个清晰的对照，以便于准确定位。对于

罕见的骶骨畸形或超重患者，由于无法通过常规透视定位，术前可通过介入放射学植入基准标记（图35.2）。另外，根据外科医生偏好和能力可以用手术导航进行定位。

　　MR 是评估骶骨恶性肿瘤患者的主要工具。MR扫描应包括标准轴向和矢状位成像，轴向图像在垂直于骶骨长轴的平面上进行。此外，我们发现冠状斜位图像（在骶骨平面拍摄的冠状图像）对于识别肿瘤浸润到神经孔或穿过骨盆时通过椎间孔外侵犯骶神经根非常有用（图 35.3）。

　　除了骶骨局部成像外，骶骨恶性肿瘤患者也应仔细分期以评估是否存在远处转移。这通常是通过胸部、腹部和骨盆的高分辨率 CT 扫描加上骨骼扫描来完成。在一些中心，PET-CT 扫描被用来代替 CT 和骨扫描，这是中心特有的。此外，FDG 代谢值在骶骨恶性肿瘤中的作用目前还没有完全明确。因此，如果使用 PET 扫描对骶骨恶性肿瘤进行分期，必须进

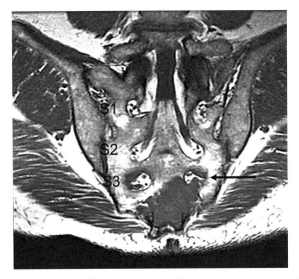

图 35.3　冠状斜位 T1 加权 MRI 扫描显示左侧 S3 孔有细微肿瘤浸润

行严格评估，以确保原发部位具有高度的 FDG 摄取（因此 PET 扫描在检测远处转移方面具有敏感性）。

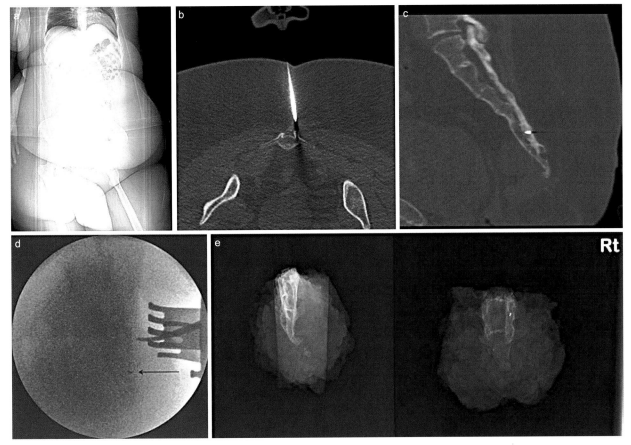

图 35.2　基准定位的应用。（a）在一名 29 岁女性脊索瘤患者中，CT 扫描显示患者体型妨碍了对骶骨解剖结构进行有意义的透视可视化。（b）术前 CT 引导放置基准标记。（c）骶骨中基准标记的位置。（d）术中侧位透视显示基准定位（箭头）。（e）显示存在基准标记的标本 X 线片

活检

通常需要在行骶骨切除术之前对病变区域进行组织学确诊。最常见的方法是通过 CT 引导下穿刺活检获得（图 35.4）[16]。目前，切开活检作为骶骨恶性肿瘤患者的初步评估机制的作用不大。CT 引导下的活检应与手术医生协商后开展。通常应在患者俯卧位时采用骶骨中线外的直接后入路进行。在骶骨切除术时，直接后入路很容易行切除术。它将最大限度地减少臀肌污染，因为臀肌是闭合皮瓣的一部门。稍微偏离中线，可以避免活检时对硬膜外腔的污染。理想情况下，经皮穿刺活检的部位应用亚甲蓝标记或做类似的标记，以便在切除时识别，并纳入标本中。需要注意的是，骶骨恶性肿瘤经直肠活检没有作用。

治疗方案

对于大多数原发性骶骨恶性肿瘤（脊索瘤、骨肉瘤、恶性周围神经鞘瘤），全切是治疗的必要组成部分。此外，对于侵袭骶骨的局部晚期内脏恶性肿瘤患者，全切同样是治愈的必要条件。

根据组织学的评估，患者可能从辅助化疗和（或）放疗中受益[4]。由于骶骨肿瘤切除术的并发症

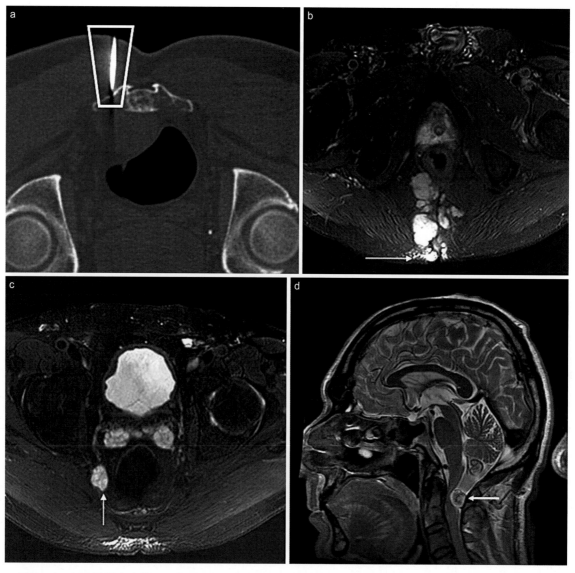

图 35.4　活检。（a）骶骨脊索瘤的 CT 引导活检。注意针头靠近中线，采用直接入路，避免硬膜外腔污染。（b）骶骨脊索瘤行开放式活检操作不当，导致肿瘤穿过皮肤。（c）直肠周围间隙额外播种。（d）在活检时发生脑脊液间隙播种，使肿瘤转移到颅颈交界处（反向转移），并产生近乎致命的脑干压迫

发生率相对较高，我们更倾向于术前进行化疗，以将术后并发症损害和患者化疗剂量的风险最小化。同样，当采用放疗时，通过立体定向治疗方案来减少皮肤剂量，从而减少伤口愈合的困难。

目前，人们对使用高剂量质子束单独治疗骶骨恶性肿瘤很感兴趣。这方面的数据目前正在积累，并世界各地的一些中心使用。

手术治疗适应证

骶骨肿瘤切除术的主要适应证是诊断为骶骨局部原发性恶性肿瘤且无远处转移的患者。在这些患者中，全切通常是治愈的必要条件。在这些病例中，常规的切缘包括 1 cm 的组织学游离骨缘，放射状筋膜切缘（如果完好），以及无筋膜边界区域的 2 cm 游离组织。

骶骨切除术的一个主要问题是在全或次全 / 高位骶骨切除术中决定是否需要重建腰椎骨盆交界处。虽然一些作者展示了一些病例并主张不重建[2]，但一系列采用保肢治疗的晚期骨盆肿瘤患者显示了在保留其连续性时疗效最好[18]。在次全切除术中，多项生物力学研究表明，S1/S2 残余椎间盘上方的切除通常不足以支撑生理负荷，重建效果不佳[6, 13-14, 21-22]。不同的中心使用不同的重建技术（定制植入物、水平同种异体股骨移植等）[9, 20]。我们的研究小组专注于使用脊柱 - 骨盆器械和腓骨移植（通常是血管化的）以恢复腰盆连接处[5, 8]。没有研究直接比较过一种重建技术与另一种。

手术治疗禁忌证

骶骨肿瘤切除术的主要禁忌证是存在转移性病灶。这些手术并发症的发生率和后果一般被认为不适合有任何转移证据的患者。骶骨肿瘤切除术的其他相关禁忌证包括患者身体不能耐受大型手术。虽然在 S1-S2 交界处或以下进行的骶骨切除术可以由经验丰富的团队以合理的方式完成，但更高层次的骶骨切除术会破坏脊柱骨盆的连续性并需要重建，这是一个大型手术，需要患者具有一定的健康水平才能耐受。此外，骶骨肿瘤切除术的后果是不可避免地会影响（或消除）肠道、膀胱和性功能，并可能影响步行功能。患者在手术前必须知晓并接受手术的后果。

病例报告

本章将介绍 3 个病例，回顾骶骨肿瘤手术的范围。首先介绍通过全后侧入路进行的骶骨中段切除术。其次是全骶骨切除术，需要实施脊柱 - 盆腔重建。最后则是改良的半骶骨切除术。

病例1

背部骶骨切除术。患者为 34 岁女性，表现为骨盆后下部进行性疼痛及排便疼痛和困难。影像学检查显示，S4 椎体出现病变，小叶骨外软组织延伸压迫直肠并侵入下骶椎管（图 35.5）。活检显示为常规脊索瘤。分期检查未发现转移。

患者采用俯卧后入路中线切口，并将活检道同标本一起切除。肿瘤向右，略不对称，它穿过骨盆累及了右侧 S3 神经根。因此，保留患者左侧 S3 神经根，切除右侧 S3 神经根。采用脱细胞真皮补片缝合后腹壁，防止直肠后疝，并采用双侧臀肌前移皮瓣缝合软组织缺损。由于 S1 和 S2 椎体全部保留，不需要行骨重建。手术切除后 4 年，患者一直未复发（图 35.6）。

病例2

全骶骨切除术。患者为 43 岁女性，表现为进行性疼痛和左坐骨神经功能障碍。患者约 5 年前有妇科恶性肿瘤手术及放射治疗史。影像学检查显示骶骨的破坏性病灶以左骶翼为中心并延伸过中线（图 35.7）。活检显示放射后肉瘤。分期显示无远处转移。

由于肿瘤累及腰骶交界处，超过中线，该患者接受了全骶骨切除术，破坏了腰骨盆的连续性。患者右侧无肿瘤区域保留了一小块骶骨翼，以最大限度地保留剩余骨，避免一侧髂腰韧带断裂；近端截骨通过 L5 椎体，以避免肿瘤在 L5/S1 椎间盘间隙污染的可能。

考虑到肿瘤切除的范围，特别是近端以前的放疗区域，以及术后预期的肠道和膀胱功能完全丧失，该患者接受了分期手术。第一阶段是经腹膜开腹术松解血管和内脏结构。松解双侧髂总血管，右侧松解髂内、外血管。在左侧（肿瘤受累较多），结扎髂内血管，松解髂外血管。由于患者术后预期没有任何肠道功能，所以进行了结肠造口术。同时，制作一个带蒂的垂直腹直肌皮瓣并塞进腹部。

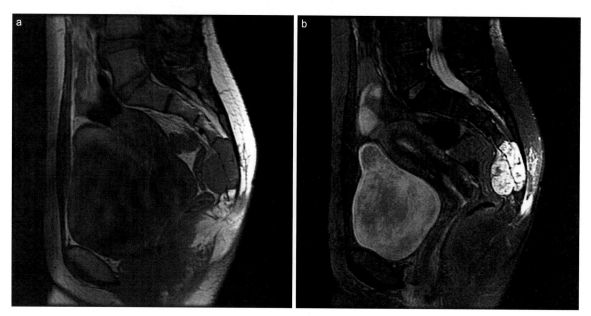

图 35.5 （a）一名 34 岁女性低位骶骨脊索瘤的矢状位 T1 和（b）矢状位 T2 加权图像

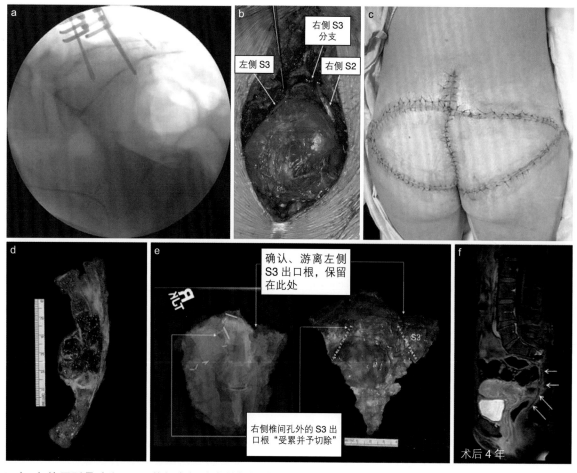

图 35.6 （a）使用骶骨孔和 L5/S1 椎间盘间隙中的探针进行术中侧位荧光镜定位。（b）保留神经根的肿瘤切除术后的手术区域。注意直肠通过缺损向后部隆起。（c）双侧 V-Y 臀前移皮瓣用于皮肤闭合。（d，e）标本照片和 X 线片显示切除和手术切缘。（f）术后复查 MR 显示后腹壁完整性恢复

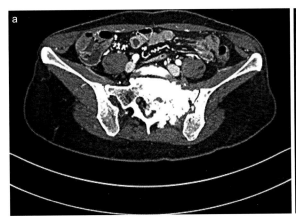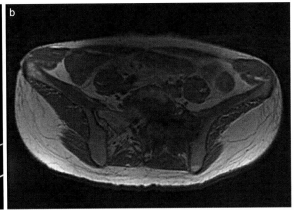

图 35.7 （a）轴向 CT 扫描和（b）轴向 T1 加权 MRI 显示骶骨放射后肉瘤

48 h 后患者再次接受手术，用带血管蒂的双侧腓骨移植物进行脊柱 - 盆腔重建。将带蒂的腹直肌皮瓣移入创面进行最后闭合（图 35.8 ）。

患者术后 3 年仍无复发，腓骨移植物周围的腰骨盆交界处愈合良好。请注意，作为重建的一部分，两侧都使用了双棒。根据我们的经验，这可以最大限度地降低由于棒断裂造成灾难性失败的风险。

病例3

半骶骨切除术治疗骶骨盆恶性肿瘤。一名 11 岁女孩发现中心靠近左骶髂关节未分化肉瘤，之前的治疗手段效果差。她最初接受化疗和放疗（ 5600 cGy ），希望通过单独放疗达到局部控制。然而，在连续的治疗后，肿瘤迅速局部进展，但没有证据表明远处转移。因此，患者被转诊考虑手术切除。

不幸的是，除了右侧骶神经根 S1 和 S2 外，肿瘤累及了所有骶神经根。切除肿瘤需要破坏单侧脊柱 - 骨盆的连续性。制订手术入路的计划以便切除和重建单侧腰骨盆交界处。此外，由于肿瘤延伸至骨盆，接近骨盆三角软骨和髋关节，该患者需要进行更广泛的骨盆切除术（图 35.9 ）。

患者分阶段进行手术。第 1 天，她接受了经腹膜开腹手术，以游离盆腔血管，准备结肠造口，并制作带血管蒂的腹直肌皮瓣。在手术结束时，将患者转为俯卧位，并做初始中线切口。它可以暴露下腰椎和椎弓根开口位置以准备重建。此外，还进行了骶骨截骨术并结扎硬脑膜管，仅保留患者右侧 S1 和 S2 神经根。此时暂时进行缝合。

48 h 后再次手术切除肿瘤并重建。由于需要在侧位骨盆行截骨术，在这部分手术中，患者处于侧卧位。注意，对于俯卧位患者，很难找到合适的角度和入路。在臀部上方进行解剖，确定髋臼后部，并在该部位以外的无肿瘤骨处进行截骨，标本以整体方式送出。取带血管蒂腓骨移植物用于单侧重建左侧腰骨盆交界处。将标准椎弓根螺钉置入椎弓根，这是在更传统的俯卧位时完成。注意，以这种方式重建患者时，必须非常小心地保持适当的腰椎前凸。患者在重建后仍然无瘤。她的腹直肌皮瓣被用作伤口闭合的一部分（图 35.10 ）。

术后护理

围术期抗生素一般在手术前后 24 h 内使用。在接受前路手术的患者中，特别是进行结肠造口术或其他内脏切除术，哌拉西林 - 他唑巴坦是最常用的抗生素，用于覆盖皮肤菌群和肠道微生物。如果患者接受脊柱内固定，并且在前路手术中内脏结构被破坏，哌拉西林 - 他唑巴坦从前入路开始一直持续使用到脊柱内固定置入后的 72 h，以最大限度地减少来自前路的游离细菌感染脊柱内固定的风险。

接受一期手术的患者通常在手术结束时拔管；接受二期手术的患者通常在第一次手术结束时拔管，并在第二次手术后保持插管过夜。术中硬膜外导管通常由手术医生放置，以辅助术后疼痛控制，并放置 5 ~ 7 天。留置基本的外科引流管，直到伤口开始愈合。注意，这些引流管通常与腹膜腔相连。因此，它们的容量应该很大，而且一旦伤口的初始上皮化到位，这种容量不会阻碍引流管的移除。

真空辅助闭合技术通常用于将伤口污染风险降至最低。患者最初在气垫床上恢复，以尽量减少伤口张力。只要恢复程度允许，他们就可以站立和行

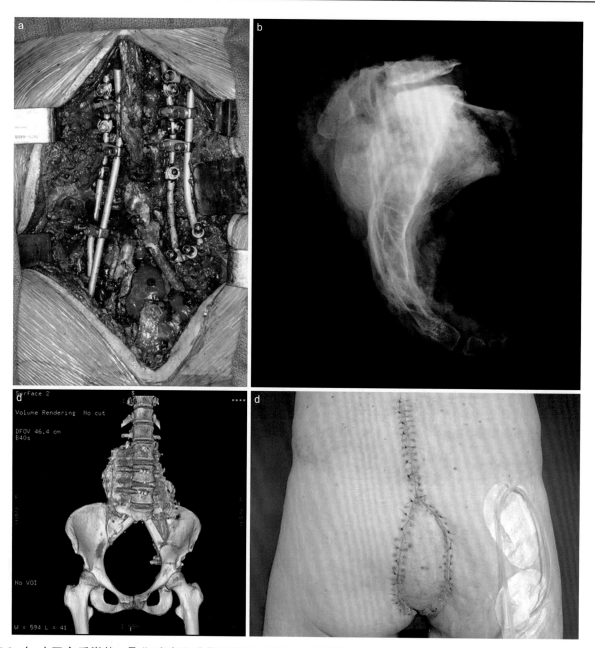

图 35.8 （a）固定后脊柱 - 骨盆重建和腓骨移植物放置的术中照片。（b）L5 下终板上方截骨术切除标本的 X 线片。（c）坚强融合和腰骨盆连续性的恢复。（d）带蒂经骨盆垂直腹直肌皮瓣用于伤口闭合

走，时间不限。从术后 3~7 天开始（取决于手术切除的大小和组织的局部肿胀 / 充血），患者可以坐在 ROHO 轮椅坐垫上。最初每次可坐 30 min，随着伤口监测的进行，坐立时间逐渐增加。

在接受单侧脊柱 - 盆腔重建的患者中，他们被要求在该侧负重 6~8 周。由于手术规模大，术后至少有部分坐骨神经功能丧失，接受全骶骨切除术的患者通常活动较慢。他们被允许并鼓励在可以忍受的范围内走动，以最大限度地减少长期卧床的并发症，但要明白这确实对他们的脊柱内固定造成了更大的压力。

术后患者常规禁食。手术时放置鼻胃管，术后持续抽吸数日，行胃肠系统减压。鼻胃管保持在原位，最初的管饲以缓慢的速度持续进行以补充营养。一旦患者能够经口摄入足够的营养，就移除鼻胃管。

在术后前 2 年内，患者每 3~4 个月接受一次肿瘤检测；术后 5 年，每 6 个月进行一次；10 年后，每年进行一次局部或远处肿瘤复发的检查。常规检查包括胸部 CT、腹部和骨盆 CT 或 MR。MR 是检查肿瘤复发首选的局部成像方式，但在广泛内固定的患者中，CT 通常是更好的成像方式。

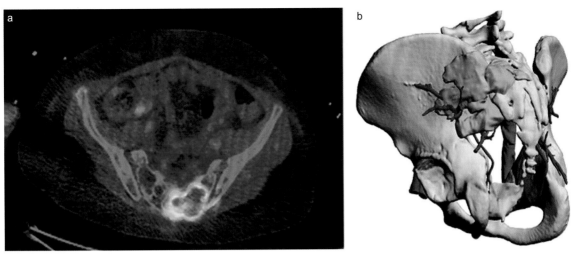

图 35.9　（a）骶骨盆区高级未分化肉瘤的 PET CT 扫描。（b）用于术前规划的肿瘤 3D 模型。绿色表示骨外肿瘤，蓝色表示骨肿瘤进一步侵犯骨骼，但无骨外延伸

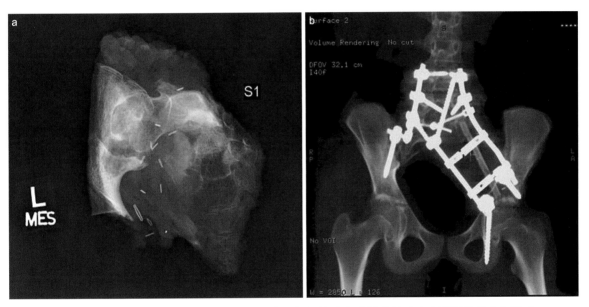

图 35.10　（a）切除标本的 X 线片。（b）单侧带血管游离腓骨移植重建半骶骨和骨盆切除术

结局

骶骨肿瘤切除术的结局很难量化，因为在治疗过程中，不同的组织病理学预期的肿瘤学结果各异。例如，大多数脊索瘤的疾病进展相对缓慢，但局部复发的风险非常高。相反，高级别骨肉瘤或尤因肉瘤发生远处转移的风险非常高。因此，生存率因所治疗的疾病而异。然而，对于所有接受骶骨切除术作为其治疗一部分的原发性恶性肿瘤，最好的结果是真正的切缘阴性的整块切除术。例如，Fuchs 和同事报道，当获得较宽的肿瘤切缘时，骶尾部脊索瘤患者的生存率是一致的，但在没有较宽切缘的患者中，结果非常差[7]。

神经功能随手术损害程度的不同而不同。根据我们的经验，保留两根 L5 神经根的患者可以有很好的行走功能。同时保留 S2 和单个 S3 神经根的患者通常可以保留肠道、膀胱和性功能。我们的研究小组倾向于在神经系统受损程度高且没有肠道功能恢复希望的患者，在手术切除时进行结肠造口术。目前已有肠道和膀胱功能恢复可能性与神经清扫范围有关的相关评估与研究陆续发表[11-12, 19]。

并发症

遗憾的是，在接受全骶骨切除术的患者中，并发症非常常见[23]。对于接受相对有限的背侧手术行低位骶骨切除的患者，通常术后恢复良好，局部伤口愈合困难的风险较小。然而，随着手术范围扩大到全骶骨切除术，需行高位神经切除和硬脑膜管横断，并且经常需要放疗和受到其他损害，并发症仍然相当常见。并发症一般可分为以下几类：

（1）围术期内科并发症。接受节段性骶骨切除术的老年人有明显的生理压力。在一篇关于脊柱 - 骨盆切除术相关发病率的内部综述中发现，在接受大部骶骨肿瘤切除术的患者中，心血管意外发病率最高，是围术期死亡的一个常见原因。我们的研究小组现在对任何接受分期骶骨切除术的成年患者进行多巴酚丁胺负荷超声心动图，以评估他们的心血管健康情况是否适合手术。这样可以识别以前患有"沉默的"心血管疾病的患者，他们有可能发生意外的心脏并发症。确诊后，这些患者要么接受非手术治疗，要么先行金属支架血管成形术和抗血小板药物治疗 4 周，之后再行手术治疗。由于该方案已经实施超过 5 年，我们在接受这些程序的患者中没有发现围术期心脏事件（P Rose，个人数据）。

（2）围术期的手术 /ICU 发病率。大部脊柱 - 骨盆切除（切断脊柱和骨盆之间的连续性并需要重建）通常采用前路和后路联合手术。以前，我们的团队在一次长时间的手术过程中执行这些手术，总时长可能接近甚至超过 24 h。然而，我们的团队已经尝试将其转变为在前入路和后入路之间间隔大约 48 h 进行这些手术。对接受分期手术的患者队列与之前同时接受手术的患者队列进行关键分析表明，围术期发病率显著降低[3]。在临床中，最引人注目的是避免患者在接近手术结束时出现凝血功能障碍。此外，患者通常在分期切除的最后一部分手术后第 1 天拔管。在先前经历过一期"马拉松式外科手术"的患者中，术后插管通常持续很多天。随之而来的是一系列不幸的肺部和其他 ICU 并发症。

（3）伤口愈合并发症。大部骶骨切除术切除了后骨盆的很大一部分，由此产生空腔和软组织包膜受损，导致伤口愈合困难的风险很高。使用带蒂腹直肌皮瓣和（或）臀肌前移皮瓣显著提高了伤口愈合的能力。也就是说，伤口愈合并发症仍然是骶骨肿瘤切除术后最常见的并发症。

使用带血管蒂皮瓣引入健康肌肉和皮瓣减少了活检道切除皮肤后的张力，已被证明可降低此类患者伤口愈合并发症的风险[10]。当发现伤口愈合相关并发症时，建议对浅表伤口问题进行快速和早期干预，以最大限度地减少这些问题深部蔓延并导致真正的盆腔内感染的可能。当发现盆腔内感染时，最常用的处理方法是经皮引流术和静脉注射抗生素。

目前已有多种骶骨切除术的手术切口选择。中线垂直切口是经典的切口，但切口末端通常靠近肛门，很容易造成伤口污染。一些中心采用三叉切口（"奔驰车标形"）。这样可使切口到肛缘的距离更大，但在三条切口相交处有一个相对缺血的区域。水平切口可用于低位骶骨切除术，但不具有延展性，可能导致臀肌剥离相比低位肿瘤切除术所需的更大。

（4）骨不连。腰骨盆重建技术目前依赖于腰骨盆连接处的半解剖恢复，假关节形成风险很大。我们已经在这些区域增加了血管化骨移植的使用，特别是在已经接受或将要接受放射治疗的患者中，以最大限度地减少骨不连的风险[1]。此外，我们增加了脊柱内固定的使用来跨越这些缝隙。特别注意的是在脊柱 - 骨盆重建中使用双棒结构，以最大限度地降低单棒断裂导致灾难性失败的风险；除了临床经验外，生物力学研究表明，这可增加骶骨重建的刚度[15,22]。我们没有使用生物制剂来增强骨愈合（特别是我们没有使用骨形态发生蛋白），因为在肿瘤学领域使用这些制剂存在风险。

（5）各种策略。术前对所有患者进行 MSSA 或 MRSA 筛查。已定植的患者接受去定植治疗方案。接受前路手术的患者术前需放置输尿管支架，以便快速识别和保护骨盆内的输尿管。虽然在前入路、后入路和大肿瘤移除时，这很少是一个问题，但输尿管的位置可能变得非常不直观，放置支架可降低意外损伤的风险。术后几天，一旦出血或其他直接并发症的风险过去，这些支架就会在床边移除。此外，患者还需在术前进行机械肠道准备以减压结肠。所有患者术前都要接受营养学检查，以确认他们有足够的营养储备来进行预期的手术。

要点总结

骶骨肿瘤切除术仍然是一项具有挑战性但值得尝试的有效的治疗方式，可对罕见恶性肿瘤患者和没有其他治疗方式的患者进行根治性治疗。手术范围从相对有限的全后侧入路到脊柱和骨盆周围的大部切除和重建。更广泛的手术（超出本章的范围）将包括对广泛盆腔累及的肿瘤同时进行半骨盆切除术。对于广泛侵犯的肿瘤，联合切除并同时整块切除盆腔器官也超出了本章的范围，但是这些手术的合理延伸。

虽然这些手术的并发症很常见，但它们的疗效非常显著，给几乎没有其他选择的患者提供了治愈和生存的希望。

要点总结

- 骶骨肿瘤切除术代表了一系列治疗原发性骶骨恶性肿瘤和延伸至骶骨的盆腔内脏恶性肿瘤的手术。这些手术只适用于没有转移的患者。
- 手术切除需要大量资源，围手期以及永久性切除后并发症的发病率较高。
- 不幸的是，并发症经常发生。术前对患者进行评估可最大限度地降低手术并发症的风险，分期行大面积切除也是如此。感染/伤口愈合并发症仍然是该患者群体中风险最高的并发症。

（Peter S. Rose 著　程亚军 译　周潇逸 审校）

参考文献

1. Ackerman DB, Rose PS, Moran SL, Dekutoski MB, Bishop AT, Shin AY. The results of vascularized-free fibular grafts in complex spinal reconstruction. J Spinal Disord Tech. 2011;24:170–6.
2. Beadel G, McLaughlin C, Aljassir F, et al. Iliosacral resection for primary bone tumors: is pelvic reconstruction necessary? Clin Orthop Relat Res. 2005;438:22–9.
3. Brown MJ, Kor DJ, Curry TB, Warner MA, Rodrigues ES, Rose SH, Dekutoski MB, Moriarty JP, Long KH, Rose PS. Sacral tumor resection : the effect of surgical staging on patient outcomes, resource management, and hospital cost. Spine. 2011;26:1570–8.
4. Chen YL, Liebsch N, Kobayashi W, et al. Definitive high-dose photon/proton radiotherapy for unresected mobile spine and sacral chordomas. Spine. 2013;38:E930–6.
5. Dickey ID, Higate RR Jr, Fuchs B, Yaszemski MJ, Simg FH. Reconstruction after total sacrectomy: early experience with a new technique. Clin Orthop Relat Res. 2005;438:42–50.
6. Eck JC, Yaszemski MJ, Sim FH. Sacretomy and spinopelvic reconstruction. Semin Spine Surg. 2009;21(2):99–105.
7. Fuchs B, Dickey ID, Yaszemski MJ, Inwards CY, Sim FH. Operative management of sacral chordoma. J Bone Joint Surg Am. 2005;87:2211–6.
8. Fuchs B, Yaszemski MJ, Sim FH. Combined posterior pelvis and lumbar spine resection for sarcoma. Clin Orthop Relat Res. 2002;397:12–8.
9. Gallia G, Haque R, Garonzik I, et al. Spinal-pelvic reconstruction after total sacrectomy for en bloc resection of a giant sacral chordoma: technical note. J Neurosurg Spine. 2005;3:501–6.
10. Glatt BS, Disa JJ, Mehrara BJ, et al. Reconstruction of extensive partial or total sacrectomy defects with a transabdominal vertices rectus abdominus flap. Ann Plast Surg. 2006;56:526–30.
11. Gunterberg B, Kewenter J, Petersen I, Stener B. Anorectal function after major resections of the sacrum with bilateral or unilateral sacrifice of sacral nerves. Br J Surg. 1976;63:546–54.
12. Gunterberg B, Norlen L, Stener B, Sundin T. Neurologic evaluation after resection of the sacrum. Investig Urol. 1975;13:183–8.
13. Gunterberg B. Effects of major resection of the sacrum: clinical studies on urogenital and anorectal function and a biomechanical study on pelvic strength. Acta Orthop Scand. 1976;162:1–38.
14. Hugate RR Jr, Dickey ID, Phimolsarnti R, Yaszemski MJ, Sim FH. Mechanical effects of partial sacrectomy: when is reconstruction necessary? Clin Orthop Relat Res. 2006;450:82–8.
15. Kelly B, Shen F, Schwab J, et al. Biomechanical testing of a novel four-rod technique for lumbopelvic reconstruction. Spine. 2008;33:E400–6.
16. Lis E, Bilsky MH, Pisinsky L, Boland P, Healey JH, O'Malley B, Krol G. Percutaneous CT-guided biopsy of osseous lesions of the spine in patients with known or suspected malignancy. AJNR Am J Neuroradiol. 2004;25:1583–8.
17. Mankin HJ, Mankin CJ, Simon MA. The hazards of biopsy revisited. J Bone Joint Surg Am. 1996;78:656–63.
18. O'Connor M, Sim F. Salvage of the limb in the treatment of malignant pelvic tumors. J Bone Joint Surg Am. 1989;71:481–94.
19. Todd LT Jr, Yaszemski MJ, Currier BL, Fuchs B, Kim CW, Sim FH. Bowel and bladder function after major sacral resection. Clin Orthop Relat Res. 2002;397:36–9.
20. Wuisman P, Lieshout O, van Disk M, van Diest P. Reconstruction after total en bloc sacrectomy for osteosarcoma using a custom-made prosthesis: a technical note. Spine. 2001;26:431–9.
21. Yu B, Zheng Z, Zhuang X, et al. Biomechanical effects of transverse partial sacrectomy on the sacroiliac joints: an in vitro human cadaveric investigation of the borderline of sacroiliac joint instability. Spine. 2009;34:1370–5.
22. Yu B, Zhuang X, Li Z, et al. Biomechanical effects of the extent of sacrectomy on the stability of lumbo-iliac reconstruction using iliac screw techniques: what level of sacrectomy requires the bilateral dual iliac screw technique? Clin Biomech. 2010;25:867–72.
23. Zileli M, Hoscuskun C, Brastianos P, Sabah D. Surgical treatment of primary sacral tumors: complications associated with sacrectomy. Neurosurg Focus. 2003;15:1–8.